普通高等医学院校五年制临床医学专业第二轮教材

医用物理学

（第2版）

（供临床医学、基础医学、口腔医学、法医学、医学检验、预防医学、护理学等专业用）

主　编　张　燕　赵占娟

副主编　杜　琰　牛晓东　薛　美　李葵花

编　者　（以姓氏笔画为序）

王　勤（贵州中医药大学）

牛晓东（长治医学院）

刘明芳（包头医学院）

杜　琰（江西中医药大学）

杨光晔（山西医科大学）

杨翰男（昆明医科大学）

李葵花（承德医学院）

张　燕（广西医科大学）

张盛华（桂林医学院）

赵占娟（河北大学基础医学院）

彭雯琦（广西医科大学）

薛　美（山东第一医科大学）

中国健康传媒集团
中国医药科技出版社

内容提要

本教材是"普通高等医学院校五年制临床医学专业第二轮教材"之一，主要阐述医学专业所需要的物理学基本理论知识及其在医学中的应用。本教材共14章，内容包括：生物力学基础、流体的运动、分子动理论、静电场、直流电、磁场、振动和波、声和超声、波动光学、几何光学、光的辐射和量子性、激光及其医学应用、X射线、原子核与放射性。每章都设计了"学习目标""知识链接""案例引导"以及"目标检测"模块。本教材为书网融合教材，即纸质教材有机融合电子教材、教学配套资源（PPT、微课、视频等）、题库系统、数字化教学服务（在线教学、在线作业、在线考试），以加深学生对教材理论知识的理解和掌握，促进自主学习。

本教材适合高等医学院校临床医学、基础医学、口腔医学、法医学、医学检验、预防医学、护理学等专业使用，也可作为医药院校相关专业的师生和医药学研究工作者的参考书。

图书在版编目（CIP）数据

医用物理学/张燕，赵占娟主编 . — 2 版 . —北京：中国医药科技出版社，2022.12

普通高等医学院校五年制临床医学专业第二轮教材

ISBN 978 – 7 – 5214 – 3655 – 6

Ⅰ. ①医… Ⅱ. ①张… ②赵… Ⅲ. ①医用物理学 – 医学院校 – 教材 Ⅳ. ①R312

中国版本图书馆 CIP 数据核字（2022）第 257044 号

美术编辑 陈君杞

版式设计 友全图文

出版 **中国健康传媒集团** | 中国医药科技出版社

地址 北京市海淀区文慧园北路甲 22 号

邮编 100082

电话 发行：010 – 62227427 邮购：010 – 62236938

网址 www.cmstp.com

规格 889 × 1194mm $^1/_{16}$

印张 13 $^1/_2$

字数 380 千字

初版 2016 年 8 月第 1 版

版次 2022 年 12 月第 2 版

印次 2023 年 8 月第 2 次印刷

印刷 三河市万龙印装有限公司

经销 全国各地新华书店

书号 ISBN 978 – 7 – 5214 – 3655 – 6

定价 **49.00 元**

获取新书信息、投稿、为图书纠错，请扫码联系我们。

出版说明

为了贯彻《中共中央、国务院中国教育现代化2035》"加强创新型、应用型、技能型人才培养规模"的战略任务要求，落实《国务院办公厅关于加快医学教育创新发展的指导意见》，紧密对接新医科建设对医学教育改革的新要求，满足新时代医疗卫生事业对人才培养的新需求，中国医药科技出版社在教育部、国家药品监督管理局的领导下，通过走访主要院校对2016年出版的"全国普通高等医学院校五年制临床医学专业'十三五'规划教材"进行了广泛征求意见，有针对性的制定了第二版教材的出版方案，旨在赋予再版教材以下特点。

1.立德树人，融入课程思政

把立德树人贯穿、落实到教材建设全过程的各方面、各环节。课程思政建设应体现在知识技能传授中厚植爱国主义情怀，加强品德修养、增长知识见识、培养奋斗精神，不断提高学生思想水平、政治觉悟、道德品质、文化素养等。医学教材着重体现加强救死扶伤的道术、心中有爱的仁术、知识扎实的学术、本领过硬的技术、方法科学的艺术的教育，培养医德高尚、医术精湛的人民健康守护者。

2.精准定位，培养应用人才

坚持体现《中共中央、国务院中国教育现代化2035》"加强创新型、应用型、技能型人才培养规模"的战略任务，落实《国务院办公厅关于加快医学教育创新发展的指导意见》中"立足基本国情，以服务需求为导向，以新医科建设为抓手，着力创新体制机制，分类培养研究型、复合型和应用型人才"的医学教育目标，结合医学教育发展"大国计、大民生、大学科、大专业"的新定位，注重人才培养应从疾病诊疗提升拓展为预防、诊疗和康养，以健康促进为中心，服务生命全周期、健康全过程的转变，精准定位教材内容和体系。教材编写应体现以医疗卫生事业需求为导向，以岗位胜任力为核心，以培养医工、医理、医文学科交叉融合的高素质、强能力、精专业、重实践的本科医学人才培养目标。

3.适应发展，优化教材内容

必须符合行业发展要求。构建教材内容结构，要体现医疗机构对医学人才在临床实践能力、沟通交流能力、服务意识和敬业精神等方面的要求；体现临床程序贯穿于教学的全过程，培养学生的整体临床意识；体现国家相关执业资格考试的有关新精神、新动向和新要求；注重吸收行业发展的新知识、新技术、新方法，体现学科发展前沿，并适当拓展知识面，为学生后续发展奠定必要的基础；满足以学生为中心而开展的各种教学方法的需要，充分发挥学生的主观能动性。

4.遵循规律，注重"三基""五性"

遵循教材规律。针对普通高等医学院校本科医学类专业教学需要，教材内容应注重"三基"（基本知识、基础理论、基本技能）、"五性"（思想性、科学性、先进性、启发性、适用性）；内容成熟、术语规范、文字精炼、逻辑清晰、图文并茂、易教易学；注意"适用性"，即以普通高等学校医学教育实际和学生接受能力为基准编写教材，满足多数院校的教学需要。

5.创新模式，提升学生能力

加强"三基"训练，着力提高学生分析问题和解决问题的能力。在不影响教材主体内容的基础上要保留"案例引导""学习目标""知识链接""目标检测"模块，去掉知识拓展模块。进一步优化各模块的内容，培养学生理论联系实践的实际操作能力、创新思维能力和综合分析能力；增强教材的可读性和实用性，培养学生学习的自觉性和主动性。

6.丰富资源，优化增值服务内容

搭建与教材配套的中国医药科技出版社在线学习平台"医药大学堂"（数字教材、教学课件、图片、视频、动画及练习题等），实现教学信息发布、师生答疑交流、学生在线测试、教学资源拓展等功能，促进学生自主学习。

本套教材凝聚了省属院校高等教育工作者的集体智慧，体现了凝心聚力、精益求精的工作作风，谨此向有关单位和个人致以衷心的感谢！

尽管所有参与者尽心竭力、字斟句酌，教材仍然有进一步提升的空间，敬请广大师生提出宝贵意见，以便不断修订完善！

普通高等医学院校五年制临床医学专业第二轮教材

建设指导委员会名单

主 任 委 员　樊代明

副主任委员　（以姓氏笔画为序）

于景科（济宁医学院）　　　　　　王金胜（长治医学院）

吕雄文（安徽医科大学）　　　　　朱卫丰（江西中医药大学）

杨　柱（贵州中医药大学）　　　　吴开春（第四军医大学）

何　涛（西南医科大学）　　　　　何清湖（湖南医药学院）

宋晓亮（长治医学院）　　　　　　郑金平（长治医学院）

唐世英（承德医学院）　　　　　　曾　芳（成都中医药大学）

委　　　员　（以姓氏笔画为序）

于俊岩（长治医学院附属和平　　　于振坤（南京医科大学附属南京
　　　　医院）　　　　　　　　　　　　　明基医院）

马　伟（山东大学）　　　　　　　丰慧根（新乡医学院）

王　玖（滨州医学院）　　　　　　王伊龙（首都医科大学附属北京天坛医院）

王旭霞（山东大学）　　　　　　　王育生（山西医科大学）

王桂琴（山西医科大学）　　　　　王雪梅（内蒙古医科大学附属医院）

王勤英（山西医科大学）　　　　　艾自胜（同济大学）

叶本兰（厦门大学医学院）　　　　付升旗（新乡医学院）

朱金富（新乡医学院）　　　　　　任明姬（内蒙古医科大学）

刘春扬（福建医科大学）　　　　　闫国立（河南中医药大学）

江兴林（湖南医药学院）　　　　　孙国刚（西南医科大学）

孙思琴（山东第一医科大学）　　　李永芳（山东第一医科大学）

李建华（青海大学医学院）　　　　李春辉（中南大学湘雅医学院）

杨　征（四川大学华西口腔医
　　　　学院）　　　　　　　　杨少华（桂林医学院）

　　　　　　　　　　　　　　　杨军平（江西中医学大学）

邱丽颖（江南大学无锡医学院）　　何志巍（广东医科大学）

邹义洲（中南大学湘雅医学院）　　张　闻（昆明医科大学）

张　敏（河北医科大学）　　　　　张　燕（广西医科大学）

张秀花（江南大学无锡医学院）　　张晓霞（长治医学院）

张喜红（长治医学院）　　　　　　陈万金（福建医科大学附属第一医院）

陈云霞（长治医学院）　　　　　　陈礼刚（西南医科大学）

武俊芳（新乡医学院）　　　　　　林友文（福建医科大学）

林贤浩（福建医科大学）　　　　　明海霞（甘肃中医药大学）

罗　兰（昆明医科大学）　　　　　周新文（华中科技大学基础医学院）

郑　多（深圳大学医学院）　　　　单伟超（承德医学院）

赵幸福（南京医科大学附属
　　　　无锡精神卫生中心）　　　郝少峰（长治医学院）

　　　　　　　　　　　　　　　郝岗平（山东第一医科大学）

胡　东（安徽理工大学医学院）　　姚应水（皖南医学院）

夏　寅（首都医科大学附属北京
　　　　天坛医院）　　　　　　夏超明（苏州大学苏州医学院）

　　　　　　　　　　　　　　　高凤敏（牡丹江医学院）

郭子健（江南大学无锡医学院）　　郭崇政（长治医学院）

郭嘉泰（长治医学院）　　　　　　黄利华（江南大学附属无锡五院）

曹玉萍（中南大学湘雅二医院）　　曹颖平（福建医科大学）

彭鸿娟（南方医科大学）　　　　　韩光亮（新乡医学院）

韩晶岩（北京大学医学部）　　　　游言文（河南中医药大学）

数字化教材编委会

物理学是研究物体的结构、物体的相互作用及物体最基本的运动规律的学科。物理学研究的对象大至宇宙、小至基本粒子等，因此物理学也成为其他自然科学学科的研究基础。

医用物理学是一门医学与物理学交叉的学科，是高等医药院校本科学生必修的公共基础课程。本教材是根据高等院校医用物理学教育的现状，参照国家教育部对医用物理学教学的基本要求，结合医学临床五年制及"5+3"为主体的临床医学教育综合改革模式，总结了多所院校近年来医用物理学教学改革的经验编写而成。

编写本教材的目的是希望能为高等医药院校本科生提供一本难度合适、深入浅出、篇幅不大、易教易学的医用物理学教材，同时把教材的先进性、科学性和实用性结合在一起。因此本教材以物理学基础内容为核心，重视物理学的知识点，重点介绍物理学中的基本概念、基本规律、基本方法，强化现代物理学思想、概念和方法。本教材还注重物理学原理在医学中的应用，紧密结合医学临床中常用的物理学技术和手段，每章都有相关的物理学基础知识与医学临床结合的内容，以凸显医用物理学的特点，让学生能够了解物理现象以及物理技术在医学领域中的广泛应用，提前建立临床医学的理念，使教材更适用于应用型临床医学人才的培养。

2版教材的内容在编写上由浅入深、由易到难、循序渐进，摒弃繁杂的文字叙述及数学推演，在不影响教材主体内容基础上，每章都设计了"学习目标""知识链接""案例引导"以及"目标检测"四个模块。"学习目标"明确了本章的教学要求，是物理认知能力的培养；"案例引导"主要是引入与本章内容相关医学案例，提出相应的问题，引导学生把物理学原理结合到医学上来，学以致用；"知识链接"内容比较丰富，有的介绍了物理学前沿技术在医学的应用，也有介绍物理学家的发明、发现以及物理精神的养成等内容；"目标检测"可以让学生自我检测学习效果和对知识的掌握程度，增强教材的实用性和可读性。

本教材另有数字教材，包括课件、微课、题库、每章小结及目标检测题目的解析，进一步拓展了教材的内容和功能，满足教师和学生的需求，提升教材的实用性。

参加本教材编写的院校有：广西医科大学、河北大学、江西中医药大学、山西医科大学、长治医学院、贵州中医药大学、包头医学院、昆明医科大学、承德医学院、桂林医学院、山东第一医科大学十一所院校。

本教材适合高等医学院校临床医学、基础医学、口腔医学、法医学、医学检验、预防医学、护理学等专业使用，也可作为医药院校相关专业的师生和医药学研究工作者的参考书。

由于编者学识有限和经验不足，教材中难免有不足之处，恳望使用本教材的师生们和同道们指正。

编　者

2022 年 8 月

目　录 CONTENTS

第一章　生物力学基础

生物力学是基于物理学最基本的力学知识，用数理力学的观点和方法定量地分析、研究并表述生物材料和人体组织及器官力学特征的一门学科。

在力学中，研究物体的运动状态可以分为三种基本的运动形式来表述，即平动、转动和振动。高中物理学已经初步介绍了质点平动的基本规律，本章将从刚体的定轴转动着手，引入生物力学所需的关于转动的基本概念和理论，然后介绍物体弹性的基本研究方法，并对人体骨骼的力学性质做简单介绍。

第一节　刚体的转动 微课1

PPT

一、刚体转动运动学

大小及形状绝对不发生改变的物体称为刚体（rigid body）。显然在物理学中，刚体是一个理想模型。在物体形变很小的情况下，为了使问题简化，可以把物体作为刚体来处理。通常把刚体看成是一个质点系，对于质量、力、能量等可加性物理量，整个刚体的力学表述就等于构成刚体的所有质点力学量的叠加。

刚体的运动有两种形式，即平动和转动。平动（translation）是在运动过程中，刚体上任意一条给定直线始终保持方向不变的运动；而转动（rotation）则是刚体上所有的点在任一瞬间都绕同一条直线做圆周运动，这条直线称为转轴（rotation axis）。

当刚体转动时，如果转轴的空间位置保持不变，则这种转动称为**定轴转动**（fixed‑axis rotation）。比如，房门沿其一边轴的开闭、离心机的转动，都是定轴转动。

在定轴转动中，刚体上的任意一点都绕轴做圆周运动，位于平行转轴同一直线上的所有点运动状态完全相同。因此刚体转动行为可由转动平面来简化表述。如图1-1所示，一刚体绕定轴转动，过刚体内某点 P 做垂直于轴的平面，即为**转动平面**（rotation plane）。设过 P 点的转动平面交转轴于 O 点，则 P 点到轴的距离 OP 称为位置矢量，记为 r，其方向由 O 指向 P。在转

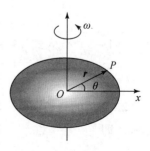

图1-1　刚体的定轴转动

动平面内建立坐标轴 Ox，OP 与 Ox 的夹角 θ 称为角位置。在刚体转动过程中，θ 是随时间 t 发生变化的。刚体在 Δt 时间内转过的角度为 $\Delta\theta$，则 $\Delta\theta$ 称为刚体的**角位移**（angular displacement），单位是 rad（弧度）。角位移随时间的变化率称为**角速度**（angular velocity），用符号 ω 表示，单位是 rad·s^{-1}，即

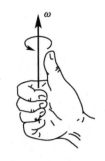

图 1-2　右手螺旋法则

$$\omega = \frac{\mathrm{d}\theta}{\mathrm{d}t} \qquad (1-1)$$

角速度随时间的变化率称为**角加速度**（angular acceleration），用符号 α 表示，单位是 $\mathrm{rad \cdot s^{-2}}$，即

$$\alpha = \frac{\mathrm{d}\omega}{\mathrm{d}t} \qquad (1-2)$$

刚体的角位移、角速度、角加速度均为矢量。它们的方向相同，都可以用右手螺旋法则确定。如图 1-2 所示，将右手四指沿刚体转动的方向攥握，则拇指垂直四指伸直的指向即为这些矢量的正方向。

角位移、角速度和角加速度均以角度为基础来衡量刚体的转动，统称为**角量**，而物理学中关于位移、速度和加速度的量称为**线量**。角量与线量的数值之间有如下关系（图 1-3）。

弧长（当 $\Delta\theta$ 极小时等于位移）　　$\Delta S = r\Delta\theta$ 　　　　$(1-3)$

速度　　　　　　　　　　　　　$v = r\omega$ 　　　　　　$(1-4)$

切向加速度　　　　　　　　　　$a_t = r\alpha$ 　　　　　　$(1-5)$

法向加速度　　　　　　　　　　$a_n = r\omega^2$ 　　　　　$(1-6)$

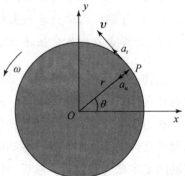

图 1-3　角量与线量的关系

二、刚体转动动力学

1. 刚体的转动动能　假设一个刚体在绕某固定轴以匀角速度 ω 转动时，可以认为这个刚体是由 n 个微小的体元组成，各个体元的质量分别为 Δm_1、Δm_2、$\cdots$、Δm_n，它们到转轴的距离则对应为 r_1、r_2、$\cdots$、r_n。因而，刚体的转动动能是 n 个体元的转动动能总和，即

$$E_k = \sum_{i=1}^{n} \frac{1}{2}\Delta m_i v_i^2 = \frac{1}{2}\left(\sum_{i=1}^{n}\Delta m_i r_i^2\right)\omega^2 \qquad (1-7)$$

将式（1-7）与质点运动的动能表达式 $E_k = \frac{1}{2}mv^2$ 加以比较，如果将角速度 ω 与线速度 v 相对应，则 $\sum_{i=1}^{n}\Delta m_i r_i^2$ 正好与质点的质量 m 相对应，已知质量 m 是反映质点惯性大小的物理量，因而 $\sum\Delta m_i r_i^2$ 反映的是刚体转动惯性大小的物理量，这个物理量就称作刚体对转轴的**转动惯量**（moment of inertia），记为 I，即

$$I = \sum_{i=1}^{n}\Delta m_i r_i^2 \qquad (1-8)$$

将式（1-8）代入式（1-7），则刚体的转动动能可以表示为

$$E_k = \frac{1}{2}I\omega^2 \qquad (1-9)$$

2. 刚体的转动惯量　当物体是由大量质点紧密相连形成任意的连续体时，式（1-8）要写成积分形式，即

$$I = \int r^2 \mathrm{d}m = \int r^2 \rho \mathrm{d}V \qquad (1-10)$$

式中，$\mathrm{d}m$ 称为质量元，它表示一个密度为 ρ 的小体积元 $\mathrm{d}V$ 的质量；r 是该体积元到转轴的距离。在国际单位制中，转动惯量的单位是 $\mathrm{kg \cdot m^2}$。

由式（1-10）可以看出，转动惯量 I 是由刚体各个质点的质量及其相对于转轴的位置所决定的。刚体的质量分布、刚体转轴的位置及刚体的几何尺寸、各部分的密度大小都对转动惯量有影响。这些规律可以被用来制作一些器械。例如，机械工业中常用的飞轮，多使质量分布于轮缘，以增大转动惯量。人们在文体活动的腾空和旋转时，也会通过收缩或伸展躯体来改变转动惯量，从而获取不同的转动效果。

在实际工程中，对于形状规则、密度均匀的刚体，其转动惯量经常从手册中查出，表1-1给出几种常用刚体绕定轴转动的转动惯量。

表1-1　几种常用刚体的转动惯量

刚体形状	转轴位置	转动惯量
质量为m、长度为l的长棒	与棒身垂直，通过棒端	$\frac{1}{3}ml^2$
质量为m、长度为l、半径为r的圆柱体	沿几何轴	$\frac{1}{2}mr^2$
质量为m、半径为r的球体	轴线沿直径的球体	$\frac{2}{5}mr^2$
质量为m、半径为r的球壳	轴线沿直径的球壳	$\frac{2}{3}mr^2$
质量为m、半径为r的薄壁窄圆环	通过中心与环面垂直	mr^2

三、刚体的转动定理

1. 力矩　当外力作用时，一个具有固定轴的静态刚体可能会发生转动，也可能不会发生转动。刚体是否发生转动及其转动的快慢，不仅与外力作用的大小有关，还会与力的作用点位置以及作用方向有关。力的大小、方向以及作用点位置这三要素构成了力矩这一物理量。力矩是改变刚体运动状态的原因。

设刚体在垂直于转轴的力 $\boldsymbol{F}$ 的作用下绕垂直于纸面的轴以角速度 $\boldsymbol{\omega}$ 转动，作用点为 P，如图1-4所示。原点 O 到力的作用点 P 矢径为 $\boldsymbol{r}$，O 到力的作用线垂直距离（即力 $\boldsymbol{F}$ 对转轴的力臂）为 d，那么力 $\boldsymbol{F}$ 的大小与力臂 d 的乘积称为力对转轴的力矩，用 $\boldsymbol{M}$（moment of force）来表征，即

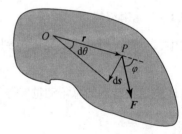

图1-4　刚体所受力矩

$$\boldsymbol{M} = \boldsymbol{r} \times \boldsymbol{F} \tag{1-11}$$

其大小为

$$M = rF\sin\varphi$$

力矩的方向由右手螺旋法则判定，即沿着转轴的方向。在国际单位制中，力矩的单位为 N·m。

2. 转动定理　当刚体做定轴转动时，外力也要对刚体做功。在刚体转过 $\mathrm{d}\theta$ 角的过程中，外力 $\boldsymbol{F}$ 所做的功为

$$\mathrm{d}A = M\mathrm{d}\theta \tag{1-12}$$

上式表明，刚体在定轴转动过程中，力矩所做的功等于力对转轴的力矩 M 与转角 $\mathrm{d}\theta$ 的乘积。

如果刚体在外力矩 $\boldsymbol{M}$ 的作用下，由 θ_1 转到 θ_2，则外力矩做功为

$$A = \int \mathrm{d}A = \int_{\theta_1}^{\theta_2} M\mathrm{d}\theta \tag{1-13}$$

依据功能原理，外力和非保守内力对系统做的功等于系统机械能的增量。对于做定轴转动的刚体而言，外力做功即为力矩所做的功，系统机械能的增量则为刚体转动动能的增量，即

$$M\mathrm{d}\theta = \mathrm{d}\left(\frac{1}{2}I\omega^2\right) = I\omega\mathrm{d}\omega \tag{1-14}$$

对式（1-14）两边分别除以 $\mathrm{d}t$，得

$$M \frac{\mathrm{d}\theta}{\mathrm{d}t} = I\omega \frac{\mathrm{d}\omega}{\mathrm{d}t}$$

将 $\omega = \dfrac{\mathrm{d}\theta}{\mathrm{d}t}$，$\alpha = \dfrac{\mathrm{d}\omega}{\mathrm{d}t}$代入上式，有

$$\boldsymbol{M} = I\boldsymbol{\alpha} \tag{1-15}$$

此式表明，在定轴转动中，刚体转动的角加速度与刚体相应的转动惯量成反比，与作用于刚体的外力矩成正比，这一规律称为**刚体的转动定理**。

刚体的转动定理和牛顿第二定律相对应，其中外力矩与外力对应，转动惯量与质量对应，角加速度与加速度对应。由刚体转动定理可知，在相同外力矩作用下，对于转动惯量较大的刚体，获得的角加速度较小，因而转动状态不容易改变，说明它的转动惯性大，由此可以得出，刚体的转动惯量是刚体转动惯性的量度。

四、刚体转动的角动量守恒定律

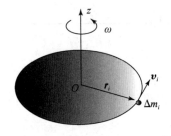

图 1-5　刚体对转轴的角动量

1. 刚体对转轴的角动量　如图 1-5 所示，设刚体以角速度 $\boldsymbol{\omega}$ 绕转轴 z 做定轴转动，这时在刚体上任意一点的质元 Δm_i 都在各自转动平面内绕 z 轴做圆周运动。图 1-5 则表示某质元 Δm_i 的转动状态。根据做圆周运动的质点角动量定义式 $\boldsymbol{L} = \boldsymbol{r} \times m\boldsymbol{v}$，质元对转轴的**角动量**（angular momentum）（也称为**动量矩**）可以表示为

$$L_i = r_i \Delta m_i v_i \tag{1-16}$$

式中，r_i 和 v_i 分别为质元 Δm_i 到转轴的距离和线速度。因为 $v_i = r_i\omega$，所以

$$L_i = \Delta m_i r_i^2 \omega$$

刚体绕定轴转动的总角动量应等于所有质元对该轴的角动量之和，即

$$L = \sum L_i = \left(\sum \Delta m_i r_i^2 \right) \omega = I\omega \tag{1-17}$$

式中，I 为刚体的转动惯量。式（1-17）表明，刚体对转轴的角动量等于其对该转轴的转动惯量与角速度的乘积，方向与角速度方向相同。在国际单位制中，刚体对转轴角动量的单位是 $\mathrm{kg} \cdot \mathrm{m}^2 \cdot \mathrm{s}^{-1}$。

2. 刚体对转轴的角动量定理　根据转动定理式（1-15），可以得出

$$M = I\alpha = I\frac{\mathrm{d}\omega}{\mathrm{d}t} = \frac{\mathrm{d}(I\omega)}{\mathrm{d}t} = \frac{\mathrm{d}L}{\mathrm{d}t} \tag{1-18}$$

式（1-18）表明，刚体绕轴角动量的时间变化率，等于刚体所受到的对于该转轴的合外力矩。这一结论即为用角动量的变化率来表示的刚体的转动定理。对式（1-18）两侧同时乘 $\mathrm{d}t$，则有

$$M\mathrm{d}t = \mathrm{d}L \tag{1-19}$$

式中，$M\mathrm{d}t$ 称为**冲量矩**，它等于力矩与它作用于刚体的时间的乘积。式（1-19）表明，定轴转动刚体所受到的冲量矩等于刚体对转轴的角动量增量，称为刚体对转轴的**角动量定理**。若刚体从 t_1 到 t_2 的时间段在力矩作用下绕定轴转动的角速度从 ω_1 变化到 ω_2，则

$$\int_{t_1}^{t_2} M\mathrm{d}t = \int_{L_1}^{L_2} \mathrm{d}L = L_2 - L_1 \tag{1-20}$$

式（1-20）是刚体对转轴的角动量定理的积分形式。

3. 刚体对转轴的角动量守恒定律　在做定轴转动中，如果刚体受外力对转轴的合力矩为零，即 $M = 0$，则由式（1-18）可得 $\dfrac{\mathrm{d}L}{\mathrm{d}t} = 0$，即

$$L = I\omega = 恒量 \tag{1-21}$$

式（1-21）表明，当做定轴转动的刚体所受合力矩为零时，刚体对该转轴的角动量将不随时间变化。这一结论称为刚体对转轴的**角动量守恒定律**。

例 1-1　假设某人双手各持一个哑铃坐在转椅上，起初人将双臂平伸，人和转椅系统以 $\omega = 10\text{rad} \cdot \text{s}^{-1}$ 的角速度做匀速转动。每个哑铃重 6kg 并与转轴距离为 50cm，人体对转轴的转动惯量恒为 $5\text{kg} \cdot \text{m}^2$，整个系统摩擦力不计。如果人把手臂收回，使哑铃距转轴 15cm，求此时系统转动的角速度。

解　首先整个过程系统不受外力矩作用，故角动量守恒。由题意可知，系统对转轴的转动惯量应是人和哑铃对转轴的转动惯量总和。设系统初始时刻的角速度和转动惯量分别为 ω_0、I_0；求解时刻的角速度和转动惯量分别为 ω_1、I_1，则有

$$\omega_0 = 10\text{rad} \cdot \text{s}^{-1}, \quad I_0 = 5 + 2 \times (6 \times 0.5^2) = 8 (\text{kg} \cdot \text{m}^2),$$

$$I_1 = 5 + 2 \times (6 \times 0.15^2) = 5.27 (\text{kg} \cdot \text{m}^2),$$

由角动量守恒定律 $I_0\omega_0 = I_1\omega_1$，得

$$\omega_1 = \frac{I_0\omega_0}{I_1} = \frac{8 \times 10}{5.27} = 15.18 (\text{rad} \cdot \text{s}^{-1})$$

角动量守恒定律与物理学的动量守恒定律和能量守恒定律一样，都是自然界中的普遍规律，即使在原子内部，也都严格遵守。

五、旋进

我们曾看到，当玩具陀螺不转动时一定会倒下来，这是因为陀螺受到重力矩作用的结果。但是，当陀螺快速旋转时，尽管同样受到重力矩的作用也不会倾倒。这时的陀螺，除了绕其自身对称轴旋转，即**自旋**外，其自身对称轴还将沿着以铅垂线为转轴的圆锥面旋转。如果视陀螺为刚体，我们定义：刚体的转轴绕着另一条轴线的转动称为**旋进**（precession）或**进动**。

下面分析陀螺的旋进，如图 1-6 所示。陀螺以角速度 ω 绕自旋轴 OA 旋转，其角动量为 L，L 矢量方向沿自转轴由 O 指向 A。

当陀螺的自转角动量 L 与 Oz 轴夹角 θ 不为零时，陀螺所受到的重力 mg 则不通过 O 点，因而将受到重力矩 M 的作用。M 的方向与矢量 L 和 Oz 轴构成的半面垂直。由角动量定理可知，经过时间 dt，角动量会获得增量 d$L = M$dt。其 dL 矢量的方向即为力矩 M 的方向，即与角动量 L 的方向是互相垂直的。L 与 dL 的合成结果，使 L 的方向发生改变，但 L 的数值并不发生变化，导致陀螺的自转轴在重力矩的作用下绕铅垂轴转过了 dφ 角。由于重力矩作用始终存在，陀螺的自转轴与 Oz 轴保持固定的夹角 θ，并绕 Z 轴转动，于是形成了陀螺的旋进。

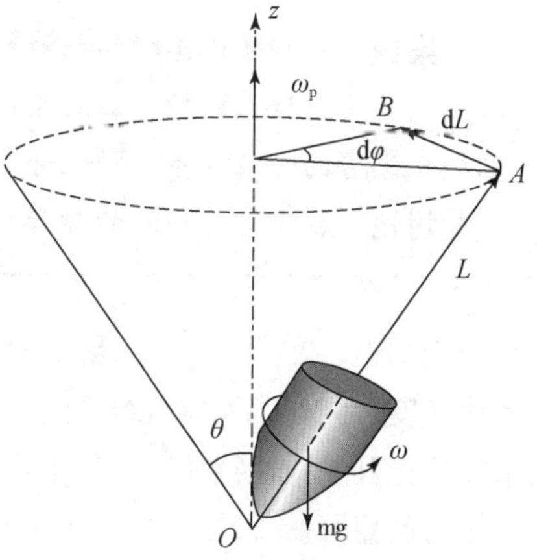

下面分析旋进角速度 ω_P，如图 1-6 所示可得

$$\omega_P = \frac{\text{d}\varphi}{\text{d}t}$$

图 1-6　陀螺的旋进

由于 d$L = L\sin\theta$dφ，依角动量定理 Md$t = dL$，有 Md$t = L\sin\theta$dφ，整理为

$$M = L\sin\theta \frac{\text{d}\varphi}{\text{d}t}$$

因此陀螺旋进的角速度为

$$\omega_{\mathrm{P}} = \frac{\mathrm{d}\varphi}{\mathrm{d}t} = \frac{M}{L\sin\theta} \tag{1-22}$$

陀螺的旋进是陀螺自旋与陀螺所受重力矩共同作用的结果。若没有自旋，陀螺在重力矩作用下必然会倒下，若没有重力矩，陀螺将只能自旋而不会发生旋进。

旋进效应是常见的，例如地球除了自转和绕太阳公转外，它的自转轴也在旋进。在科技应用中，陀螺可以用作飞机或航天器的导航设备部件；在微观领域，由于电子、原子核以及其他微观粒子均具有角动量和自旋磁矩，因此它们在外磁场磁力矩的作用下也能够像陀螺一样，以外磁场的方向为轴产生旋进。另外，医院里使用的大型磁共振成像设备更是利用了人体内水分子中的氢原子核旋进时共振吸收射频辐射而获得人体各种断层图像的。

⊕ **知识链接**

回转仪

回转仪是刚体对轴的角动量守恒的典型案例。它是绕几何对称轴调整旋转的边缘厚重的转子。当转子高速旋转时，由于摩擦力矩基本可以忽略，因此在较长时间内转子的角动量守恒。由于刚体的转动惯量不变，由角动量守恒定律可知，角速度的大小、方向也不变，因此，回旋仪的轴的方向保持不变，即无论底座如何移动，回转仪的自转方向不变，从而起到定向的作用。如在飞机航行过程中，当飞行方向与回转仪的自转轴方向发生偏转时，自动驾驶仪会及时对航行方向进行校正。再如自动驾驶汽车，既解放人们的时间，又有效地减少了交通事故的发生。它的发明除了得益于现代雷达、激光等技术外，回转仪的功劳也不可小觑。

第二节 物体的弹性

PPT

➡ **案例引导**

案例 对脑梗死患者的血液凝血过程中的黏弹性测定发现，与健康人比较，患者的血液凝聚时间明显比健康人缩短，血液凝固倾向增强，形成的凝血块的坚固性增强。另外的研究也发现，脑梗死患者的黏性分量、弹性分量和弹性模量明显高于健康人。

讨论 脑血栓与血液的黏弹性有什么关系？

我们知道，在处理力学问题的时候，刚体只是一种理想模型，当任何实际物体受到力的作用时，都会发生形变。同样，人体组织受到力的作用时也可以产生不同程度的变形。因此，研究物体在力作用下的形变规律和黏弹性特征以及其生物力学效应，无论是在工程技术领域，还是在生物医学方面，均具有十分重要的意义。

一、应变和应力

1. 应变 当物体受到外力作用时所发生的形状和大小的改变，称为**形变**（deformation）。如果将物体所受的外力去掉后，由外力作用所发生的形变能够完全消失，则这种形变称为**弹性形变**（elastic deformation）。这种物体称作弹性体。与刚体相同，弹性体也是一种理想模型，自然界里并不存在绝对的弹性体。如果去掉外力的物体不再恢复原状，仍有剩余形变，则称这种物体为**塑性形变**（plastic deformation）。为了表示弹性体的形变程度，我们引入应变的概念，即弹性体在外力的作用下所发生的相对形变量称为**应变**（strain）。

最简单的弹性体的形变是由物体受到外力拉伸而产生的长度变化，称为**拉伸形变**（tensile strain）。如图 1-7 所示，当外力拉伸的时候，发生长度的变化量 Δl 与物体原来长度 l_0 的比值即为拉伸应变，记作 ε，即

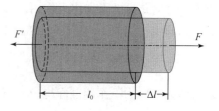

图 1-7　拉伸应变

$$\varepsilon = \frac{\Delta l}{l_0} \qquad (1-23)$$

如果物体被拉伸，$\varepsilon > 0$，又称为**张应变**；如果物体被压缩，$\varepsilon < 0$，又称为**压应变**。

当弹性体受到压力时体积的改变量 ΔV 与原来体积 V_0 之比，称为**体应变**（volume strain），记作 θ，即

$$\theta = \frac{\Delta V}{V_0} \qquad (1-24)$$

当物体受到与表面相切的力（切向力）作用，使物体的两个平行截面之间产生平行移动时，这种形变称为**剪切形变**（shear strain），简称**切变**。

如图 1-8 所示，假设互相平行的上、下底面在力偶 F、F' 的作用下产生相对滑动位移 Δx，则此位移 Δx 与两截面垂直距离 d 之比被用来描述剪切形变的程度即为剪切应变，记为 γ，即

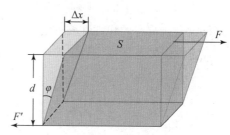

图 1-8　剪切应变

$$\gamma = \frac{\Delta x}{d} = \tan\varphi \qquad (1-25)$$

在实际情况下，一般 φ 角都很小，因此该式可近似用 φ 角表示为 $\gamma = \varphi$。

以上三种应变都是无量纲的，仅表示各种形变的相对程度。

2. **应力**　由于构成物体的原子、分子之间通过它们的相互作用力维持着特定的稳定结构，因此物体才能具有一定的形状和大小。这种原子和分子之间的相互作用力为**内力**。任何改变原子、分子间距的外力作用都会引起内力发生改变，从而产生附加内力。由此定义：在物体内部附加内力作用的截面上某点处，单位面积上的附加内力称作该点处的**应力**（stress）。物体的附加内力是由外力所引起的形变产生的，并与外力大小相等。因此，在计算应力时，可以由作用平面上单位面积所受到的外力来计算。

对于上述三种基本应变，均有相应的应力作用特征，分析如下。

当物体产生拉伸应变时，如图 1-7 所示，原长为 l_0、横截面积为 S 的细棒在沿轴线的外力 F 的作用下伸长 Δl。对于物体内部的任一横截面上都会有附加内力的存在，该内力与相应的物体两端拉力 F 相等。我们把横截面积元 dS 上所受到附加内力 dF 与 dS 的比值称为 dS 处的**正应力**或**张应力**（tensile stress），记作 σ，即

$$\sigma = \frac{dF}{dS} \qquad (1-26)$$

若拉伸应力的作用截面与物体端面平行，且沿其作用横截面均匀分布，则拉伸应力可用物体端面每单位面积上所受到的平均作用力来表示，即

$$\sigma = \frac{F}{S}$$

在体应变情况下，物体受外力作用会发生体积变化，如果物体是各向同性介质，则其内部在各方向的截面上压强相等。因此体应变的应力即为物体内部的附加压强。

当物体发生剪切形变时，如图 1-8 所示，其上、下两个表面会受到与界面平行但方向相反的外力 F 和 F' 作用。任意取物体中与表面平行的截面切开分成上、下两个部分，这两个平面之间存在一个大小

相等、方向相反的附加内力作用，且与作用于表面上的切向外力大小相等方向平行。我们将截面积 $\mathrm{d}S$ 上受到的附加切向内力 $\mathrm{d}F$ 与 $\mathrm{d}S$ 的比值称为面元 $\mathrm{d}S$ 处的**剪切应力**（shear stress），记为 τ，即

$$\tau = \frac{\mathrm{d}F}{\mathrm{d}S} \tag{1-27}$$

若物体内部应力沿作用截面均匀分布，则剪切应力可以用物体表面上每单位面积所受到的平均切向力来表示，即

$$\tau = \frac{F}{S}$$

二、弹性模量

引入应力、应变特征量后，我们来表述物体弹性作用的基本规律。实验表明，弹性物体在一定形变范围内，应力与应变是正比的关系。这一规律即为**胡克定律**（Hooke law）。当形变超过其特定限度时，应力和应变不再成正比关系。因此，满足胡克定律的最大应力称为**正比极限**（proportional limit）。对于同一种物体，形变不同，则应力不同，但在正比极限内，它的应力和应变比值将是一个不变的量，反映了该种物质所具有的弹性性质。我们将其定义为该物质的**弹性模量**（modulus of elasticity）。

在正比极限范围内，对于拉伸形变，应力与应变之比称为**杨氏模量**（也称**弹性模量**），记作 E，即

$$E = \frac{\sigma}{\varepsilon} \tag{1-28}$$

同样对于体积形变，应力与应变之比称为**体积模量**（也称**压缩模量**），记作 K

$$K = -\frac{p}{\theta} \tag{1-29}$$

式中，p 是物体内部的附加压强，负号表示当压强增大时体积是减小的。

对于剪切形变，应力与应变之比称为**切变模量**，记作 G

$$G = \frac{\tau}{\gamma} \tag{1-30}$$

在国际单位制中，弹性模量的单位记作 Pa（帕斯卡），简称帕，$1\mathrm{Pa} = 1\mathrm{N} \cdot \mathrm{m}^{-2}$。表 1-2 列出部分常见物质的弹性模量。

表1-2　部分常见物质的弹性模量　　　　　　　　　　　　　　　　（ $\times 10^9 \mathrm{Pa}$ ）

材料	杨氏模量 E	体积模量 K	切变模量 G
钢	200	158	80
铝	70	70	25
玻璃	70	36	30
木材	10	–	10
水	–	2.2	–
骨	16（拉伸），9（压缩）	–	10

图1-9 表示的是金属在拉伸力作用下，从发生形变直到断裂过程中应力与应变的关系曲线。从中可见，曲线的 Oa 段是直线，在此范围内应力与应变成正比，点 a 对应的应力是满足正比关系的最大应力，即为**正比极限**，记作 σ_a。由 a 点到 b 点一段范围内的应力和应变不再满足正比关系，但撤去外力后金属仍能复原，而超过 b 点后，当外力撤除时金属不再复原，系发生塑性形变，b 点所对应的应力 σ_b 即为发生弹性形变的最大应力，称为**弹性极限**。当应力达到 c 点所对应的应力 σ_c 时，金属就断裂了，σ_c 称为**强度极限**。如果应力介于 σ_b 和 σ_c 之间时（例如点 N 处），若将外力撤除，金属的形变并不能完全消失，而是留下一定的剩余应变 ε'，称为**塑性应变**（plastic strain）。

当物体沿纵向被拉长时，同时也会发生横向线度的相对缩短。实验表明，横向的线应变 ε_1 与纵向线应变 ε 的大小成正比，其比例系数 μ 是物体的材料特征常数，称为**泊松比**（Poisson ratio）。

$$\mu = \left| \frac{\varepsilon_1}{\varepsilon} \right| \qquad (1-31)$$

例1-2　假设某人，体重为60kg，大腿中的股骨最小截面积为 $5.0 \times 10^{-4} \mathrm{m}^2$，已知股骨的抗压强度是 $\sigma = 16 \times 10^7 \mathrm{N \cdot m^{-2}}$；股骨的杨氏模量是 $E = 9.0 \times 10^9 \mathrm{N \cdot m^{-2}}$。求：①当受压负荷多大时股骨可能发生碎裂？该负荷是人体体重的多少倍？②如果直至碎裂前应力－应变变化曲线仍为直线关系，求发生碎裂时的应变大小。

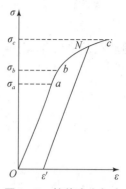

图1-9　拉伸应力与应变的关系曲线

解　①导致股骨断裂的作用力为

$$F = \sigma \cdot S = 16 \times 10^7 \times 5.0 \times 10^{-4} = 8.0 \times 10^4 (\mathrm{N})$$

该负荷是约为人体体重60kg的倍数，是

$$\frac{8.0 \times 10^4}{60 \times 9.8} = 136$$

②发生股骨碎裂时的应变大小为

$$\varepsilon = \frac{\sigma}{E} = \frac{16 \times 10^7}{9.0 \times 10^9} = 1.78 \times 10^{-2}$$

因此，当股骨发生碎裂时，由应力导致压缩应变量值是1.78%。

三、黏弹性

许多物体，尤其是生物组织，它们虽然具有弹性特征，但却不是单纯的弹性体，而是既表现出弹性的性质同时也表现出具有黏性特征，我们称之为**黏弹性**（viscoelasticity）体。比如，肌肉、血管、血液甚至细胞等都是黏弹性体。弹性体的特点是其内部任意一点任一时刻的应力，完全取决于该点当时的应变，而与应变的历史过程无关；而黏弹性体内部任意一点任一时刻的应力，不仅取决于该点当时的应变，而且还与应变的历史过程有关。比如蛋清是一种黏性液体，但当多次搅动之后，它会有回缩现象，表现出弹性，因而是一种黏弹性体。另外，在医院做血液检验时，试管中的血液放置久了会凝固并具有弹性，但是当反复摇荡试管时会使血液稀释而具有流动性。

黏弹性体具有以下三个基本特点。

1. 应力松弛　当黏弹性体突然发生形变时，如果保持应变量恒定，如图1-10(a)所示，起到维持作用的应力将随时间的增加而减小，如图1-10(b)所示，这种现象称为**应力松弛**。在日常生活中应力松弛的现象并不少见，比如紧固的螺丝在拧紧之后会由于材料的应力松弛特点而使紧固力逐渐减弱。在医疗操作中也应该注意同样的问题。

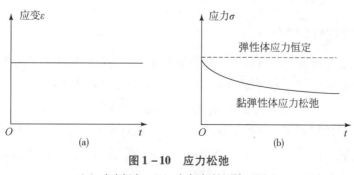

图1-10　应力松弛

（a）应变恒定　（b）应力随时间增加而减小

2. 蠕变性　如果保持外加应力恒定不变，如图1-11(a)所示，黏弹性体的应变量将随时间的增加而增大，如图1-11(b)所示，这种性质称为**蠕变性**。比如放置时间长的沥青会被"烊化"；离体的肌肉等软组织将出现塌陷等。这些都是在自重作用下的蠕变现象。

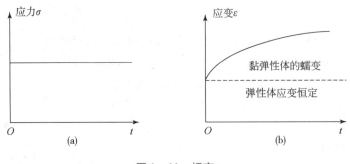

图1-11　蠕变

（a）应力恒定　（b）应变随时间变化

3. 滞后性　当黏弹性体被周期性外力加载和卸载时，则相应的应力-应变曲线并不像弹性体那样重合，如图1-12(a)所示，而是呈现滞后环状，如图1-12(b)所示，这种性质称为黏弹性体的**滞后性**。不同黏弹性体具有不同的滞后环形状，可谓千姿百态。因此，在研究人体组织力学性质时，经常利用滞后环曲线结构和形状测量和考查生物材料的黏弹性特征。

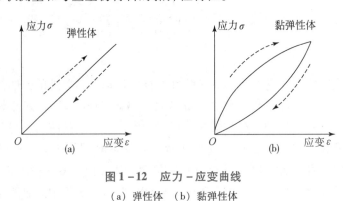

图1-12　应力-应变曲线

（a）弹性体　（b）黏弹性体

PPT

第三节　骨的力学性质

骨骼系统在人体结构上作为重要的力学支柱，不仅支撑人体重量、保护内脏器官承受各种载荷，保护颅腔、胸腔等内部脏器免受意外伤害，而且还为肌肉提供了可靠的动力联系和附着点。

一、骨组织与形变 🄔 微课2

骨组织的结构和形变是研究骨的负荷及生物效应的基础。骨组织的主要成分有骨胶原、骨矿物质和水。骨胶原是骨的主要有机成分，占骨重量的25%～30%；骨矿物质为无机成分，占骨重量的60%～70%；水占骨重量的5%～8%。骨的力学性质随人的年龄、性别、部位、密度和含水量的不同而不同，并且是各向异性材料。骨矿物质较为酥脆，这些骨中的无机物像水泥的作用一样，可以使得骨材料具有坚固性；而骨胶原则很软，这些有机物就像钢筋一样，借助黏蛋白的胶合形成网状支架，使骨组织不仅具有较好的弹性和韧性，还具有较大的强度和刚性。

在人体内部，不同部位的骨骼功能各异，其作用也与所处的位置有关，最有代表性的当属软骨和管状骨了。比如脊柱各个椎骨之间都有软骨垫，其作用是使脊柱具有柔韧性及其弹性，与弹簧类似，当人跳跃时就起到了缓冲作用，减缓对大脑的震动，同时也辅助脊柱在一定范围内做出各种动作。另外，关节软骨还可以提供对关节表面的润滑，以使关节表面能尽量减小摩擦或磨损进行相对运动。管状骨是在生物进化的过程中，根据骨的力学需要而形成的分层结构。在最里层，管状骨是中空的髓腔，再依次由里向外分布主要有疏质骨、密质骨，最外层为韧性很好的骨膜，充分地发挥了骨组织的力学效能。对于受力较大的股骨，还长有许多增强抗弯强度的骨小梁。

骨存在三种基本形变：**拉伸**（draw）、**压缩**（press）、**剪切**（cut）。还有两种常见的更为复杂的表现，即**弯曲**（bend）和**扭转**（torsion）。弯曲和扭转在本质上不属于独立的形变，弯曲是连续变化的线应变的组合，扭转是连续变化的剪切应变的组合。

下面分析弯曲和扭转形变的力学效应。为使问题简化，我们忽略管状骨的不规则结构，仅考虑其规则柱状部分（实际结构加入微积分处理即可）。首先分析弯曲形变的力学效应。如图 1 - 13（a）所示，将一段管状骨横放在支座上，在负载 F 作用下，骨梁将发生弯曲形变，其下表面 AB 的长度伸长，上表面 CD 缩短。管状骨的弯曲相当于各个横截面受到力矩作用产生转动，因而上表面受到切于表面的挤压力作用，下表面受到切于表面的拉伸力作用，并且上、下两底面将分别产生最大的压缩应变和拉伸应变。由于应变量是沿横截面连续变化的，在其正、负变化之间一定有某个水平截面长度不发生改变，这个面即为中间层 MN。如果力 F 作用于骨梁中间，则沿横截面的应力分布是以 MN 面为对称的。图 1 - 13（b）给出管状骨沿横截面上的应变分布，其中拉伸应变为正值，压缩应变为负值。显然，骨梁的内部应力要比表面应力小。类比工程上为了减轻自重，节省材料，常常十分巧妙地采用中空梁，例如骨骼的层状结构，最外层是韧性很好的骨膜，最内层则为中空的髓腔。

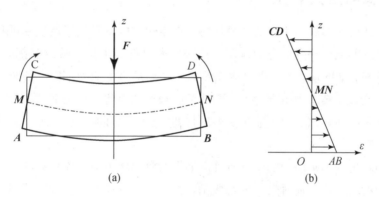

图 1 - 13 管状骨的弯曲与应变

（a）弯曲 （b）应变分布

下面考查管状骨在力矩作用下沿纵轴产生的扭转形变。如图 1 - 14（a）所示，取轴向半截面 $OABO'$，并假定下端面被固定不动。当管状骨上下两端面受到一对大小相等、方向相反的力矩作用时，A 点对 B 点将产生相对位移到达 A' 点，除了线段 OO' 和 $O'B$ 上的各点保持静止外，整个半截面上的各点都要转过一定的角度，形成曲面 $OA'BO'$。由此可知，半截面 $OABO'$ 上的每一点都产生了剪切应变，角 θ 即是 A 点的剪切应变。图 1 - 14（b）和图 1 - 14（c）给出了扭转的管状骨沿径向的分布及沿轴向的剪切应变分布。显然，轴心的应变及剪应力均为零，而柱面边缘上的应变及剪应力最大。图 1 - 14（a）中上端面半径 OA 转过的角度 φ 称作管状骨的扭转角。当外力作用下骨被扭断时的扭转角称作扭断角。通常可用扭断力矩和扭断角来表征管状骨的抗扭转破坏的能力（表 1 - 3）。

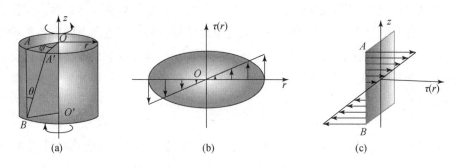

图 1-14 管状骨的扭转形变

（a）扭转形变 （b）径向剪切应变的分布 （c）轴向剪切应变的分布

表 1-3 人体四肢骨的扭断力矩和扭断角

	骨	扭断力矩（N·m）	扭断角
上肢	肱骨	60	5.9°
	桡骨	20	15.4°
	尺骨	20	15.2°
下肢	股骨	140	1.5°
	胫骨	100	3.4°
	腓骨	12	35.7°

二、骨骼生长与应力刺激

骨骼是能够再生和修复的具有生物活性的材料。在生命体内骨是处于增生和再吸收两种相反的运动过程之中。内受激素的影响，外受应力的作用，这些因素对骨的生长、吸收等都起着重要的调节作用。研究表明，成人全身共有 206 块骨头，每块骨头都有一个最适宜的应力范围，如果应力过低或过高都会引起骨的逐渐萎缩。比如瘫痪患者由于骨骼长期缺乏肌肉运动引起的应力刺激，每天会失去 0.5g 的钙，使骨骼产生过盛的再吸收而萎缩。对宇航员所做的长期失重性生理实验会造成宇航员骨失钙的现象，测得每天会失去 3g 的钙。

运动员的骨骼强壮也和运动应力的刺激有关。如果对骨骼增大应力作用持续一定时间就会引起骨的生长。这是因为应力的增大可以使骨骼中的基质呈碱性，导致基质中的碱性物质磷酸盐沉淀出来，增加了骨中的无机盐成分，因而骨骼的密度和抗压性能都得到增强。反之，如果对骨骼的应力作用持续减小又有可能会引起骨质的疏松。其原因是当应力作用减小时，骨骼中的基质将呈现酸性，它就会溶解一部分无机盐，并且将其排出体外。这一作用结果会引起骨骼萎缩，导致骨质疏松。因此，要促进骨的生长，必须施加经常性的应力刺激，尤其是压应力的刺激。体育运动是非常好的应力刺激方式，不仅可以使肌肉组织发达，提供有效的应力作用能源，而且还可以刺激骨组织的再生长。

在临床上关于骨折愈合过程中应力刺激对新生骨的作用研究和应用更有重要意义和密切联系。对骨折患者来说，手术后一般要经过 15~20 周才能完全愈合。在骨折愈合的前三、四周是骨痂的形成期，只有骨痂丰富才能促成骨的再生和愈合。而骨痂主要是在应力作用下才能产生。因此，对骨折患者施加应力作用，在骨折的断端进行应力刺激，使其发生形变，在形变的过程中骨组织产生骨痂。应力愈大，骨痂愈丰富，生长速度愈快，由此促进了骨的愈合和再生，最终恢复到与受伤以前完全相同的骨组织。但需要注意的是，由于新生骨痂疏松，当运动和应力过大时又会损伤骨痂的固定和强化。因此需要对骨折的部位进行固定，并施加一定的压应力作用。由此看来，科学地利用应力刺激对临床上治愈骨折有至关重要的意义。

答案解析

目标检测

一、选择题

1. 关于刚体对轴的转动惯量，下列说法正确的是（　　）

 A. 只取决于刚体质量，与质量的空间分布和轴的位置无关

 B. 取决于刚体的质量和质量的空间分布，与轴的位置无关

 C. 取决于刚体的质量、质量的空间分布和轴的位置

 D. 只取决于轴的位置，与刚体的质量和质量的空间分布无关

 E. 取决于刚体的密度与轴的位置有关

2. 有两个力作用在一个有固定转轴的刚体上：

 （1）这两个力都平行于轴作用时，它们对轴的合力矩一定是零；

 （2）这两个力都垂直于轴作用时，它们对轴的合力矩可能是零；

 （3）当这两个力的合力为零时，它们对轴的合力矩也一定是零；

 （4）当这两个力对轴的合力矩为零时，它们的合力也一定是零。

 对上述说法下述判断正确的是（　　）

 A. 只有（1）是正确的

 B.（1）（2）正确，（3）（4）错误

 C.（1）（2）（3）都正确，（4）错误

 D.（1）（2）（3）（4）都正确

 E.（1）（2）（4）都正确，（3）错误

3. 均匀细棒 OA 可绕通过其一端 O 而与棒垂直的水平固定光滑轴转动。今使棒从水平位置由静止开始自由下落，在棒摆动到竖直位置的过程中，下列说法正确的是（　　）

 A. 角速度从小到大，角加速度不变

 B. 角速度从小到大，角加速度从小到大

 C. 角速度从大到小，角加速度从大到小

 D. 角速度从大到小，角加速度从小到大

 E. 角速度从小到大，角加速度从大到小

二、计算题

4. 半径为30cm 的飞轮，从静止开始以 $0.5 \text{rad} \cdot \text{s}^{-2}$ 的角加速度作匀角加速转动，则飞轮边缘上一点在飞轮转过240°时的切向加速度和法向加速度分别为多少？

5. 如图 1-15 所示，一匀质细杆质量为 m，长为 l，可绕过一端 O 的水平轴自由转动，杆于水平位置由静止开始摆下，求：

 （1）初始时刻的角加速度；

 （2）杆转过 θ 角时的角速度。

6. 有一半径为 R 的水平圆转台，可绕通过其中心的竖直固定光滑轴转动，转动惯量为 J，开始时转台以匀角速度 ω_0 转动，此时有一质量为 m 的人站在转

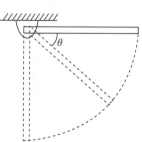

图 1-15

台中心，随后人沿半径向外跑去，当人到达转台边缘时，转台的角速度为多少？

7. 一个质量为 M，半径为 R 的定滑轮（当作均匀圆盘）上面绕有细绳，绳的一端固定在滑轮边上，另一端挂一质量为 m 的物体而下垂，如图 1-16 所示。忽略轴处摩擦。圆盘对中心轴的转动惯量 $I=\dfrac{MR^2}{2}$，求物体 m 由静止下落高度 h 时的速度。

8. 在工程上，两飞轮常用摩擦啮合器使它们以相同的转速一起转动。如图 1-17 所示，A 和 B 两飞轮的轴杆在同一中心线上，A 轮的转动惯量为 $J_A=10\text{kg}\cdot\text{m}^2$，B 轮的转动惯量为 $I_B=20\text{kg}\cdot\text{m}^2$，开始时 A 轮每分钟的转速为 600 转，B 轮静止，C 为摩擦啮合器，求两轮啮合后的转速；在啮合过程中，两轮的机械能有何变化？

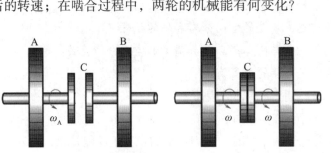

图 1-16

图 1-17

9. 一条长 0.2m，横截面积为 50cm² 的圆柱形二头肌。求以下两种状态的杨氏模量：（1）松弛状态时伸长 5cm 所需拉力为 25N；（2）当此肌肉处于紧张状态时，产生同样的伸长需要 500N 的拉力。

10. 在边长为 2cm 的立方体的两个平行面上，各施加 980N 的切向力，两力方向相反，两平行面的相对位移为 1mm，求其切变模量。

（薛　美）

书网融合……

本章小结	微课1	微课2	题库

第二章　流体的运动

1. 掌握　连续性方程和伯努利方程的物理意义并能熟练应用；牛顿黏性定律和泊肃叶定律的物理意义及其应用。

2. 熟悉　理想流体、定常流动、层流、湍流及雷诺数的基本概念；能运用黏性流体伯努利方程和斯托克斯定律解决问题。

3. 了解　血液的物理特性、心脏做功、血流速度和血压的分布规律。

4. 学会应用连续性方程和伯努利方程解决问题的方法；具备求解理想流体内流速、压强的能力。

　　具有流动性的物体称为**流体**（fluid）。所谓流动性是指物体各部分之间很容易发生相对运动。气体和液体具有很好的流动性，是我们最熟悉的流体。研究静止流体规律的学科称为**流体静力学**（fluid statics），如阿基米德原理、帕斯卡原理等都是它的内容。研究流体运动规律的学科称为**流体动力学**（fluid dynamics），它是水力学、空气动力学、生物力学等学科的理论基础。掌握流体运动的规律对研究人体血液循环系统、呼吸过程以及相关的医疗设备是十分必要的。本章首先讨论理想流体的流动规律，然后讨论黏滞流体的流动规律，最后介绍人体内血液流动的特点。

第一节　理想流体的运动

PPT

　　案例　人体心血管系统是由心脏、大动脉、小动脉、毛细血管及小静脉、大静脉组成的一个封闭的运输系统。

　　讨论　为什么血管越细，血液流得越慢？

一、理想流体和定常流动

1. 理想流体　实际流体的运动非常复杂，这是因为实际流体除了流动性之外，还都有可压缩性和黏性（viscosity）。所谓**可压缩性**，就是流体的体积随压强不同而改变的性质；实际液体的可压缩性很小，例如水在$10℃$，对水增加$1013.25×10^5Pa$（1000atm）的压强，仅能使水的体积减少5%左右。气体虽容易压缩，但它的流动性很好，除密闭容器外，只要有很小的压强差就可以使它迅速流动起来，从而使各处的密度趋于均匀。因此，实际液体和流动中的气体都可近似看作是不可压缩的。所谓**黏性**，是指当流体各层之间有相对运动时，相邻两层间存在内摩擦力的性质。有些液体的黏性很大，例如甘油、血液等；然而有很多液体的黏性很小，例如水、乙醇等；气体的黏性就更小，所以在研究一些黏性较小的流体在小范围内流动时，黏性也可忽略不计。

　　在一些实际问题中，流体的可压缩性和黏性只是影响运动的次要因素，而决定流体运动的主要因素是其流动性，因此，往往采用理想流体（ideal fluid）模型来分析问题。所谓**理想流体，就是绝对不可压缩、完全没有黏性的流体。**

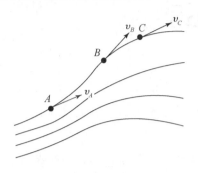

图 2-1　流线

2. 定常流动　流体在流动的过程中，流速随空间的分布称为流体速度场，简称**流场**（field of flow）。流场中每一点流体粒子都具有一定的流速，即有 $v = v(x, y, z, t)$。为了形象地描述流场，在任一时刻，可以在流场中画出一系列假想的曲线，并使曲线上每一点的切线方向与流经该点的流体粒子的速度方向一致，这些曲线称为这一时刻流体的**流线**（stream line）。如图 2-1 所示。

一般情况下，流场中各固定点的流速随时间而变，但在实际问题中，常遇到整个流动随时间的变化并不显著，或可以忽略其变化的情况，这时可近似认为流场中各点的流速不随时间变化，即 $v = v(x, y, z)$，这样的流动称为**定常流动**（steady flow）。流体做定常流动时，流线的形状将保持不变，流线与流体粒子的运动轨迹相重合。图 2-1 中，A、B、C 是流场中的三个点，并处在同一流线上，流体粒子流经这三点的速度虽各不相同，但是在定常流动的情况下，A、B、C 三点的速度都不随时间变化，所以定常流动的主要特征之一是：流线不相交。

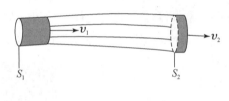

图 2-2　流管

如果在定常流动的流体中划出一个小截面，则把通过其周边各点的流线所围成的管状体称为**流管**（tube of flow）（图 2-2）。由于流管的边界由流线组成，流线不相交，所以流管内的流体不会流出流管外，流管外的流体也不会流入流管内，即流管内外的流体都不会穿越管壁。可以把整个流动的流体看成是由许多流管组成的，只需要分析流体在流管中的运动规律，就可以了解整个流体的流动情况。

二、连续性方程

在定常流动的流场中任取一段细流管，如图 2-2 所示，流管任一横截面上的物理量都可以看成是均匀的。设截面 S_1 和 S_2 处的流速分别为 v_1 和 v_2，流体密度分别为 ρ_1 和 ρ_2。经过一短时间 Δt，通过截面 S_1 进入该流管段的流体（图 2-2 中 S_1 附近阴影部分）质量为

$$m_1 = \rho_1(v_1 \Delta t)S_1 = \rho_1 v_1 S_1 \Delta t$$

同时，通过截面 S_2 流出该流管段的流体（即图中 S_2 附近阴影部分）质量为

$$m_2 = \rho_2(v_2 \Delta t)S_2 = \rho_2 v_2 S_2 \Delta t$$

根据定常流动及质量守恒原理的特点，有 $m_1 = m_2$，即

$$\rho_1 v_1 S_1 \Delta t = \rho_2 v_2 S_2 \Delta t$$
$$\rho_1 v_1 S_1 = \rho_2 v_2 S_2 \tag{2-1}$$

式（2-1）对于流管中任意两个与该流管垂直的截面都是正确的，故可写成

$$\rho v S = 常量 \tag{2-2}$$

式（2-2）称为定常流动时的**连续性方程**（continuity equation）。它表明：**流体做定常流动时，同一流管中任一截面处的流体密度 ρ、流速 v 和该截面面积 S 的乘积为一常量。** $\rho v S$ 是单位时间内通过任一截面 S 的流体质量，常称为**质量流量**，用 q_m 表示。因此连续性方程又称为质量流量守恒定律。我们把单位时间内流过 S 面流体的体积称为**体积流量**，简称**流量**，用 q_V 表示为

$$q_V = \frac{\mathrm{d}V}{\mathrm{d}t} = Sv \tag{2-3}$$

式（2-3）表明，通过某一截面的流量等于该截面面积与流体流经该面处流速的乘积。

在国际单位制中，流量的单位为米^3·秒$^{-1}$（$\mathrm{m}^3 \cdot \mathrm{s}^{-1}$）。

如果研究的是不可压缩流体，此时$\rho_1 = \rho_2$，由式（2-1）和式（2-2）可得出

$$v_1 S_1 = v_2 S_2 \tag{2-4}$$

$$vS = 常量 \tag{2-5}$$

式（2-5）是不可压缩流体做定常流动时的连续性方程，vS是单位时间内通过任一截面S的流体体积，为体积流量，所以式（2-5）又可称为体积流量守恒定律。因此，对于不可压缩且做定常流动的流体来说，不仅质量流量守恒，体积流量也是守恒的。

式（2-5）表明，**当不可压缩的流体在流管中做定常流动时，单位时间内通过垂直于流管的任一截面的流体体积都相等**。因此，对流管中的任一横截面而言，流速与横截面积成反比，即截面积大的地方流速小，截面积小的地方流速大。

将连续性方程应用到人体血液循环系统，根据主动脉、动脉、毛细血管和静脉等血管总截面积的变化，就可以了解不同血管中血流速度的变化情况，详见本章第三节。

三、理想流体的伯努利方程

伯努利（Daniel Bernoulli，1700—1772）方程是流体力学中的基本方程。伯努利方程描述了处于重力场中的理想流体做定常流动时，流体在流管中各处的流速、压强和高度之间的关系，是能量守恒定律在流体流动过程中的表现形式，应用功能原理可导出伯努利方程。

设处在重力场中的理想流体做定常流动。在流场中任取一个细流管，并截取一段流体XY作为研究对象，如图2-3所示。设经过一段极短时间Δt后，此段流体从XY移到了$X'Y'$位置。由于所取的流管很细，并且时间Δt极短，则介于XX'间的流体体积很小，可以认为其中各点的压强、流速以及相对于参考面的高度都相同，并分别以p_1、v_1、h_1表示。XX'部分的截面积可以认为不变，设为S_1，因此，该段流体的体积$\Delta V_1 = S_1 v_1 \Delta t$。同理，用$p_2$、$v_2$、$h_2$和$S_2$分别表示$YY'$间流体的压强、速度、相对于参考面的高度及截面积，则该段流体体积$\Delta V_2 = S_2 v_2 \Delta t$。由于$v_1 S_1 = v_2 S_2$，因此$\Delta V_1 = \Delta V_2 = \Delta V$。

根据功能原理可知，系统机械能的增量等于外力和非保守内力对系统做功的代数和。由于理想流体没有黏性，故不存在非保守内力，只需考虑外力即周围流体对它的压力所做的功。XY段流体所受的外力就是周围流体对它的压力，而对其做功的力只有流管中XY段以外的流体对它的压力，即图2-3中的F_1和F_2，且有

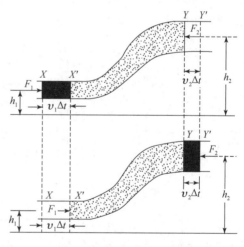

图2-3 伯努利方程的推导

$$F_1 = p_1 S_1 \quad F_2 = p_2 S_2$$

F_1沿着流体流动方向做正功，F_2逆着流动方向做负功。X面的位移是$v_1 \Delta t$，Y面的位移是$v_2 \Delta t$，故当流体从XY移至$X'Y'$时，两力所做的总功为

$$A = F_1 v_1 \Delta t - F_2 v_2 \Delta t = p_1 S_1 v_1 \Delta t - p_2 S_2 v_2 \Delta t = p_1 \Delta V - p_2 \Delta V \tag{2-6}$$

式（2-6）中的$S_1 v_1 \Delta t$和$S_2 v_2 \Delta t$分别等于流管中XX'段和YY'段的流体体积。

现在讨论XY段流体流至$X'Y'$时的机械能增量。由图2-3可以看出，在流动过程前后X'到Y之间的那段流体的运动状态没有变化，所以XY段流体流至$X'Y'$时的机械能增量仅反映在XX'和YY'两段流体

上。设 XX' 段流体的机械能为 E_1，YY' 段流体的机械能为 E_2，由连续性方程可知，XX' 和 YY' 两段流体的体积相等、质量相等，现设其质量为 m，则机械能增量 ΔE 为

$$\Delta E = E_2 - E_1 = \left(\frac{1}{2}mv_2^2 + mgh_2\right) - \left(\frac{1}{2}mv_1^2 + mgh_1\right)$$

由功能原理 $A = \Delta E$ 得

$$p_1\Delta V - p_2\Delta V = \left(\frac{1}{2}mv_2^2 + mgh_2\right) - \left(\frac{1}{2}mv_1^2 + mgh_1\right)$$

移项得
$$p_1\Delta V + \frac{1}{2}mv_1^2 + mgh_1 = p_2\Delta V + \frac{1}{2}mv_2^2 + mgh_2 \tag{2-7}$$

式（2-7）两边同除以 ΔV 得

$$p_1 + \frac{1}{2}\rho v_1^2 + \rho gh_1 = p_2 + \frac{1}{2}\rho v_2^2 + \rho gh_2 \tag{2-8}$$

式中，$\rho = m/\Delta V$ 是流体的密度。

因为 X 和 Y 是在流管上任意选取的两个截面，所以对同一个流管的任何一个垂直截面来说，上式可改写为

$$p + \frac{1}{2}\rho v^2 + \rho gh = 常量 \tag{2-9}$$

式（2-8）或式（2-9）就是**伯努利方程**（Bernoulli equation），该方程说明，**理想流体在流管中做定常流动时，单位体积的动能、单位体积的重力势能以及该点的压强之和为一常量**。伯努利方程中的三项都具有压强的量纲，其中 $\frac{1}{2}\rho v^2$ 项与流速有关，常称之为**动压**（dynamical pressure），p 和 ρgh 项与流体是否运动无关，常称之为**静压**（static pressure）。

利用伯努利方程解决具体问题时，根据已知条件，通常按如下步骤去做可使问题简化：①根据题意画出草图；②在流体中确立流管，通常选取管壁，也可选取流线；③在流管或流线上选取截面（或点）时应涉及已知条件和所求量；④零势能参考面的位置可任意选，以方便解题为前提；⑤通常与连续性方程联用。

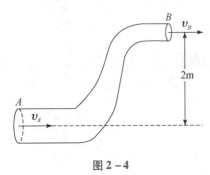

图 2-4

例 2-1 设流量为 $0.12\mathrm{m}^3 \cdot \mathrm{s}^{-1}$ 的水流过如图 2-4 所示的细管。若横截面 A 点的压强为 $2 \times 10^5 \mathrm{Pa}$，截面积为 $100\mathrm{cm}^2$，B 点的截面积为 $60\mathrm{cm}^2$。假设水的黏性可以忽略不计，求 A、B 两点的流速和 B 点的压强。

解 已知 $q_V = 0.12\mathrm{m}^3 \cdot \mathrm{s}^{-1}$，$S_A = 1.00 \times 10^{-2}\mathrm{m}^2$，$S_B = 6.0 \times 10^{-3}\mathrm{m}^2$，$p_A = 2 \times 10^5\mathrm{Pa}$，设 A 点所在水平面为参考面，则有 $h_A = 0\mathrm{m}$，$h_B = 2\mathrm{m}$。选定水管为流管，由于水的压缩性可忽略不计，由连续性方程 $v_A S_A = v_B S_B = q_V$，有

$$v_A = \frac{q_V}{S_A} = \frac{0.12}{1.00 \times 10^{-2}} = 12 \ (\mathrm{m \cdot s^{-1}})$$

$$v_B = \frac{q_V}{S_B} = \frac{0.12}{6.0 \times 10^{-3}} = 20 \ (\mathrm{m \cdot s^{-1}})$$

根据伯努利方程 $p_A + \frac{1}{2}\rho v_A^2 = p_B + \frac{1}{2}\rho v_B^2 + \rho gh_B$，有

$$p_B = p_A + \frac{1}{2}\rho v_A^2 - \frac{1}{2}\rho v_B^2 - \rho gh_B$$

$$= 2 \times 10^5 + \frac{1}{2} \times 1000 \times 12^2 - \frac{1}{2} \times 1000 \times 20^2 - 1000 \times 9.8 \times 2 = 5.24 \times 10^4 \ (\mathrm{Pa})$$

例 2-2 如图 2-5 所示，大水池内盛满水，水池底部侧壁处有一个小孔，水池内水面与小孔间的高度差为 h，试求水由小孔流出时的流速。

解 将水的流动看作理想流体的定常流动，取水池池内水面至小孔的流管，如图 2-5 所示。设 1 为水池水面上的一点，水池水面上的截面为 S_1，2 为小孔处截面 S_2 上的一点。因液面和小孔均与外界相通，所以 $p_1 = p_2 = p_0$（大气压），由于 $S_1 \gg S_2$，根据连续性方程 $v_1 S_1 = v_2 S_2$，可知 $v_1 \ll v_2$，近似有 $v_1 = 0$；取小孔处为零势能参考面，有 $h_1 = h$，$h_2 = 0$，$v_2 = v$。把上述条件代入伯努利方程

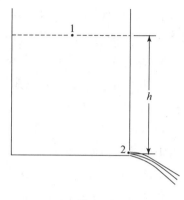

$$p_1 + \frac{1}{2}\rho v_1^2 + \rho g h_1 = p_2 + \frac{1}{2}\rho v_2^2 + \rho g h_2$$

求得小孔处的流速 v_2 为

$$v_2 = v = \sqrt{2gh}$$

图 2-5

结果表明，从小孔流出的水的流速等于水由液面处自由下落到小孔处的速度。

四、伯努利方程的应用

1. 空吸作用 如果理想流体在水平管中做定常流动，$h_1 = h_2$，伯努利方程简化为

$$p + \frac{1}{2}\rho v^2 = 常量 \tag{2-10}$$

根据连续性方程和式（2-10）可推知：理想流体在粗细不均匀的水平管中做定常流动时，截面大的地方流速小，压强大；截面小的地方流速大，压强小。利用此原理和图 2-6 喷雾器原理图，我们可设计制作各种喷雾器、水流抽气机、射流真空泵、流量计、流速计等。

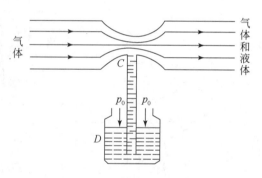

图 2-6 喷雾器原理图

如图 2-6 所示，对水平流管而言，截面积小的地方压强小。当管中 C 处截面积小到一定程度时便可出现负压，即压强小于大气压 p_0，若在此处开一个小孔 c，气体不但不会流出，且外面的空气反而会被吸进来。如果在小孔处插一根细管，细管下端放入盛有密度为 ρ 的液体的容器中，只要满足 $p_0 - p_c > \rho g h_c$，容器中的液体就会被吸到水平管中，这就是空吸作用。p_c 表示小孔处压强，h_c 是小孔与容器中液面间的高度。

2. 流量计 流体的流量可用文丘里流量计（Venturimeter）来测量，它是一段水平管，两端一样大，中间逐渐缩小以保证流体稳定流动。图 2-7 所示的水平管是用来测液体流量的简单装置。设管子粗、细两处的截面积、压强、流速分别为 S_1、p_1、v_1 和 S_2、p_2、v_2，粗、细两处竖直管内的液面高度差为 h，根据水平管伯努利方程 $p_1 + \rho v_1^2/2 = p_2 + \rho v_2^2/2$ 和连续性方程 $v_1 S_1 = v_2 S_2$，并且 $p_1 - p_2 = \rho g h$。联立求解，得

$$v_1 = S_2 \sqrt{\frac{2gh}{S_1^2 - S_2^2}}$$

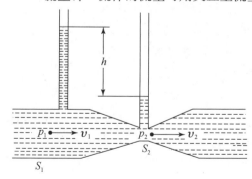

图 2-7 文丘里流量计

因此，流体的流量为

$$q_V = S_1 v_1 = S_2 v_2 = S_1 S_2 \sqrt{\frac{2gh}{S_1^2 - S_2^2}} \qquad (2-11)$$

式（2-11）中，S_1、S_2 和 g 为已知，只要测出两竖直管中液面的高度差 h，就可求出管中液体的流量。图 2-7 所示的装置稍加改变即可用来测气体的流量。

3. 流速计　用来测量液体或气体的流速计形式很多，但是原理基本相同，图 2-8 为其原理图。图 2-8 中，液体以速度 v 在截面均匀的水平管内做定常流动，a 是一根直管，b 是一根直角弯管。直管下端的管口截面与流体流线平行，而弯管下端管口截面与流体流线垂直。流体在弯管下端 d 处受阻，形成流速为零的"滞止区"，我们将这种流速阻滞到零的点称为**驻点**（stagnation point），有 $v_d = 0$。这时两管所测出的压强是不相同的，设管中流体为液体，则比较图 2-8 中 c、d 两处的压强可得

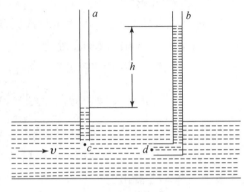

图 2-8　流速计原理图

$$p_c + \frac{1}{2}\rho v^2 = p_d$$

式中，v 是液体在 c 处的流速，对于粗细均匀的这段流管来说也就是管中各点的流速。p_d 比 p_c 大 $\frac{1}{2}\rho v^2$，这说明流体的动压在"滞止区"全部转化成了静压。

$$p_d - p_c = \frac{1}{2}\rho v^2 = \rho g h \qquad (2-12)$$

对该装置而言，只要测出两管的液面高度差，便可得到 p_d 与 p_c 的差值，进而求得流体的流速

$$v = \sqrt{2gh} \qquad (2-13)$$

皮托管（Pitot tube）是一种测流体流速的装置，图 2-9 是实际所用皮托管的示意图，测量时把它放在待测流速的流体（密度为 ρ）中，使 A 孔正对着流体前进方向，形成"滞止区"，M 孔的孔面与流线平行。两处的压强差可从 U 形管中液面的高度差测得，即

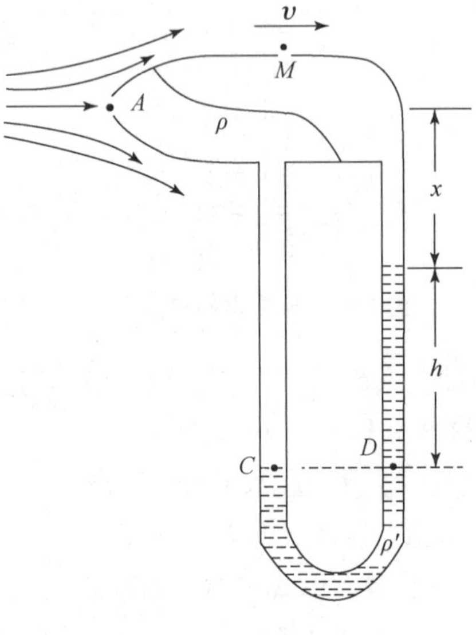

$$p_A - p_M = (\rho' - \rho)gh$$

式中，h 是 U 形管中液面的高度差，ρ' 是 U 形管中工作液体的密度。据式（2-12）有

$$p_A - p_M = \frac{1}{2}\rho v^2$$

图 2-9　皮托管示意图

由以上两式可得流速

$$v = \sqrt{\frac{2(\rho' - \rho)gh}{\rho}} \qquad (2-14)$$

当 $\rho' \gg \rho$ 时（比如测气体的流速，工作液体用水银），式（2-14）可简化为

$$v = \sqrt{\frac{2\rho' gh}{\rho}} \qquad (2-15)$$

PPT

第二节 黏性流体的运动

> **⇒ 案例引导**
>
> **案例** 血液循环的主要功能是完成体内的物质运输。血液循环一旦停止，机体各器官组织将因失去正常的物质转运而发生新陈代谢的障碍。心血管系统包括心脏、动脉、毛细血管和静脉。不同地方血管的粗细和血流的速度不同，相同的是血液的密度不变，黏度变化不大。
>
> **讨论** 1. 为什么用听诊器来听心脏？
>
> 　　　 2. 血液循环为什么需要心脏不断做功？

一、层流和湍流

在实际流体中，虽然一些液体和气体在一定条件下，可近似看作理想流体，但是像甘油、血液、糖浆之类流体的黏性较大是不能忽略的，这类流体称为**黏性流体**。黏性流体的流动状态有层流（laminar flow）、湍流（turbulent flow）及过渡流三种情况。

1. 层流 实验表明，实际流体流速较小时是分层流动的。所谓**层流**，即流体的分层流动状态。在此状态，相邻两层流体之间只做相对滑动，流层间没有横向混杂。下面的实验可以观察到甘油的层流状态。

在一支垂直放置的滴定管中先倒入无色甘油，再在其上面加上一段着色的甘油，然后，打开下端活塞，甘油流出，从着色甘油的流动形态可以看出，管中甘油的流速并不完全相同，如图2-10所示。愈靠近管壁流速愈慢，与管壁接触的液层附着在管壁上，速度为零，中央轴线处流速最快。流体沿竖直方向分成许多平行于管轴的圆筒形薄层，各流体层之间有相对滑动，这种现象说明管内的流体是分层流动的，图2-11是层流的示意图。缓缓的河水、徐徐的烟雾都可以近似看作层流。

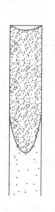

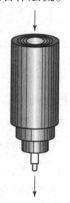

图2-10　黏性流体的流动图　　　　　　图2-11　层流示意图

2. 湍流 当黏性流体流动的速度超过一定数值时，流体不再保持分层流动状态，有可能向各个方向运动，各层之间相互混合即在垂直于流层的方向有分速度，因而各流体层将混淆起来，并有可能形成旋涡，整个流动显得杂乱而不稳定，这样的流动状态称为**湍流**。流体作湍流时所消耗的能量比层流要多，湍流能将一部分能量转化为声能（噪声），所以湍流区别于层流的特点之一是它能发出声音。这在医学上具有实用价值。滔滔的江水、滚滚的寒流都是湍流。

3. 过渡流 介于层流与湍流间的流动状态很不稳定，时而层流，时而湍流，因此称为过渡流。

二、雷诺数

怎样判断流体的流动状态是层流还是湍流呢？英国实验流体力学家雷诺观察了大量圆形管道内黏性流体的流动状态，分析了使流动状态转变的原因，于 1880 年前后提出了一个判断流动状态的参数，称为**雷诺数**（Reynolds number），用 Re 表示，其定义为

$$Re = \frac{\rho v r}{\eta} \qquad (2-16)$$

式中，ρ 和 η 分别为流体的密度和黏度；r 为管道的半径；v 为流体的平均流速。

实验结果表明：当 $Re < 1000$ 时，流体做层流；当 $Re > 1500$ 时，流体做湍流；当 $1000 < Re < 1500$ 时，流体的流动状态很不稳定（可以是层流，可以是湍流，也可能是层流变为湍流，或相反），即所谓的过渡流。

从式（2-16）可知，流体的黏度愈小，密度愈大，愈容易发生湍流，而细的管子不易出现湍流。如果管子是弯曲的，则在较低的 Re 值时也可能发生湍流，且弯曲程度愈大，Re 的临界值就愈低。因此，流体在管道中流动时，凡有急弯或分支的地方，就容易发生湍流。

在血液循环系统中，因血管有良好的弹性而使血液保持层流状态，只有心脏内和主动脉的某些特殊部位容易出现湍流。呼吸系统中的气体流动一般保持层流，若患有某些肺部疾病或做深呼吸时可能出现湍流。临床医生常根据听诊器听到的湍流声谱来辨别血流和呼吸是否正常，从而诊断某些疾病。表 2-1 给出了人体体循环系统的有关参数。

表 2-1 人体体循环系统血管的半径、血液流速和雷诺数

血管	半径 $r(\text{m})$	流速 $v(\text{m}\cdot\text{s}^{-1})$	雷诺数 Re
上行主动脉	$(1.0\sim1.6)\times10^{-2}$	63×10^{-2}	$3600\sim5800$
下行主动脉	$(0.8\sim1.0)\times10^{-2}$	27×10^{-2}	$1200\sim1500$
粗动脉	$(1.0\sim3.0)\times10^{-3}$	$(20\sim50)\times10^{-2}$	$110\sim850$
毛细血管	$(2.5\sim5.0)\times10^{-6}$	$(5\sim10)\times10^{-4}$	$(7\sim30)\times10^{-4}$
粗静脉	$(2.5\sim5.0)\times10^{-3}$	$(15\sim20)\times10^{-2}$	$210\sim570$
大静脉	2.0×10^{-2}	$(11\sim16)\times10^{-2}$	$630\sim900$

由表 2-1 中数据可知，上行主动脉血管的雷诺数大于 1500，因此血流为湍流；下行主动脉血管的雷诺数为 1000~1500，故血流不稳定。实际上在心脏收缩期内，下行主动脉内的血流会出现湍流。循环系统的其他血管的雷诺数均小于 1000，所以在这些血管内的血流应该是层流。但是在弯曲或分支入口等血管形状急剧变化的地方，在较低的雷诺数下也会发生瞬间湍流。例如，人的心脏、主动脉以及支气管内的某些部位都是湍流的易发区。湍流区往往是动脉粥样硬化的易发部位，湍流使血小板和血管内皮组织损伤，从而导致血液在血管内壁凝结形成附壁血栓或斑块。此外，血管内局部流场条件异常还会导致血管壁组织与血浆之间的物质输运受阻而诱发某些病变。

在工程技术中，有许多实际问题与流体的流动状态密切相关。湍流可能毁坏供水或输油管道，折断轮船的螺旋桨，致使飞机失事。因此，对发生湍流机制的实验研究，至今仍是一个热门课题。

例 2-3 设循环系统中某主动脉的内半径为 1cm，血液的流速、黏度、密度分别为 $v = 50\text{cm}\cdot\text{s}^{-1}$、$\eta = 3.0\times10^{-3}\text{Pa}\cdot\text{s}$、$\rho = 1.05\times10^{3}\text{kg}\cdot\text{m}^{-3}$，求雷诺数并判断血液以何种状态流动。

解 雷诺数为 $Re = \dfrac{1.05\times10^{3}\times50\times10^{-2}\times1\times10^{-2}}{3.0\times10^{-3}} = 1750$

这一数值大于 1500，所以血液在主动脉中的流动为湍流。

三、牛顿黏性定律

黏性流体在流动时常表现出黏性，这是因为流体在层流时相邻两层流体做相对滑动，两流体层之间存在着切向的阻碍相对滑动的相互作用力，此力即为**内摩擦力**（internal friction）或**黏性力**（viscous force）。黏性力是由分子间的相互作用力引起的，液体的黏性力比气体大得多。

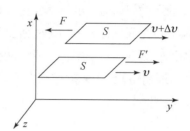

图 2 - 12　牛顿黏性定律

当流体做层流时，黏性力的大小与一层到另一层流速变化的快慢程度有关。如图 2 - 12 所示，流体沿 yz 平面分层流动，设相距 Δx 的两流层的速度差为 Δv，比值 $\Delta v/\Delta x$ 表示在 Δx 距离内速度的平均变化率。若两流体层无限接近（$\Delta x \rightarrow 0$），比值 $\Delta v/\Delta x$ 的极限为 dv/dx，表示流体层速度沿 x 方向的变化率，称为**速度梯度**（velocity gradient）。即

$$\lim_{\Delta x \to 0} \frac{\Delta v}{\Delta x} = \frac{dv}{dx}$$

实验表明，**黏性力 F 的大小与两流体层的接触面积 S 以及接触处的速度梯度 dv/dx 成正比**，即

$$F = \eta S \frac{dv}{dx} \tag{2-17}$$

式（2 - 17）称为**牛顿黏性定律**，式中比例系数 η 称为流体的黏度（viscosity）。η 值的大小取决于流体的性质，并和温度有关。一般来说，**液体的 η 值随温度升高而减小，气体的 η 值随温度升高而增大**。在国际单位制中，η 的单位是 $N \cdot s \cdot m^2$ 或 $Pa \cdot s$。表 2 - 2 列出了几种液体的 η 值。

表 2 - 2　几种液体的黏度

液体	温度（℃）	黏度 η（Pa·s）	液体	温度（℃）	黏度 η（Pa·s）
水	0	1.8×10^{-3}	蓖麻油	7.5	1225.0×10^{-3}
水	20	1.000×10^{-3}	蓖麻油	50	122.7×10^{-3}
水	37	0.69×10^{-3}	血液	37	$(2.0 \sim 4.0) \times 10^{-3}$
水	100	0.3×10^{-3}	血浆	37	$(1.0 \sim 1.4) \times 10^{-3}$
汞	0	1.68×10^{-3}	血清	37	$(0.9 \sim 1.2) \times 10^{-3}$
汞	30	1.55×10^{-3}	乙醇	0	1.77×10^{-3}
汞	100	1.0×10^{-3}	乙醇	20	1.19×10^{-3}

式（2 - 17）可写为如下形式：

$$\tau = \eta \dot{\gamma} \tag{2-18}$$

式中，$\tau = \dfrac{F}{S}$ 为切应力，表示作用在流体层单位面积上的内摩擦力；$\dot{\gamma} = \dfrac{d\gamma}{dt} = \dfrac{dv}{dx}$ 为切变率，即切应变 γ 对时间的变化率。

在生物力学中，牛顿黏性定律常采用式（2 - 18）的形式。

遵循牛顿黏性定律的流体称为**牛顿流体**（Newtonian fluid），这种流体的黏度在一定温度下具有一定的数值，即切应力 τ 与切变率 $\dot{\gamma}$ 成正比，如水、血浆、乙醇等都属于牛顿流体。不遵循牛顿黏性定律的流体称为**非牛顿流体**，如血液、悬浮液、原油等都属于非牛顿流体。非牛顿流体的黏度不是常量，即切应力与切变率不成正比关系。

血液是一种非均匀液体，含有大量血细胞。由于许多病变会使血液的组分、酸碱度及渗透压等偏离正常值，从而使血液的黏度发生异常。分析血液的黏性，对于某些疾病的诊断具有重要的参考价值。牛

顿黏性定律是研究血液流动及生物材料力学性质的重要基础。

四、黏性流体的伯努利方程

前面在推导理想流体的伯努利方程时，我们忽略了实际流体的黏性和可压缩性。但是在讨论黏性流体的运动规律时，可压缩性仍可忽略，而流体的黏性必须考虑。黏性流体在流动过程中存在黏性力，流体必须克服黏性力做功，因而要消耗流体运动的部分机械能（使之转化为热能）。也就是说，黏性流体沿流管流动的过程中，总机械能将不断减少。对图 2-3 所示的流管，如果是黏性流体做定常流动，在 XY 段流体流至 $X'Y'$ 的过程中，单位体积流体因黏性力的存在而引起的能量损耗若为 ΔE，则可得到如下关系

$$p_1 + \frac{1}{2}\rho v_1^2 + \rho g h_1 = p_2 + \frac{1}{2}\rho v_2^2 + \rho g h_2 + \Delta E \tag{2-19}$$

式（2-19）即为**黏性流体做定常流动时的伯努利方程**。

当黏性流体在粗细均匀的水平圆管内做定常流动时，由于 $S_1 = S_2$，根据流量连续原理有 $v_1 = v_2$，水平管 $h_1 = h_2$，式（2-19）简化为

$$p_1 = p_2 + \Delta E$$

可以看出 $p_1 > p_2$。因此，在粗细均匀水平细管的两端，必须维持一定的压强差，才能使黏性流体在水平管中做定常流动。

若流体是在开放的粗细均匀的管道中做定常流动，由 $v_1 = v_2$，$p_1 = p_2 = p_0$（大气压），则有

$$\rho g h_1 - \rho g h_2 = \Delta E$$

即必须有高度差才能维持开放管道中的黏性流体做定常流动。

由以上分析可见，黏性流体远距离传输时，必须根据能量损耗 ΔE 的大小来提供适当的压强差或高度差，以使出口处流体的压强或速率满足所需要求。

例 2-4 如图 2-13 所示，大容器内水的深度 23cm、相距 10cm 的两相邻竖直细管中水面的高度差为 5cm，水在水平均匀细管中定常流动。试求：单位体积的水在流过 10cm 距离的过程中损耗的能量和水由出口处流出时的流速。

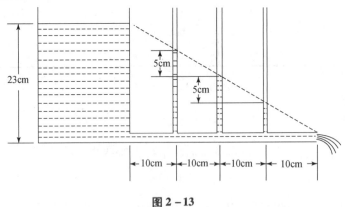

图 2-13

解 相距 10cm 水平管的两截面，黏性流体的伯努利方程为

$$p_1 = p_2 + \Delta E$$

单位体积的水流过 10cm 距离的过程中损耗的能量

$$\Delta E = \Delta p = \rho g \Delta h = 1.0 \times 10^3 \times 9.8 \times 5 \times 10^{-2} = 4.9 \times 10^2 \text{（J）}$$

设水由出口处流出时的流速为 v，大水池内水面流速近似等于零，大水池内水面和出口处，黏性流体的伯努利方程为

$$p_0 + \rho gh = p_0 + \frac{1}{2}\rho v^2 + 4\Delta E$$

可得水由出口处流出时的流速

$$v = \sqrt{2gh - \frac{8\Delta E}{\rho}} = \sqrt{2 \times 9.8 \times 23 \times 10^{-2} - \frac{8 \times 4.9 \times 10^2}{1.0 \times 10^3}} = 0.77 \ (\mathrm{m \cdot s^{-1}})$$

五、泊肃叶定律

由于大多数生物医学系统中的管道（如血管）可以近似看作圆形管道系统，液体是黏性流体（如血液），因此，讨论黏性流体在圆管内的流动规律具有实际意义。黏性流体在等截面水平细管中做定常流动时，如果雷诺数不大，则流动的形态是层流。由黏性流体的伯努利方程可知，要使管内的流体匀速流动，必须有一个外力来抵消黏性力，这个外力就是来自管子两端的压强差。实验表明，**在等截面水平细圆管内做层流的黏性流体，其体积流量与管子两端的压强差 Δp 成正比**，即

$$q_V = \frac{\pi R^4 \Delta p}{8\eta L} \tag{2-20}$$

式（2-20）称为**泊肃叶定律**（Poiseuille law）。式中，R 是管子的半径；η 是黏性流体的黏度；L 是管子的长度。该式表明，在影响体积流量的其他因素不变时，体积流量与管半径的 4 次方成正比，管半径对流量的影响最大。因此，临床上常通过扩张血管的半径来提高血液灌注量和降低压强差。

式（2-20）也可以利用牛顿黏性定律推导得到。

1. 速度分布　设黏性流体在半径为 R、长度为 L 的水平圆管内分层流动，设圆管左端的压强为 p_1，圆管右端的压强为 p_2，且 $p_1 > p_2$，即流体由左向右流动。

在圆管中取与圆管同轴、半径为 r 的圆柱形流体（图 2-14）为研究对象，它所受到的压力差为

$$\Delta F = (p_1 - p_2)\pi r^2$$

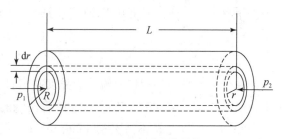

图 2-14　泊肃叶定律的推导

周围黏性流体作用在该圆柱形流体表面的黏性力为

$$F' = -\eta 2\pi rL \frac{\mathrm{d}v}{\mathrm{d}r}$$

式中，"$-$"号表示流速 v 随半径 r 的增大而减小；$\mathrm{d}v/\mathrm{d}r$ 是流体在半径 r 处的速度梯度。由于圆管内黏性流体做定常流动，所以以上两力相等，有 $\Delta F = F'$，即

$$(p_1 - p_2)\pi r^2 = -\eta 2\pi rL \frac{\mathrm{d}v}{\mathrm{d}r} \tag{2-21}$$

由式（2-21）可得

$$\mathrm{d}v = -\frac{p_1 - p_2}{2\eta L} r \mathrm{d}r \tag{2-22}$$

对式（2-22）积分得到

$$v = -\frac{p_1 - p_2}{4\eta L} r^2 + C$$

当 $r = R$ 时，有 $v = 0$ 的条件，求得

$$C = \frac{p_1 - p_2}{4\eta L} R^2 \tag{2-23}$$

代入式（2-23）得

$$v = \frac{p_1 - p_2}{4\eta L}(R^2 - r^2) \tag{2-24}$$

式（2-24）给出了黏性流体在等截面水平细圆管中做定常流动时，流速随半径的变化关系。从此式可以看出，圆管轴（$r=0$）处流速有最大值 $\frac{p_1 - p_2}{4\eta L}R^2$，流速 v 沿管径方向呈抛物线分布。

2. 流量　在圆管中取一个半径为 r、厚度为 $\mathrm{d}r$ 的圆管状流体元，该流体元的截面积为 $2\pi r \mathrm{d}r$，流体通过该截面的流量为

$$\mathrm{d}q_V = v2\pi r \mathrm{d}r$$

式中，v 是黏性流体在半径 r 处的流速。将式（2-24）代入得

$$\mathrm{d}q_V = \pi \frac{p_1 - p_2}{2\eta L}(R^2 - r^2)r \mathrm{d}r$$

那么，通过整个圆管截面的流量为

$$q_V = \pi \frac{p_1 - p_2}{2\eta L}\int_0^R (R^2 - r^2)r \mathrm{d}r$$

积分后得

$$q_V = \frac{\pi R^4 (p_1 - p_2)}{8\eta L}$$

此式即为泊肃叶定律。

如果令 $R_f = \frac{8\eta L}{\pi R^4}$，泊肃叶定律可改写成

$$q_V = \frac{\Delta p}{R_f} \tag{2-25}$$

当管子的长度、半径以及流体的黏度确定时，R_f 是一定值。式（2-25）表明，黏性流体在等截面水平细圆管中定常流动时，流量 q_V 与圆管两端的压强差 Δp 成正比，与 R_f 成反比。这与电学中的欧姆定律极为相似，所以把 R_f 称为**流阻**（flow resistance），在循环系统中常把 R_f 称为**外周阻力**。值得注意的是，流阻与管半径的四次方成反比，半径的微小变化就会对流阻造成很大影响。血管可以收缩和舒张，其管径的变化对血液流量的影响是非常显著的。

如果黏性流体流过几个"串联"的流管，则总流阻等于各流管流阻之和。若几个流管相"并联"，则总流阻与各流管流阻的关系和电阻并联的情形相同。

泊肃叶定律在医学上常用来定性分析人体中血液的流动问题。例如，由泊肃叶定律可知，控制血液流量的有效措施是改变血管的半径。当血压降一定时，血管半径改变1%可使血液流量改变4%，而当某器官在功能上对血液流量需求一定时，若血管半径减小1%，则血压降须增大4%才能保证器官血液充盈，降低血压降的有效办法是扩张血管。此外，降低血液黏度也是保证一定的血液灌注量、减小流阻、降低血压降的方法。

六、斯托克斯定律

在黏性流体中运动的物体，表面将附着一层黏性流体，这层黏性流体随物体一起运动，因而与周围黏性流体之间有黏性力作用，即物体将受到黏性流体施予的黏性阻力的作用。实验表明，当黏性流体的流速和物体的运动速度都较小时，黏性流体相对于运动物体做层流。物体所受到的黏性阻力与物体的线度、物体和黏性流体的相对运动速度 v 以及黏性流体的黏度 η 成正比。斯托克斯从理论上证明，采用国际单位制时，对于半径为 R 的球形物体，比例系数为 6π。小球所受的黏性阻力的大小为

$$F = 6\pi \eta v R \tag{2-26}$$

式（2-26）称为**斯托克斯定律**（Stokes law）。

设在黏性液体内有一个半径为 R 的小球，它受重力作用而下沉。小球所受合力大小为

$$F' = \frac{4}{3}\pi R^3 \rho g - \frac{4}{3}\pi R^3 \rho' g - 6\pi\eta vR$$

式中，ρ 是球体密度；ρ' 是液体密度；$\frac{4}{3}\pi R^3 \rho' g$ 为小球向上的浮力；$6\pi\eta vR$ 为小球向下运动的阻力。

在重力作用下，小球加速下沉。但随着速度 v 的增加，黏性阻力愈来愈大，最后当合力 $F' = 0$ 时，它将匀速下降。此时有

$$\frac{4}{3}\pi R^3 (\rho - \rho') = 6\pi\eta vR$$

所以
$$v = \frac{2}{9\eta}R^2 (\rho - \rho')g \tag{2-27}$$

该速度 v 称为**终极速度**（terminal velocity），也称为**收尾速度**或**沉降速度**。由式（2-27）可知，当小球（例如空气中的尘粒、血液中的细胞、大分子、胶粒等）在黏性流体中下沉时，沉降速度与颗粒大小、密度差以及重力加速度 g 成正比，与流体的黏度成反比。对于颗粒很小的微粒，我们利用高速离心机来增加有效 g 值，就可以加快它的沉降速度。在生物化学中常用到沉降系数这一概念，所谓**沉降系数**是沉降速度与离心机向心加速度的比值。

红细胞的密度比血浆的大，因此红细胞可以从血浆中沉淀出来，这一现象称为红细胞的沉降。红细胞在血浆中的沉降速度称为红细胞的沉降率（sedimentation rate），简称**血沉**。血沉不仅取决于红细胞和血浆的密度、血浆的黏度和红细胞的大小，而且还与红细胞的形状、变形性、聚集状态、红细胞间的相互作用等因素有关。一般认为血沉的加快是红细胞聚集的结果。由于某种病理因素改变了血浆中蛋白质的成分和浓度，使带正电的蛋白质增多，那么带负电的红细胞将吸附这些多余的带正电的蛋白质，红细胞膜上的电量增大，从而使红细胞更易于聚集成串，红细胞的串接使得红细胞与血浆接触的总面积减少，且红细胞串的体积增大，从而导致血沉加快。

⊕ **知识链接**

血沉在临床中的应用

血沉的增快或减慢可以用来辅助观察患者病情的变化。例如，风湿病、结核病血沉加快的程度常与病情轻重相关：疾病发作期，血沉加快；病情好转，血沉减缓；非发作期，血沉可以恢复到参考范围。因此，测定血沉可以大致推测疾病的发展，观察治疗效果。例如，红斑狼疮患者的血沉从平稳到加快表明病情进入活动期，长期稳定在参考范围内就说明病情得到了控制。

虽然血沉对临床疾病诊断具有重要意义，但不能仅仅依靠血沉等某几个指标就片面地诊断相关疾病情况。同学们在将来的临床工作中，一定要全面地提高专业知识技能，严守职业操守，才能正确诊断疾病。

第三节　血流动力学基础

PPT

血液在心血管系统内流动的流体力学称为**血流动力学**（hemodynamics），其研究的基本问题是血流量、血流阻力和血压之间的相互关系。血液是一种流体，因此血流动力学基本原理与一般流体力学的原理相同。但由于血管系统是比较复杂的弹性管道系统，血液是含有血细胞和胶体物质等多种成分的液

体，而不是理想流体。因此血流动力学既具有一般流体力学的共性，又有其自身的特点。下面首先简要介绍血液的特性，再利用流体运动的基本规律粗略分析血液流动时心脏做功、血流速度分布、血压等问题。

一、血液的组成和物理特性

1. 血液的组成　血液（blood）由血浆和血细胞两部分组成。血浆部分的体积占血液的55% ~ 70%，其中有90%以上是水以及7%左右的蛋白质和0.9%左右的无机盐，其余是非蛋白质的无机盐。血细胞部分的体积占血液的30% ~ 45%（称血细胞比容），其中红细胞（red blood cell，RBC）最多，约占血细胞部分的99.9%，其余的0.1%是白细胞和血小板。红细胞是双凹圆盘形，直径约7.6μm，厚度约2.8μm。白细胞较圆，呈球状，有核，较红细胞稍大。血小板较小，直径约2.5μm。血液的相对密度为1.050 ~ 1.060，血浆的相对密度为1.025 ~ 1.030，红细胞的相对密度约为1.098。血液中红细胞数愈多，则血液相对密度愈大；血浆中蛋白质含量愈高，则血浆相对密度愈大。红细胞相对密度大于血浆。

2. 血液的物理特性

（1）黏度　血液是一种非牛顿流体，即血液的黏度不是常数。常用以下几种黏度描述血液的黏性。①**表观黏度**：即流体的切应力与切变率的比值。牛顿流体的表观黏度就是它的黏度，是一个与切变率无关的量。非牛顿流体的表观黏度是一个随切变率变化的量。实验证明，在其他条件不变时，血液的表观黏度随切变率的增大而减小，这种现象叫**剪切稀化**。当切变率增大到一定限度时，表观黏度便不再减小而趋于恒定，此时的血液流动状态接近于牛顿流体的流动。②**相对黏度**：即流体表观黏度与其溶剂黏度的比值（亦称比黏度）。全血黏度与血浆黏度的比值，称为血液对于血浆的相对黏度。③还原黏度：血液黏度的大小除与浓度有关外，还与分子（或颗粒）结构以及分子间（或颗粒间）的相互作用有关。前者对黏度的影响称为**浓度黏度**，后者对黏度的影响称为**结构黏度**，结构黏度比浓度黏度更能反映血液的物理特性，若消除浓度影响仅反映结构黏度时，称为**全血还原黏度**。

（2）屈服应力　血液具有屈服应力。非牛顿流体中的一些流体（如血液）具有这样的特点，即只有当切向应力超过某一数值后，才发生流动，低于这一数值则不发生流动。这个能够引起流体发生流动的最低切向应力值，称为**致流应力**，又叫**屈服应力**。这种流体称为**塑性流体**。血液的屈服应力是纤维蛋白原浓度和血细胞比容的函数，当血细胞比容小于0.10时没有屈服应力，大于0.10才有屈服应力。

（3）黏弹性　血液具有黏弹性。在不稳定流动情况下，血液既表现出黏性又表现出弹性，即应力不仅取决于瞬时切变率，而且与历史过程有关。血液在循环中的流动实际上是非稳定的，因此血液表现出黏弹性。血液是黏弹性体，分析大血管血流时，为简化问题通常不计黏弹性；但血管较小时，血液的黏弹性应予以考虑。

（4）触变性　血液具有触变性。血液在非定常流动状态，其表观黏度除了与切变率的大小有关外，还与切应力的作用时间有关，即在切变率恒定时，血液黏度会随切应力施加时间的延长而减小，这就是血液的触变性。需要说明的是，如果切应力施加时间足够长，黏度达一定数值后不再随时间改变，其数值大小取决于切变率。

血液还有其他一些特性，如血液的成分、血管直径、血细胞的聚集性和变形性、温度等都对血液黏度有影响。

二、心脏做功

血液循环系统是由心脏和血管组成的闭合系统，血液循环之所以能够持续进行，是因为心脏周期性地做功，补偿了血液流动过程中由于黏性的存在造成的能量损失。为了讨论问题方便，把整个心血管系统简化为如图 2-15 所表示的物理模型。左、右两心室相当于两个唧筒。心脏收缩时血液从左心室射入主动脉，经大动脉、小动脉、毛细血管输送到全身，再由小静脉经上、下腔静脉流回右心房，这一过程称为体循环。同时，血液从右心室进入肺动脉，经肺毛细血管、肺静脉回到左心房，这一过程称为肺循环。左心室供血给体循环，右心室供血给肺循环，体循环和肺循环同时进行组成整个血液循环系统，因此，心脏做功可分为左心室做功和右心室做功。计算心脏做功有两种方法。

1. 心脏所做的功等于左、右两心室做功之和　设左心室每收缩一次做功为 A_L、平均压强为 p_L、容积变化为 ΔV_L；右心室每收缩一次做功为 A_R、平均压强为 p_R、容积变化为 ΔV_R；则心脏每收缩一次所做的功

$$A = A_L + A_R = p_L \Delta V_L + p_R \Delta V_R$$

2. 心脏所做的功等于血液流经心脏前后的能量变化　设单位体积的血液进入左心时的能量为 E_{L_1}，离开左心时的能量为 E_{L_2}，则左心对单位体积血液所做的功应为 A'_L。

$$A'_L = E_{L_2} - E_{L_1}$$

同理，右心对单位体积血液所做的功 A'_R 与单位体积血液进入右心时的能量 E_{R_1} 和离开右心时的能量 E_{R_2} 之间的关系为

$$A'_R = E_{R_2} - E_{R_1}$$

心脏对单位体积血液所做的功 A' 应为

$$A' = A'_L + A'_R = (E_{L_2} - E_{L_1}) + (E_{R_2} - E_{R_1})$$

根据黏性流体的伯努利方程，并考虑到进入心脏时的血流速度和血压都很小，可视为零，忽略血液进出心脏时的高度变化，则有

$$A' = p_L + \frac{1}{2}\rho v_L^2 + p_R + \frac{1}{2}\rho v_R^2$$

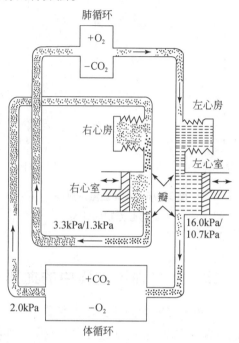

图 2-15　心脏做功的物理模型

式中，ρ 表示血液的密度；p_L 表示血液离开左心室时的平均压强（即主动脉平均血压）；v_L 表示离开左心室时的血流速度；p_R 表示血液离开右心室时的平均压强（即肺动脉平均血压）；v_R 表示离开右心室时的血流速度。因肺动脉平均血压大约是主动脉平均血压的 1/6，并且血液离开左、右心室时的流速相同，所以

$$A' = p_L + \frac{1}{2}\rho v_L^2 + \frac{1}{6}p_L + \frac{1}{2}\rho v_L^2 = \frac{7}{6}p_L + \rho v_L^2 \tag{2-28}$$

若测出主动脉血压及血液流速，可根据式（2-28）求出心脏对单位血液做功多少，从而了解心脏功能的情况。

三、人体血流速度分布

在正常的生理条件下，血液在循环系统中的流动近似地被看作是不可压缩的流体在管中做定常流动。虽然心脏的射血是断续的，但由于血管的弹性、血流本身的惯性以及内、外摩擦等原因，使血液在血管中的流动基本上是连续的。当心脏收缩时，有相当数量的血液进入原已充满血液的主动脉内，使得该处的弹性管壁被撑开。此时，心脏推动血液所做的功转化为血管的弹性势能。心脏停止收缩，扩张了的那部分血管壁也跟着收缩，驱使血液向前流动；结果又使前面血管的管壁跟着扩张，如此类推。这种过程与波动在弹性介质中的传播类似，因此常称之为**脉搏波**（pulse wave）。脉搏波的传播速度为（8~

10）m·s^{-1}。应该注意，脉搏波的传播速度和血液的流速是不同的。

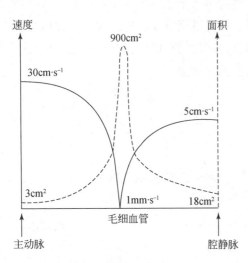

图 2 - 16　人体血流速度与血管总截面积的关系

利用流量连续原理，可以近似分析人体体循环系统中血液流速与血管截面之间的关系。各类血管内血液的平均流速应与该类血管的总截面积成反比。主动脉的总面积最小，只有 3cm^2，因此主动脉内血液的平均流速最大，可达 30cm·s^{-1}。随着血管分支的增加，每根支管的半径虽然在不断减小，但血管数增加却很快，故血管总截面迅速增大，毛细血管的总截面积最大，为 900cm^2，故毛细血管内血液流速最小，仅为 0.1cm·s^{-1}。由毛细血管到腔静脉，血管总截面积在不断减小，到腔静脉处为 18cm^2，腔静脉内血液流速为 5cm·s^{-1}。人体体循环系统中相应血管的总截面积和血液在各类血管内的平均流速的关系如图 2 - 16 所示。需要说明的是：①由于血管有分支，因而总截面积指的是同类血管的截面积之和；②由于血液是黏性液体，血管中同一截面上靠近管壁和靠近轴心处的流速并不相等，因而流速指的是截面上的平均流速。

四、人体血流过程中的血压分布

人体的血液循环系统是非常复杂的，从物理学的观点看，心脏的作用是供给血液能量，使之进行正常的循环。血液在流动过程中要克服黏性阻力不断消耗能量，所以，在循环系统中血压是不断降低的。

血压（blood pressure）是血管内流动着的血液对管壁的侧压强，平常所说的血压是指动脉血压。主动脉中的血压随着心脏的收缩和舒张周期性变化。当左心室收缩而向主动脉射血时，主动脉中的血压达到的最高值，称为**收缩压**（systolic pressure）。在左心室舒张期，主动脉回缩，将血液逐渐注入分支血管，血压随之下降并达到最低值，此最低值称为**舒张压**（diastolic pressure）。

收缩压与舒张压之差，称为**脉压**（pulse pressure）。脉压随着血管远离心脏而减小，到了小动脉几乎消失。一个心动周期中动脉血压的平均值 $\overline{P}$ 称为**平均动脉压**（mean arterial pressure），常用来说明主动脉中血压的平均情况。如图 2 - 17 所示，平均动脉压等于图中积分面积 $\int_0^T P(t)\mathrm{d}t$ 与心动周期 T 之比，即 $\overline{P} = (1/T) \int_0^T P(t)\mathrm{d}t$，为了计算方便，平时常使用舒张压加上 1/3 脉压来估算。

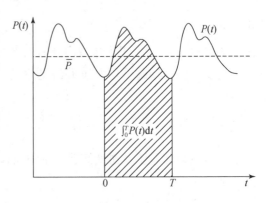

图 2 - 17　平均动脉压示意图

需要注意的是平均动脉压并不是收缩压和舒张压的平均值。

血压的高低与血液流量、流阻及血管的柔软程度有关，用生理学术语来说，就是与心输出量、外周阻力及血管的顺应性有关。由于血液是黏性流体，有内摩擦力做功消耗机械能，因此血液从心室射出后，它的血压在流动过程中是不断下降的。图 2 - 18 是全部血液循环系统的血压变化曲线。

健康成年人在安静时，收缩压为 13.3 ~ 16.0kPa（100 ~ 120mmHg），舒张压为 8.0 ~ 10.7kPa（60 ~ 80mmHg），平均动脉压为 13.3kPa（100mmHg）。

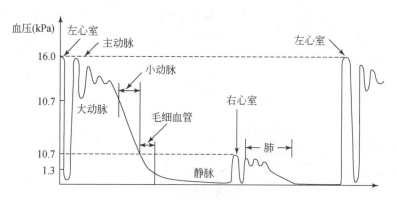

图2-18 人体心血管循环系统中的血压分布

五、体位和血压的关系

假如理想流体在等截面积的流管中流动，流速不变，由伯努利方程可得

$$p + \rho gh = 常量$$

说明流管中高处的流体压强小，低处的流体压强大。

用上述关系，可解释体位变化对血压的影响。如图2-19所示，某人取平卧位时头部动脉压为12.67kPa；静脉压为0.67kPa；而当取直立位时，头部动脉压则变为6.80kPa，静脉压变为-5.20kPa，减少的5.87kPa是由高度改变所造成的。同理，对于足部来说，由平卧位改为直立位时，动脉压将由12.67kPa变成24.40kPa，静脉压将由0.67kPa变成12.40kPa，增加的11.73kPa也是由高度原因所致。因此，测量血压时一定要注意体位和所测量的部位（1mmHg=0.13328kPa）。

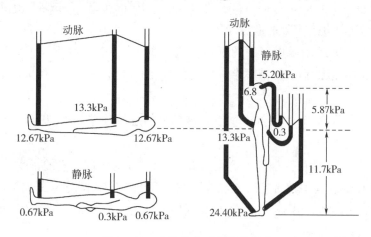

图2-19 人体体位对血压的影响

为避免体位对血压的影响，一般选心脏为零势能参考点。取坐位时测定肱动脉处的动脉血压，如果将手臂抬高，测得的血压就偏低；如果手臂低于心脏，测得的血压就偏高。

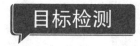

答案解析

一、选择题

1. 理想流体在水平流管中作稳定流动时，截面积S、流速v、压强p间的关系是（　　）

A. S 大处，v 小 p 小　　　　B. S 大处，v 大 p 大　　　　C. S 小处，v 大 p 小

D. S 小处，v 小 p 小　　　　E. 不能确定

2. 水在水平管中做稳定流动，管半径为3.0cm处的流速为1.0m·s^{-1}，则管半径为1.5cm处的流速是（　　）

A. 4.0m·s^{-1}　　　　　　B. 3.0m·s^{-1}　　　　　　C. 2.0m·s^{-1}

D. 1.5m·s^{-1}　　　　　　E. 1.0m·s^{-1}

3. 在制造混悬液药剂时，要提高混悬液药剂的稳定性应采取的方法是（　　）

A. 增加药物颗粒的密度　　　B. 减少药物颗粒的半径　　　C. 减少药液的密度

D. 减少药液黏度　　　　　　E. 增加药物颗粒的半径

二、计算题

4. 在水管的某一点，水的流速为2m·s^{-1}，高出大气压的计示压强为10^4Pa，设水管在另一点的高度比第一点降低了1m，如果在第二点处水管的横截面积是第一点的1/2，求第二点处的计示压强是多少（忽略水的黏性）？

5. 文丘里流量计主管直径为200mm，且主管的直径是细颈处直径的2倍，如果水在主管的压强为5.5×10^4Pa，在细颈处的压强为4.0×10^4Pa，求水的流量是多少？

6. 注射器活塞的截面积$S_1 = 1.0cm^2$，注射器针孔的截面积$S_2 = 2.5mm^2$。当注射器水平放置时，用$F = 5.0N$的力推活塞，使活塞移动$l = 4.0cm$后注射器中的液体流尽，问液体从注射器中流尽所需要的时间是多少（略去活塞与管壁间的摩擦力）？（已知液体密度$\rho = 1.0 \times 10^3 kg/m^3$）

7. 一条半径为3mm的小动脉被一硬斑部分阻塞，此狭窄段的有效半径为2mm，血流平均速度为50cm·s^{-1}，设血液黏度为3.0×10^{-3}Pa·s，密度为$1.05 \times 10^3 kg \cdot m^{-1}$，试求：①未变窄处的血流平均速度；②会不会发生湍流；③狭窄处的血流动压强。

8. 血液在直径为1.0cm的动脉血管中的平均流速为30cm·s^{-1}，试求：①血管中的血液的流动状态；②血液流过血管10cm后的血压降落了多少？（设血液的密度$\rho = 1.05 \times 10^3 kg \cdot m^{-3}$，黏度$\eta = 3.0 \times 10^{-3}$Pa·s）

9. 设某人的心输出量为$0.83 \times 10^{-4} m^3 \cdot s^{-1}$，体循环的总压强差为12.0kPa，试求此人体循环的总流阻（即总外周阻力）是多少？

10. 一个红细胞可以近似地认为是一个半径为2.0×10^{-6}m的小球，它的密度是$1.09 \times 10^3 kg \cdot m^{-3}$。试计算它在重力作用下在血液中沉淀1cm所需的时间（血液温度假设为37℃）。假设血浆的黏度为1.2×10^{-3}Pa·s，密度为$1.04 \times 10^3 kg \cdot m^{-3}$。如果利用一台加速度（$\omega^2 r$）为$10^5 g$的超速离心机，问沉淀同样距离所需的时间又是多少？

（牛晓东）

书网融合……

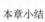
本章小结

题库

第三章　分子动理论

📓 **学习目标**

1. **掌握** 液体曲面的附加压强、毛细现象、气体栓塞。
2. **熟悉** 液体的表面张力、液体的表面能。
3. **了解** 分子间作用力、液体的表面活性物质、表面活性物质在呼吸系统中的作用。
4. 学会分子动理论的基本知识；具备运用所学知识解决临床实际问题的能力。

宏观物体是由大量的不连续的微观粒子（分子或原子等）组成。这些微观粒子具有大小、质量、速度、动量、能量等。用来表征单个微观粒子状态的物理量称为**微观量**（microscopic quantity），而表征大量分子整体特性的物理量，称为**宏观量**（macroscopic quantity），如温度、压强、体积、热容量等。单个粒子的运动具有很大的偶然性，然而大量微观粒子集体运动却在一定条件下存在一定的统计规律。生命过程是一种广义的热力学过程，有很多过程与热现象有关，对分子动理论及其过程的研究，对于生命科学具有非常重要的意义。本章介绍分子动理论的一些基本知识，为后续的学习和研究打下基础。

第一节　分子间作用力

PPT

组成宏观物体的分子或原子都在不停地做无规则的热运动，温度愈高，分子无规则的热运动就愈剧烈。分子之间存在力的作用，其力的大小随分子之间距离的不同而不同。热运动使分子尽量散开，但是固体、液体却能保持一定的体积，说明分子间有引力。在巨大的压力作用下，固体或液体体积的改变十分微小，这又说明分子之间还存在斥力。分子之间的引力和斥力统称分子间作用力，简称**分子力**（molecular force）。分子间相互作用力是随着分子间距离的增加而急剧减小的，故称为短程力。短程力只作用于很短距离，具有一定的有效作用范围，超过有效作用距离后，作用力实际上可以完全忽略。图 3 − 1（a）表示分子力 F 与分子中心间距离 r 的关系。当 $r = r_0$（r_0 的数量级约为 10^{-10} m）时，斥力与引力恰好平衡，分子间作用力（合力）为零，此时分子处于平衡位置。当 $r < r_0$（r_0 的数量级约为 10^{-10} m）时，$F − r$ 曲线很陡，随着分子间距离的减少，引力和斥力都在逐渐增大，但斥力要比引力增加得快，相当于分子紧挨在一起，分子力表现为斥力。当 $r > r_0$ 时（r 的数量级为 $10^{-10} \sim 10^{-8}$ m），随着分子间距离的增大，分子引力和斥力都在逐渐减小，但斥力要比引力减小得更快，分子间表现为引力。随着分子间距离的进一步增加，引力渐趋于零。通常由于气体分子间的距离相当大，分子间的引力极为微小，也可以忽略不计。

分子间的相互作用也可以用分子间的势能曲线来描述。分子间的作用势能 E_P 与分子间距离 r 的关

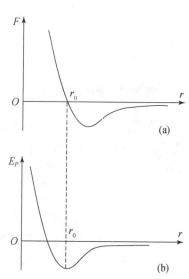

图 3 − 1　分子间作用力与分子势能
（a）分子作用力曲线　（b）分子势能曲线

系如图 3 – 1（b）所示。由图可知，当 $r = r_0$ 时，势能最低，分子处于稳定状态。当分子的位置偏离了 r_0 时，势能增加，分子处于不稳定状态，此时分子就力图回到势能最低的平衡位置。

综上所述，一切物体都是由大量的分子组成；所有分子都处在永不停息的、无规则的热运动之中；分子间存在力的相互作用。这就是物体微观结构的基本概念。分子力的作用使分子聚集在一起，在空间形成有序排列，而分子的无规则热运动将破坏这种排列，使分子分散开来。这两种相反因素共同作用的结果使得物质在不同的温度下表现为不同的物质聚集态（液态、固态、气态、液晶态、等离子态等）。

PPT

第二节　液体的表面现象

与气体分子相比，液体分子的分子间距离缩短，分子力的作用显著增加，表现出气体所没有的分子间内聚力和自由表面。液体内部由于分子无规则的热运动，表现为沿各个方向的物理性质完全相同，即各向同性。但是在液体的表面（如液体与气体之间的自由表面，或是两种不相混合的液体间的界面，或是液体与固体之间的界面）沿各个方向的性质就不很相同，表现出各向异性。本节主要讨论与生命过程密切相关的表面现象的特性及其对生命过程的影响。

一、表面张力和表面能 微课 1

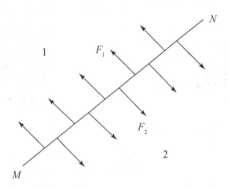

图 3 – 2　液体表面张力

1. 表面张力和表面能的概念　自然界的某些现象表明，液体的表面如紧张的弹性薄膜，有收缩成表面积最小的趋势。例如荷叶上的小水滴、玻璃板上的水银小滴都收缩成球形，说明液体表面存在着张力，这种张力促使液体表面积收缩，称为**表面张力**（surface tension）。可以假想在液体的表面任意画一条直线 MN 把液体表面分成 1、2 两部分，如图 3 – 2 所示。MN 两侧液面之间一定存在着相互作用的拉力，拉力的方向与 MN 垂直，F_1 表示表面 1 部分对表面 2 部分的拉力，F_2 表示表面 2 部分对表面 1 部分的拉力，F_1 和 F_2 大小相等、方向相反，且垂直于直线 MN。张力的作用就表现在线段两边液面以一定的拉力相互作用。实验表明，表面张力的方向总是与液面相切，如果液面是平面，它在平面内；如果液面是曲面，它就在曲面的切面内，并且垂直于表面分界线或周界线。若 MN 的长度为 L，则张力的大小与 L 成正比，方向恒与线段垂直，即

$$F = \alpha L \tag{3-1}$$

式中，的比例系数 α 就是液体的表面张力系数。它表示直线单位长度两旁液面的相互拉力，是作用在单位长度分界线上的表面张力，单位 $N \cdot m^{-1}$。表面张力产生的原因可以用分子力的相互作用来解释。

平衡时分子间作用力的距离 r_0 数量级约为 10^{-10}m，当两分子间的距离大于 r_0 而小于 $10r_0$（即 10^{-9}m）时，分子间的作用力表现为引力，而当分子间的距离大于 10^{-9}m 时，引力很快趋于零。故以 10^{-9}m 为半径做一球面，称为**分子作用球**，球的半径称为**分子作用半径**，只有在这个球面内的分子才对于球心的分子有作用力。

在液体表面取厚度等于分子作用半径的一层，称为液体的**表面层**（surface layer）。处于表面层内的分子 m 与液体内部的分子 m′受力的情况不一样。以分子 m 和 m′为球心做分子作用球，可以看出，液体内部的分子 m′所受周围分子的引力在各个方向大小相同，合力为零。而表面层的分子 m，一方面受到下部分液体分子对它的引力，另一方面也要受到上部分气体分子对它的引力，由于液体分子数密度要远

大于气体分子数密度，故下部液体分子对它的引力大于上部气体分子对它的引力，其合力不为零且垂直于表面层指向液体内部，因分子 m 愈接近表面，所受合力愈大（图3-3）。由此可见，所有位于表面层的液体分子，都要受到垂直液面并指向液体内部的分子引力作用，在这些引力的作用下，液体表面处于一种特殊的紧张状态，在宏观上表现为一个被拉紧的弹性薄膜而具有表面张力。这些引力同时又会被一些十分靠近的分子的斥力所平衡，使得这些分子能够停留在液体的表面层。如果要把分子从液体的内部移到表面层，就必须反抗这个引力做功，结果表现为增加了这一分子的势能。可见表面层内的分子比液体内部的分子具有更多的势能。在等温条件下，表面层中所有分子的势能称为表面自由能，简称**表面能**（surface energy）。由于系统的势能有减到最小的趋势，因此，只要可能，表面层的分子就要往液体内部迁移，使表面积缩到最小。反之，如果要增加液体的表面积，就得做功把更多的分子提到液面上来，从而增加液体表面的势能。

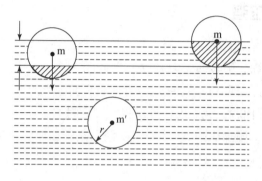

图3-3　表面张力产生的微观解释

　　因表面张力的作用，液体的表面有收缩的趋势，要增大液体的表面就必须有外力做功。图3-4为U形金属框 ABCD，框架光滑，上面有一层液体薄膜，框边 BC 长为 L，可以自由滑动，由于表面张力的作用，薄膜要收缩，使得 BC 边向 AD 边移动。欲使 BC 边保持不动，必须加一个与表面张力等值反向的外力 F，由于液膜有上、下两个表面，故

$$F = 2\alpha L \tag{3-2}$$

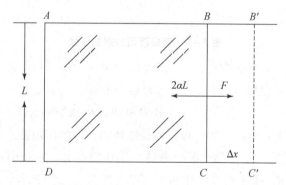

图3-4　表面张力做功与表面能

若 BC 边在力 F 的作用下匀速向右移动一段距离 Δx，则液膜表面积增加为 $\Delta S = 2(L\Delta x)$，外力 F 所做的功为 $\Delta A = F\Delta x$，则增加液体单位表面积所做的功为

$$\frac{\Delta A}{\Delta S} = \frac{F\Delta x}{2L\Delta x} = \frac{2\alpha L}{2L} = \alpha \, (\text{J} \cdot \text{m}^{-2}) \tag{3-3}$$

　　所以从能量角度看，表面张力系数的大小等于增加单位表面积时所增加的表面自由能。

　　2. 表面张力系数　不同的液体表面张力系数 α 不同。同一种液体的 α 值随温度的升高而减小。表3-1给出了一些液体与空气接触时的 α 值。

表3-1 不同液体与空气接触时的表面张力系数 α

液体	温度 (℃)	α (N·m⁻¹或 J·m⁻²)	液体	温度 (℃)	α (N·m⁻¹或 J·m⁻²)
丙酮	20	0.0237	肥皂液	20	0.025
甲醇	20	0.0226	溴化钠	熔点	0.103
苯	20	0.0228	水	0	0.0756
三氯甲烷	20	0.0271	水	20	0.0728
甘油	20	0.0634	水	30	0.0712
水银	15	0.487	水	100	0.0589

二、曲面下的附加压强

1. 弯曲液面的附加压强 液体的表面层相当于一个拉紧的弹性膜,若液体表面水平,则表面张力也是水平的,若液体表面为曲面,则表面张力有拉平液面的趋势,从而对液面产生附加压强,大小可用液面内、外压强之差 Δp 来表示,即 $\Delta p = p_内 - p_外$,方向由表面张力的方向确定。

如图3-5所示,液面为平面时,液面内、外压强相等,附加压强 Δp 为零。液面是凸面时,液面内的压强 p 大于液面外的压强 p_0,附加压强 Δp 为正值;液面是凹面时,液面内的压强 p 小于液面外的压强 p_0,附加压强 Δp 为负值。

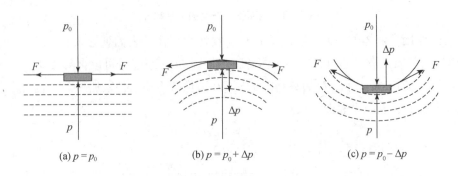

(a) $p = p_0$　　　　(b) $p = p_0 + \Delta p$　　　　(c) $p = p_0 - \Delta p$

图3-5 弯曲液面的附加压强

下面研究球形液面内、外压强差的大小,以球形液面为例导出附加压强的表达式。设球形液面半径为 R,在液面处隔离出一个球冠状的小液块,其边界是一个圆,且半径为 r,其受力分析如图3-6(a)所示。球冠状小液块受到三部分力的作用:一部分力是通过小液块的边线,作用在液块上的表面张力,处处与该边界线垂直,并与球面相切;另一部分力是液体内、外的压强差产生的作用于液块底面向上的压力[即图3-6(a)中阴影部分];第三部分力是小液块的重力,它比前两部分力要小得多,可以忽略不计。设球形液面半径为 R,单位长度液体的表面张力为 T(大小即为液体的表面张力系数 α),各量关系见图3-6(b),则小液块边线所具有的总张力向下分量为:

$$\sum T\sin\theta\Delta l = T\sin\theta \cdot 2\pi R\sin\theta = \alpha \cdot 2\pi R \sin^2\theta$$

若液体内、外的压强差用 Δp 表示,则小液块所受的向上压力为 $\Delta p \cdot \pi R^2 \sin^2\theta$。平衡时,这两部分力大小相等,方向相反,所以

$$\alpha \cdot 2\pi R \sin^2\theta = \Delta p \cdot \pi R^2 \sin^2\theta$$

$$\Delta p = \frac{2\alpha}{R} \tag{3-4}$$

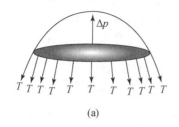 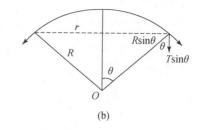

(a)   (b)

图 3-6 球形液面的张力和压强
（a）球形液面的张力 （b）球形液面的压强

式（3-4）称为球形液面的**拉普拉斯公式**。该式表明附加压强 Δp 与表面张力系数 α 成正比，与液面的曲率半径 R 成反比，方向指向球心。

⊕ 知识链接

临床上的跨壁压

血管壁具有弹性，在血管弹性膜的张力作用下会产生附加压强，生理学上称为跨壁压（transmural pressure），用 Δp 表示。跨壁压的产生是由血管内血液对管壁的压强和血管外组织液对管壁的压强不同造成的。一定的跨壁压是保持血管充盈膨胀的必要条件。与动脉相比，处于同一水平的静脉跨壁压值较低，此时血管外组织液对血管的压力大于静脉压而使静脉发生塌陷，静脉的容积减小；反之，当跨壁压增大时，静脉就会充盈，静脉的容积也增大。

理论证明，若血管是一段直血管，$\Delta p = \dfrac{\beta_c}{r}$，式中，$r$ 为血管的平均半径（血管内径与外径的平均值）；β_c 为血管壁张力系数，随弹性膜面积的增大而增大。

若血管是一段弯曲的，则跨壁压为 $\Delta p = \beta\left(\dfrac{1}{R_1} + \dfrac{1}{R_2}\right)$，其中 β 是弓顶（或弓底）的平均管壁张力系数。

需要说明的是：当血管厚度与曲率半径相比可以忽略不计时，上式跨壁压的计算方法才适用。在有一定厚度的血管中，由于壁内组织的张力是通过管壁从内到外逐渐变化的，跨壁压要用积分的方法才能计算得出。

2. 球形液膜的附加压强 图 3-7 是一个球形液膜（如肥皂泡）。液膜具有内、外两个表面层，内、外表面的半径分别是 R_1 和 R_2。液膜内外有三个点，C 点的压强为 p_C，B 点的压强为 p_B，A 点的压强为 p_A。对于 B 点而言，球形液膜外表面为一个凸面，内表面是一个凹面。因而

$$p_B - p_A = \frac{2\alpha}{R_2}$$

$$p_B - p_C = -\frac{2\alpha}{R_1}$$

由于球形液膜面很薄，可以认为 $R_1 = R_2 = R$，从以上两式中消去 p_B，得到球形液膜内、外压强差为 $p_C - p_A = \dfrac{4\alpha}{R}$，称为球形液膜的附加压强。

图 3-8 所示的装置可以表明附加压强与球形肥皂液膜半径之间的关系。在一个连通管的两端吹两个大小不等的肥皂泡，打开中间活塞，使两泡相通。我们会看到小泡不断变小，而大泡却不断变大。这

是因为小泡中的气体压强比大泡中的气体压强大，从而导致小泡中的气体不断地流入大泡，直到两泡中的气体压强达到平衡为止。球形液面的附加压强对了解肺泡的物理性质和呼吸是很重要的。

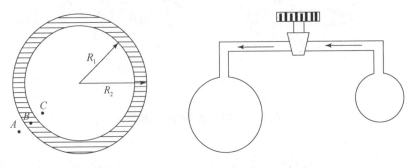

图 3 – 7　球形液膜的附加压强　　　　图 3 – 8　球面附加压强实验

第三节　毛细现象和气体栓塞

PPT

一、毛细现象

液体和固体接触时，液体沿固体表面扩展，接触面呈现扩大趋势的现象称为**润湿现象**；若液体在固体表面不能扩展，接触面有收缩成球形的趋势，这种现象称为**不润湿现象**。例如，在玻璃板上放一小滴水银，水银滴近似成球形而不附着在玻璃板上，称为水银不润湿玻璃。在无油脂的玻璃板上放一滴水，水会沿着玻璃面向外扩展，附着在玻璃上，形成薄层，说明水能润湿玻璃。

润湿与不润湿现象是由液体分子之间的吸引力（称为内聚力）以及液体分子与固体分子之间的吸引力（称为附着力）所决定的。如果内聚力小于附着力，表现为液体润湿固体；如果内聚力大于附着力，则表现为液体不润湿固体。

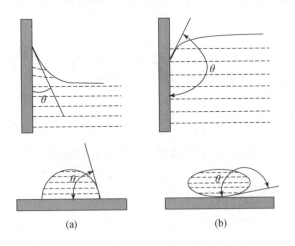

图 3 – 9　润湿与不润湿现象中的接触角

(a) 湿润　(b) 不湿润

通常用接触角来反应液体润湿固体的程度。在气、液、固三相的交界处做液体表面的切线与固体表面的切线（图 3 – 9），两切线通过液体内部所成的夹角 θ 称为**接触角**（contact angle）。当 θ 为锐角时，液体润湿固体，θ 越小，液体越容易润湿固体；$\theta = 0$ 时，液体完全润湿固体；θ 为钝角时，液体不润湿固体，θ 越大，液体越不容易润湿固体；当 $\theta = \pi$ 时，液体完全不润湿固体。

内径很小的管子称为毛细管。将毛细管的一端插入液体中，管子内外液面会出现高度差，称为**毛细现象**（capillary）。其中，若液体润湿管壁，管内液面呈现凹液面，管内液面上升；若液体不润湿管壁，管内液面呈现凸液面，管内液面下降。

下面以润湿现象为例分析液面上升的情况。由于毛细管内径很小，所以将其插入液体时，管内的液面可看成是球面的一部分，如图 3 – 10 所示。由于液面是凹弯月面，因此液面下的压强低于液面外的大气压强。设接触角为 θ，毛细管的内半径为 r，液面的曲率半径为 R。由图 3 – 10 可见，$r = R\cos\theta$。根据式（3 – 4）液面内外的压强差为

$$\Delta p = \frac{2\alpha}{R} = \frac{2\alpha\cos\theta}{r}$$

该压强差会使管内液面上升，当液面上升到一定高度 h 达到平衡时，管内液面下的 B 点应该和同水平面的 C 点压强相同，即

$$p_0 - \frac{2\alpha\cos\theta}{r} + \rho g h = p_0 \qquad (3-5)$$

式中，p_0 为大气压强；h 为平衡时管内、外液面的高度差；ρ 是液体的密度。由式（3-5）得

$$h = \frac{2\alpha}{r g \rho}\cos\theta \qquad (3-6)$$

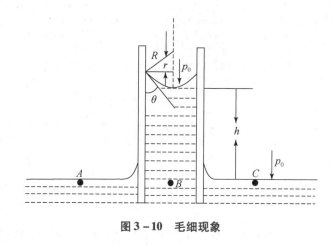

图 3-10　毛细现象

式（3-6）说明，毛细管中液面上升的高度与表面张力系数成正比，而与毛细管的内径成反比。管径越细，液面上升越高。

如果液体不润湿管壁，在毛细管内形成凸液面，液面内的压强高于液面外的压强，管内的液面将下降至管外的液面之下，其高度差也可用式（3-6）计算，此时接触角 $\theta > \frac{\pi}{2}$，h 为负，表示管中液面下降。

毛细现象在日常生活中经常遇到。例如，植物的吸收和水分的输运，动物血液在毛细血管中的流通和气体栓塞现象等，毛细现象都起着重要的作用。

⊕ **知识链接**

毛细现象在医学中的应用

在临床护理工作中，经常用脱脂药棉制成棉签棉球，利用棉花纤维间的毛细现象进行外科清创和注射时消毒；外科手术缝合线也需要蜡处理，使其不浸润，以减少皮下组织液渗出，减少或排除细菌感染的机会；临床治疗时需要患者服用药物片剂，片剂被服用后到了胃部会被水分子浸润，水分子通过毛细管进入片剂内部，使其崩解，然后被患者吸收；还有临床医生用来采血的采血管等也是利用的毛细现象。

二、气体栓塞 📱微课2

液体在细管中流动时，若细管中有气泡，则液体的流动将受到阻碍，气泡多时可发生阻塞，这种现象称为**气体栓塞**（air embolism）。

图 3-11（a）表示细管中的一段润湿性液柱，中间有一个气泡，在气泡两端压强相等时，气泡两端液面的曲率半径相等，两液面的附加压强大小相等、方向相反，所以液柱不流动。图 3-11（b）表示在细管左端增加一个较小的压强 Δp，则气泡左边的曲率半径会变大，右边的曲率半径会变小，因而使左端弯曲液面所产生的附加压强 $p_{左}$ 比右端弯曲液面所产生的附加压强 $p_{右}$ 小；如果它们的差值正好等于 Δp，则系统仍处于平衡状态，液柱不会向右移动。只有当液柱两端的压强差 Δp 超过某一临界值 δ 时，气泡才能移动。临界值 δ 的大小由液体、管壁的性质及管径决定。图 3-11（c）表示细管中有 n 个气泡，只有当液柱两端的压强差 $\Delta p \geq n\delta$ 时液体才能带着气泡移动，否则，液柱将难以流动，形成气体栓塞。

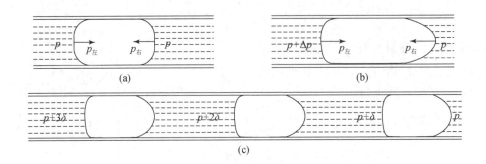

图 3-11 气体栓塞

（a）液柱不动 （b）$\Delta p < \delta$ 液柱不动 （c）$\Delta p \geq n\delta$ 液柱开始移动

气体栓塞会对人体产生很大的危害，人体血管中是不允许有气泡存在的。少量的较小气泡，则可通过血液循环由肺部排出；若一定量的气体进入血管，就会影响血液流动，导致血管中血液循环障碍，部分组织、细胞缺血、缺氧而坏死，甚至危及生命，所以临床工作时（如内科穿刺治疗、胸外科手术、颈部血管手术、分娩等），要时刻注意避免在人体血管中形成气体栓塞。同时，给患者做静脉注射、输液、输血时也要防止气泡随药液进入血液出现气体栓塞现象。另外，潜水员从深水中潜出、在高压氧舱治疗的患者，都应保证适当的缓冲时间。否则，高压时溶于血液中的过量气体，在正常压强下会迅速释放出来形成气泡，也有可能形成气体栓塞。

三、表面活性物质与表面吸附

⇒ **案例引导**

案例 实验表明，胎儿到第30周左右，表面活性物质才转移到肺泡表面，故在此前出生的婴儿多难以存活。而对于刚刚分娩的新生儿，附加压强使肺泡完全闭合，虽然临产前肺泡壁分泌表面活性物质以降低黏液的表面张力系数，但新生儿仍须以大声啼哭的强烈动作进行第一次呼吸才能克服肺泡的表面张力而获新生。

讨论 1. 肺泡分泌的表面活性物质有哪些主要成分？

2. 探讨肺泡表面活性物质在呼吸过程中的作用？

1. 表面活性物质 纯净液体都有一定的表面张力系数。当溶液中掺入其他物质时，就会使液体的表面张力系数发生改变。通常溶液的表面张力系数与溶剂的表面张力系数不同。实验表明，有的溶质使溶液的表面张力系数减小，有的溶质使溶液的表面张力系数增大。使溶液的表面张力系数减小的物质称为该溶剂的**表面活性物质**（surfactant），也称表面活性剂。肥皂、蛋黄素、胆盐及有机酸、酚、酮、醛等都是水的表面活性物质。胆汁是脂肪的表面活性物质，它能降低脂肪的表面张力系数，使脂肪易于粉碎，易被人体吸收。另一类物质溶于溶剂后能增加液体的表面张力系数，这类物质被称为**表面非活性物质**。食用盐、糖、淀粉等都是水的表面非活性物质。

2. 表面吸附 表面活性物质溶入溶剂后，由于溶剂分子与溶质分子之间的吸引力小于溶剂分子之间的吸引力，所以位于表面层中的溶剂分子受到使它趋向溶液内部的力大于表面层中溶质分子对它的吸引力，结果使更多的溶剂分子离开液体表面挤进液体内部，表面层中溶质的浓度增大，从而减少了溶液的表面能，增加了系统的稳定性。由于表面活性物质在溶液中聚集于表面层，所以少量的表面活性物质就可以在很大程度上影响液体的表面性质，显著降低表面张力。在某种情况下，表面层几乎完全可以由溶质组成，我们把表面活性物质在溶液表面聚集且伸展成薄膜的现象称为**表面吸附**（surface adsorption）。水面上的油膜就是常见的表面吸附现象。如果溶剂中加入表面非活性物质，为了减少表面能，表面非活性物质将尽可能离开表面层进入液体内部，结果就使表面非活性物质在液体内部的浓度大于表面层。

3. 表面活性物质的作用　表面活性物质在呼吸过程中起着重要作用。人的肺泡总数约为3亿个，各个肺泡的大小不一，而且有些肺泡是相连的。在充满空气的肺中，既有肺组织的弹性力，又有肺泡表面液层组成的气–液界面上的表面张力。对于肺充气来说，大部分压力是用来克服表面张力的。若各肺泡的表面张力系数相同，小肺泡内的压强将大于大肺泡内的压强，小肺泡内的气体将流向大肺泡，使小肺泡趋于萎缩，而大肺泡膨胀，但是这种情况在肺内并没有出现，原因就是表面活性物质在起作用，肺泡的表面液层中分布着一定量的、由饱和卵磷脂和脂蛋白组成的表面活性物质，吸气时，肺泡扩张，表面活性物质分布变稀，因而对减弱表面张力的功效降低，肺泡容易回缩。呼气时，肺泡缩小，表面活性物质分布变浓，对减弱表面张力的功效提高，使肺泡不至于萎缩，防止了肺不张。人体的呼吸系统，正是把表面张力与表面活性物质有机结合起来，才实现了正常呼吸过程。表面活性物质还可以防止肺毛细血管中血浆向肺泡渗出，避免肺水肿的产生。表面活性物质在正常肺泡内不断更新，肺循环血流中断一段时间后，表面活性物质显著减少，导致肺泡表面张力增加，造成肺不张。

目标检测

答案解析

一、选择题

1. 液体表面张力产生的微观机制是（　）

　　A. 表面层分子受周围分子作用不对称，合引力指向液体内部

　　B. 表面层分子受周围分子作用对称，合引力为零

　　C. 内聚力大于附着力

　　D. 液体不润湿固体

　　E. 液体润湿固体

2. 把表面张力系数为 α、半径为 R 的肥皂泡吹成半径为 $2R$ 的肥皂泡，所做的功为（　）

　　A. $4\pi\alpha R^2$　　　　B. $12\pi\alpha R^2$　　　C. $8\pi\alpha R^2$　　　D. $24\pi\alpha R^2$　　　E. 做功为零

3. 弯曲液面的附加压强方向是（　）

　　A. 指向液体内部　　　　　　　　B. 指向液体外部

　　C. 沿着液体的表面　　　　　　　D. 指向弯曲液面的曲率中心

　　E. 没有具体的指向

4. 若要使毛细管中的水面升高，可以（　）

　　A. 使水加温　　　　　　　　　　B. 加入肥皂

　　C. 减小毛细管的直径　　　　　　D. 将毛细管往水里插深一些

　　E. 增大毛细管的直径

5. 液体湿润固体的微观机制是（　）

　　A. 表面张力系数增大　　　　　　B. 内聚力大于附着力

　　C. 黏度大　　　　　　　　　　　D. 附着力大于内聚力

　　E. 液体温度升高

6. 将一内直径为 2mm 的长玻璃管竖直插入表面张力系数为 $73 \times 10^{-2} \mathrm{N \cdot m^{-1}}$ 的水中，此管在水面上的长度为 10mm，此管中的水面（　　）

 A. 高于管外水面，但不到管口

 B. 刚好上升到管口，形成半球形凹的水面

 C. 上升到管口形成小于半球形凹的水面

 D. 上升到管口，并流出

 E. 低于管外水面

二、计算题

7. 一 U 形玻璃管的两竖直管的直径分别为 1mm 和 3mm，试求两管内水面的高度差（设水完全润湿玻璃管壁，水的表面张力系数 $\alpha = 73 \times 10^{-3} \mathrm{N \cdot m^{-1}}$）。

8. 在内半径 $r = 0.33 \mathrm{mm}$ 的毛细管中注入水，在管的下端形成一半径为 $R = 3.0 \mathrm{mm}$ 的水滴，求管中水柱的高度。

9. 把一个半径为 1mm 的大水滴分裂为 8 个小水滴，问其表面能增加了多少（已知水的表面张力系数 $\alpha = 73 \times 10^{-3} \mathrm{N \cdot m^{-1}}$）？

10. 在等温条件下，吹一个直径为 10cm 的肥皂泡，设肥皂液的表面张力系数 $\alpha = 40 \times 10^{-3} \mathrm{N \cdot m^{-1}}$。试求吹此肥皂泡所做的功，以及泡内外的压强差。

（赵占娟）

书网融合……

本章小结　　　　　微课1　　　　　微课2　　　　　题库

第四章　静电场

📖 **学习目标**

　　1. 掌握　电场强度、电势的概念及其相互关系与计算；静电场的叠加原理、高斯定理与环路定理。

　　2. 熟悉　电容及静电场能量的计算。

　　3. 了解　在电偶极子电场的基础上了解心电知识。

　　4. 学会描写电场的方法；具备计算各种带电体所产生的电场强度的能力。

　　本章内容为静止电荷相互作用的规律及静电场的性质。主要介绍：①静电场的基本定律——库仑定律；②描述静电场性质的两个物理量——电场强度和电势；③静电场的两条定理——高斯定理和环路定理。

第一节　电荷与电场

PPT

一、电荷和库仑定律

　　1. 电荷　电荷有两种：正电荷和负电荷。静止的电荷同种相斥，异种相吸。物体所带的电荷多少称为**电量**（electric quantity）。物体所带电量就是正电荷和负电荷的代数和。

　　电荷是量子化的，即任何带电体的电荷量都是分立、不连续的，都是电子电量 e 的整数倍，这个特征称为**电荷量子性**。实验中发现 e 是自然界中存在的最小电荷量，称为**基元电荷**，其数值为 $e = 1.60 \times 10^{-19}$ C，电子和质子具有大小为 e 的电荷量。在研究两个带电体的相互作用时，如果带电体的线度比它们之间的距离小得多，则可以把带电体所带电量看成是集中在一点上，这样的带电体就是**点电荷**。

　　电荷是守恒的，在一个与外界没有电荷交换的系统内部，正、负电荷的代数和在任何过程中保持不变，称为**电荷守恒定律**（law of conservation of charge）。

　　电荷与它带电体的运动状态无关，在不同的参照系内观察，同一带电体的运动速度可能不同，但其所带的电量不变，电荷的这一性质称为**电荷的相对论不变性**（relativistic invariance of electric charge）。

　　2. 库仑定理　1785 年，法国物理学家库仑（C. A. de Coulomb）在实验的基础上提出了真空中两个点电荷相互作用的基本规律，即**库仑定律**（Coulomb's law）。库仑定理的表述为：**真空中两个静止点电荷之间的相互作用力的方向沿着这两个点电荷的连线，同种电荷相斥，异种电荷相吸，作用力 F 的大小与电量 q_1 和 q_2 都成正比，与它们之间的距离 r 的平方成反比。**这种力称为**静电力**，其大小的表达式为

$$F = \frac{1}{4\pi\varepsilon_0} \cdot \frac{q_1 q_2}{r^2} \tag{4-1}$$

式中，$\varepsilon_0 = 8.85 \times 10^{-12} C^2 \cdot N^{-1} \cdot m^{-2}$ 称为真空介电常数。

二、电场和电场强度

　　1. 电场和电场强度的概念　任何电荷在其周围都会产生**电场**（electric field）。对观察者而言，把静

止的电荷产生的电场称为**静电场**（electrostatic field），而把产生电场的电荷称为**场源电荷**（charge of field source）。电场的基本性质是它对放入其中的电荷有力的作用，即**电场力**。

为了研究电场的性质，我们引入检验电荷 q_0（电量足够小的点电荷，带正电），观察检验电荷在电场中的受力情况，发现在电场中不同的点，q_0 所受电场力的大小和方向各不相同；若把不同带电量的 q_0 放在电场中同一点，发现比值 F/q_0 是不变的，说明 F/q_0 与该点电场的性质有关，所以我们把这个比值定义为该点的**电场强度**（intensity of electric field），简称场强。场强是矢量，用 E 表示，即

$$E = \frac{F}{q_0} \tag{4-2}$$

即电场中某点的电场强度的大小等于单位电荷在该点所受的力的大小，方向为正电荷在该点所受电场力的方向。在 SI 制中，电场强度的单位是牛顿·库仑 $^{-1}$（$N \cdot C^{-1}$），也可以写成伏特·米 $^{-1}$（$V \cdot m^{-1}$）。

有电荷存在就有静电场存在，与是否引入检验电荷无关，引入检验电荷只是为了检验电场的存在和讨论电场的性质而已。一般情况下，电场中不同的点的电场强度大小和方向是不同的。如果电场中某个区域内各点电场强度的大小相等、方向相同，则该区域的电场称为**匀强电场**。

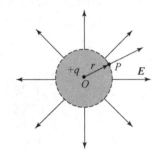

图 4-1 点电荷场强的对称性

2. 点电荷的电场强度 如图 4-1 所示，设 O 点有一点电荷 $+q$，把检验电荷 q_0 放 P 点，若 O 到 P 的距离为 r，那么 q_0 受到的电场力为

$$F = \frac{qq_0}{4\pi\varepsilon_0 r^2}e_r$$

根据式（4-2），点电荷 q 在 P 点产生的电场强度为

$$E = \frac{q}{4\pi\varepsilon_0 r^2}e_r \tag{4-3}$$

式中，e_r 为 r 的单位矢量。式（4-3）表明，点电荷 q 在空间任一点所激发的电场强度的大小，与点电荷的电荷量 q 成正比，与点电荷到该点的距离 r 的平方成反比。由式（4-3）可知，在以 O 点为中心、半径相同的球面上场强大小相同，方向由场源电荷决定。如果 q 为正电荷，E 与 r 方向相同；若 q 为负电荷时，E 与 r 方向相反。可见点电荷所建立的电场是具有球对称性分布。

3. 电场强度的叠加原理 如果静电场是由几个点电荷同时激发的，那么检验电荷 q_0 在某点所受到的电场力服从矢量叠加原理。以 F_i 表示各点电荷单独存在时产生的电场施于电场中检验电荷 q_0 的力，则 q_0 所受的合力为 $F = \sum\limits_{i=1} F_i$，代入式（4-3），得到

$$E = \frac{F}{q} = \frac{\sum\limits_{i=1} F_i}{q} = \sum\limits_{i=1} \frac{F_i}{q} = \sum\limits_{i=1} E_i$$

该点的电场强度为

$$E = \frac{1}{4\pi\varepsilon_0} \sum\limits_{i=1} \frac{q_i}{r_i^2}e_i \tag{4-4}$$

可见，**在几个点电荷产生的电场中，某点的电场强度等于各点电荷单独存在时在该点产生的电场强度的矢量和**，这就是**电场强度的叠加原理**（superposition principle of electric field intensity）。

对于电荷连续分布的带电体来说，可以将带电体所携带的电荷看成是由许多很小的电荷元 dq 组成的，把每个电荷元 dq 看成一个点电荷，dq 在某点产生的电场强度为 dE，则带电体产生的电场强度为

$$E = \int dE = \frac{1}{4\pi\varepsilon_0} \int \frac{dq}{r^2}e_r \tag{4-5}$$

例 4-1 如图 4-2 所示，求电偶极子中垂线上任一点的场强。

解　所谓**电偶极子**（electric dipole），是两个相距很近的、带有等量异号点电荷 $+q$ 和 $-q$ 所组成的系统。由 $-q$ 到 $+q$ 的矢量 l 称为电偶极子的轴，q 与 l 的乘积称为**电偶极矩**（electric dipole moment），简称**电矩**，它是矢量，用 p 表示，$p = ql$。过 $+q$ 和 $-q$ 的中心 O 点做一直线与 l 垂直，该直线称为电偶极子的中垂线，在中垂线上任意取一点 A，设 O 点到 A 点的距离为 r，而 A 点到 $+q$ 和 $-q$ 的距离相等，所以两个点电荷在 A 点处产生的场强大小相等，都等于

$$E_+ = E_- = \frac{q}{4\pi\varepsilon_0\left(r^2 + \dfrac{l^2}{4}\right)}$$

在 A 点 E_+ 和 E_- 的方向不同，其合场强为

$$E_A = E_+\cos\theta + E_-\cos\theta = 2E_+\cos\theta$$

由图 4-2 中，可知 $\cos\theta = \dfrac{l/2}{\sqrt{r^2 + \dfrac{l^2}{4}}}$，所以

$$E_A = \frac{ql}{4\pi\varepsilon_0\left(r^2 + \dfrac{l^2}{4}\right)^{3/2}}$$

由于 $r \gg l$，则 $r^2 + \dfrac{l^2}{4} \approx r^2$，代入上式得到

$$E_A = \frac{ql}{4\pi\varepsilon_0 r^3} = \frac{p}{4\pi\varepsilon_0 r^3}$$

考虑到 E_A 电矩与 p 方向相反，有

$$E_A = -\frac{p}{4\pi\varepsilon_0 r^3}$$

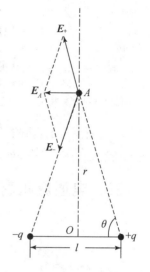

图 4-2　电偶极子中垂线上的场强

此结果表明，电偶极子中垂线上距电偶极子中心较远处的场强与电偶极子的电矩成正比，与该点到电偶极子中心的距离的三次方成反比，方向与电矩的方向相反。

例 4-2　如图 4-3 所示，均匀带电细圆环半径为 R，细环的带电量为 q，求通过圆环中心且垂直于圆坏平面的轴线上任一点的场强。

解　在轴线上任取一点 $A(0, a)$，将圆环分割为许多小线元 $\mathrm{d}l$，设圆环电荷线密度为 λ，则线元 $\mathrm{d}l$ 的带电量为 $\mathrm{d}q = \lambda\mathrm{d}l = q\mathrm{d}l/(2\pi R)$，$\mathrm{d}q$ 到 A 点的距离为 r，它在 A 点产生的场强大小

$$\mathrm{d}E = \frac{\mathrm{d}q}{4\pi\varepsilon_0 r^2} = \frac{\lambda\mathrm{d}l}{4\pi\varepsilon_0(R^2 + a^2)}$$

因为各线元所产生的 $\mathrm{d}E$ 方向不同，所以将 $\mathrm{d}E$ 向各坐标轴方向分解，由于电荷分布的轴对称性，在 x 轴方向上的各个分量 $\mathrm{d}E_x$ 互相抵消，沿 y 轴方向的分量 $\mathrm{d}E_y$ 互相叠加，所以有

$$E = E_y = \int\mathrm{d}E_y = \int\mathrm{d}E\cos\theta$$

又因为 $\cos\theta = \dfrac{a}{\sqrt{(R^2 + a^2)}}$，所以

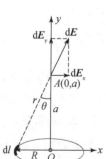

图 4-3　均匀带电细圆环轴线上的场强

$$E = \int dE\cos\theta = \frac{\int \lambda dl}{4\pi\varepsilon_0(R^2 + a^2)} \cdot \frac{a}{\sqrt{(R^2 + a^2)}} = \frac{qa}{4\pi\varepsilon_0(R^2 + a^2)^{3/2}}$$

讨论：（1）当 $a = 0$ 时，环心处的场强 $E = 0$。

（2）当 $a \gg R$ 时，$(a^2 + R^2)^{3/2} \approx a^3$，代入得 $E = \frac{q}{4\pi\varepsilon_0 a^2}$，即圆环在 A 点激发的场强与电量 q 全部集中在环心所激发的场强相同。所以当某点远离带电圆环时，计算该点场强，可将带电圆环视为电量全部集中在环心的点电荷来处理。

三、电通量和高斯定理

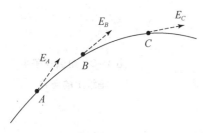

图 4 - 4　电场线（实线）

1. 电场线　为了形象地描述电场分布，在电场中引入一些假想的曲线，使曲线上每一点的切线方向和该点电场强度的方向一致，而且曲线的疏密程度与该处场强大小成正比，这些曲线称为**电场线**，如图 4 - 4 所示。若在电场中取一个与场强方向垂直的面积元 $dS_\perp$，假设穿过该面积元的电场线条数为 $d\Phi_e$，那么为

$$E = \frac{d\Phi_e}{dS_\perp} \tag{4-6}$$

$d\Phi_e / dS_\perp$ 也称为电场线密度，曲线密集的地方场强大，稀疏的地方场强弱。图 4 - 5 是几种常见电场的电场线。

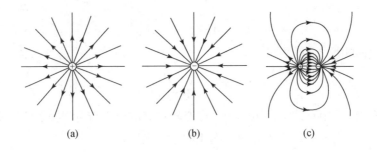

（a）　　　　　　　（b）　　　　　　　（c）

图 4 - 5　几种常见电场的电场线
（a）正点电荷　（b）负点电荷　（c）电偶极子

电场线有如下特性：①电场线始于正电荷，终止于负电荷，不会在没有电荷的地方中断，即电场是有源场；②电场线不形成闭合曲线，即电场是无旋场；③任何两条电场线不会相交。

2. 电通量　把通过电场 E 中某一个曲面 S 的电场线的总条数，称为该曲面的**电场强度通量**（electric flux），或**电通量**，用符号 Φ_e 表示，有

$$\Phi_e = E \cdot S \tag{4-7}$$

图 4 - 6 是几种不同情况下电通量的计算。图 4 - 6（a）是在匀强电场 E 中取一个与电场线方向垂直的平面 S；图 4 - 6（b）中平面 S 的法线 n 与匀强电场 E 的方向成 θ 夹角；图 4 - 6（c）是在非均匀电场取任意曲面，应先把该曲面分割成许多小面积元 dS，使得在 dS 上 E 处处相等。那么，通过面积 S 的电通量分别为

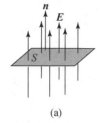

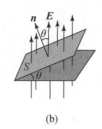

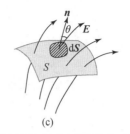

(a)	(b)	(c)
匀强电场E与平面S的法线平行	匀强电场E与平面S的法线成θ夹角	非匀强电场E与面元dS的法线成θ夹角

图 4-6　电通量的计算

$$\Phi_e = \boldsymbol{E} \cdot \boldsymbol{S} = ES \tag{4-8}$$

$$\Phi_e = \boldsymbol{E} \cdot \boldsymbol{S} = ES\cos\theta \tag{4-9}$$

$$\Phi_e = \int_S \boldsymbol{E} \cdot \mathrm{d}\boldsymbol{S} = \int_S E\cos\theta \mathrm{d}S \tag{4-10}$$

必须指出，对非闭合曲面，曲面法线的正方向可以取曲面的任何一侧。对于闭合曲面，规定面积元 dS 的法线方向由内侧指向外侧，当电场线从曲面内部向外穿出时，$\theta < \pi/2$，电通量为正。反之，当电场线从曲面外面向内穿入时，$\theta > \pi/2$，电通量为负。

3. 高斯定理　现在计算真空中一个点电荷 $+q$ 激发的电场中，以 $+q$ 所在位置为中心、半径为 r 的闭合球面 S 的电通量。如图 4-7（a）所示，任取面积元 dS，方向 $\boldsymbol{n}_0$ 沿半径向外，即与场强方向相同，所以通过 dS 的电通量为

$$\mathrm{d}\Phi_e = \boldsymbol{E} \cdot \mathrm{d}\boldsymbol{S} = E\mathrm{d}S\cos\theta = \frac{q}{4\pi\varepsilon_0 r^2}\mathrm{d}S$$

那么通过球面 S 的电通量则为

$$\Phi_e = \oint_S \boldsymbol{E} \cdot \mathrm{d}\boldsymbol{S} = \frac{q}{4\pi\varepsilon_0 r^2}\oint_S \mathrm{d}S = \frac{q}{4\pi\varepsilon_0 r^2} \cdot 4\pi r^2 = \frac{q}{\varepsilon_0} \tag{4-11}$$

式（4-11）表明，球面 S 的电通量只与球面 S 所包围的电荷 q 有关，与球面半径无关，对以 $+q$ 为中心的任意半径的闭合球面来说，通过它们的电通量都等于 q/ε_0，也就是说，通过这些球面的电场线总条数相等。对于 $q<0$ 的情况，式（4-11）同样成立，只是电通量 $\Phi_e < 0$。

上述结果可以推广到任意闭合曲面。图 4-7（a）所示，如果包围点电荷 q 的不是球面，而是任意闭合曲面 S'，显然通过闭合曲面 S' 和球面 S 的电场线的条数是一样的。因此，通过闭合曲面 S' 的电通量的量值也等于 q/ε_0。

如果闭合曲面 S'' 不包围点电荷 q，如图 4-7（b）所示，那么 q 所激发的电场线从某个侧面穿入闭合曲面 S''，必定会从另一侧面穿出，即穿入与穿出 S'' 的电场线条数相等，因此，通过该闭合曲面的电通量的代数和为零，即

$$\Phi_e = \oint_{S''} \boldsymbol{E} \cdot \mathrm{d}\boldsymbol{S} = 0$$

如果电场是由多个点电荷激发的，任取一闭合曲面 S，其中 q_1，q_2，$\cdots$，q_n 在曲面内，q_1'，q_2'，$\cdots$，q_m' 在闭合曲面外，根据上面的讨论和场强叠加原理，通过闭合曲面 S 的电通量只与曲面内的电荷有关，与曲面外的电荷无关，即

$$\Phi_e = \oint_S \boldsymbol{E} \cdot \mathrm{d}\boldsymbol{S} = \frac{1}{\varepsilon_0}\sum_{i=1}^{n} q_i \tag{4-12}$$

式（4-12）称为静电场中的**高斯定理**（Gauss theorem）：**在真空的静电场中，通过任意一个闭合曲面的电通量，等于该闭合曲面所包围的电荷量的代数和除以真空介电常数，与闭合曲面外的电荷无关。**闭合

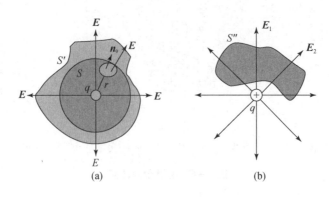

图 4 – 7 高斯定理推导

（a）高斯面包围电荷　（b）高斯面内没有电荷

曲面 S 又称为高斯面，它所包围的电荷量的代数和为 $\sum\limits_{i=1}^{n} q_i$。

静电场的高斯定理揭示了静电场是有源场，它是反映静电场性质的重要定理之一。用高斯定理可以求闭合曲面的电通量，但如果场源电荷的分布具有对称性，使得电场分布也具有对称性时，利用高斯定理就能很方便地求出场强。应用高斯定理的关键在于分析场强的对称性及选取合适的高斯面。

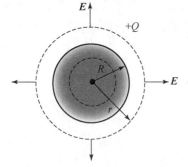

图 4 – 8 均匀带电球面的场强

例 4 – 3 有一半径为 R、均匀带电量为 $+Q$ 的球面，求球面内部和外部任意点的场强。

解 均匀带电球面的电荷分布具有球对称性，它们所激发的电场的分布也具有球对称性。取与带电球面的同心球面作为高斯面，高斯面上各点的电场强度大小相等，方向与各点面积元垂直，如图 4 – 8 所示。

先计算带电球面外任一点场强。将半径 r（$r > R$）的球面作为高斯面，通过此高斯面的电通量为

$$\Phi_e = \oint_S \boldsymbol{E} \cdot \mathrm{d}\boldsymbol{S} = \int_S E \mathrm{d}S = E \oint_S \mathrm{d}S = 4\pi r^2 E$$

因高斯面包围的电荷量为 Q，根据高斯定理有

$$4\pi r^2 E = \frac{1}{\varepsilon_0} \sum q = \frac{Q}{\varepsilon_0}$$

则

$$E = \frac{Q}{4\pi\varepsilon_0 r^2} \quad (r > R)$$

再求带电球面内部任一点的场强，同样将半径 r（$r < R$）的球面作为高斯面，由于高斯面内没有电荷，根据高斯定理，应该有

$$4\pi r^2 E = 0$$

即

$$E = 0 \quad (r < R)$$

根据上述结果，均匀带电球面的电场分布可以表示为

$$E = \begin{cases} 0 & (r < R) \\ \dfrac{Q}{4\pi\varepsilon_0 r^2} & (r > R) \end{cases}$$

例 4 – 4 求真空中无限长且均匀带电直线（电荷线密度为 $+\lambda$）的电场分布。

解 无限长且均匀带电直线的电荷分布是轴对称的，可以确定其电场分布也具有轴对称性，即与带

电直线距离相等的各点，其场强 E 的大小相等，方向是垂直于带电直线而沿径向（图 4-9）。过任意点做一个以带电直线为轴的圆柱形闭合面作为高斯面 S，柱高为 h，底面半径为 r，可见高斯面 S 由上、下表面（S_1 和 S_2）和侧面（S_3）组成。其总的电通量为

$$\Phi_e = \oint_S \boldsymbol{E} \cdot \mathrm{d}\boldsymbol{S} = \int_{S_1} \boldsymbol{E} \cdot \mathrm{d}\boldsymbol{S} + \int_{S_2} \boldsymbol{E} \cdot \mathrm{d}\boldsymbol{S} + \int_{S_3} \boldsymbol{E} \cdot \mathrm{d}\boldsymbol{S}$$

由于高斯面的上、下表面的法线方向与场强方向垂直，其电通量等于零。而在侧面上各点 E 的方向与各点面元的法线方向平行，所以有

$$\Phi_e = \oint_S \boldsymbol{E} \cdot \mathrm{d}\boldsymbol{S} = \int_{S_3} \boldsymbol{E} \cdot \mathrm{d}\boldsymbol{S} = E \cdot 2\pi rh$$

高斯面内包围的电荷为 $q = \lambda h$，由高斯定理得

$$E \cdot 2\pi rh = \frac{\lambda h}{\varepsilon_0}$$

由此得到

$$E = \frac{\lambda}{2\pi r\varepsilon_0}$$

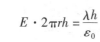

图 4-9　无限长均匀
带电直线的场强

$S = S_1 + S_2 + S_3$

这一结果也可以通过场强叠加原理积分求出，但利用高斯定律计算显然要简便得多。

⊕ **知识链接**

生物电

早在 18 世纪，意大利解剖医学家及物理学家 L·伽伐尼（L. Galvani）在青蛙腿上发现生物电。此后，人们发现生物体的器官、组织和细胞在生命活动过程中都发生电位和极性变化。生物电是生物正常生理活动的基本特征，其主要基础是细胞膜内外有电位差。每个细胞都有完整的细胞膜，不受刺激时，细胞膜外带正电、内带负电，所产生电势差，称为膜电位。细胞受到刺激或破损时，其膜电位发生急剧变化，暂时可变为内正外负，称为动作电位。生物器官所表现的复杂电变化，就是组成该器官的细胞电变化的总和。人体的任何一个细微活动都与生物电有关，外界刺激、大脑思维、心脏跳动、肌肉收缩等，都伴随着生物电的产生和变化。正常人的器官如大脑、心脏等的生物电变化都是很有规律的，因此可将人体的脑电图、心电图等与健康人做比较，就可以发现疾病所在。

第二节　静电场的电势

PPT

一、静电场力做功和电势能

1. 静电场力的做功　现在计算在点电荷建立的电场中移动检验电荷 q_0 电场力所做的功。如图 4-10 所示，在场源点电荷 $+q$ 产生的电场中，q_0 由 a 点沿任意路径 l 到达 b 点，在这个过程中，q_0 受到的电场力为变力，所以把路径分成许多位移元 $\mathrm{d}l$，在 $\mathrm{d}l$ 内场强 E 可视为不变。选一点 c，q 到 c 点的矢径为 r，q_0 从 c 点出发移动 $\mathrm{d}l$ 所做的功 $\mathrm{d}A$ 为

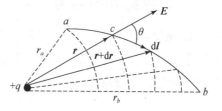

图 4-10　静电场做功的计算

$$dA = \boldsymbol{F} \cdot d\boldsymbol{l} = q_0 \boldsymbol{E} \cdot d\boldsymbol{l}$$

那么从 a 点到 b 点，电场力所做的功为

$$A_{ab} = \int_a^b dA = \int_a^b q_0 \boldsymbol{E} \cdot d\boldsymbol{l} = \int_a^b q_0 E\cos\theta dl = \int_a^b q_0 E dr$$

考虑场强的大小为 $E = q/4\pi\varepsilon_0 r^2$，代入上式得

$$A_{ab} = \frac{q_0 q}{4\pi\varepsilon_0} \int_a^b \frac{dr}{r^2} = \frac{q_0 q}{4\pi\varepsilon_0}\left(\frac{1}{r_a} - \frac{1}{r_b}\right) \tag{4-13}$$

式（4-13）表示在点电荷电场中将 q_0 由 a 点沿任意路径 l 到达 b 点电场力所做的功。式中，r_a、r_b 分别表示场源电荷到路径起点 a 和终点 b 的距离，可见，在点电荷电场中，电场力所做的功与检验电荷的电量以及路径的起点和终点位置有关，而与路径无关。这一特性表明电场力与重力、万有引力一样是保守力，静电场是保守力场。

假如计算在任意带电体所产生的电场中移动检验电荷电场力所做的功，可以把带电体看作是许多点电荷的集合，电场力对检验电荷所做的功应等于各点电荷的电场力所做的功的代数和。

假如检验电荷 q_0 在电场中沿着闭合路径移动回到起点，由式（4-13）可知，电场力做功为零，即

$$A_{aa} = q_0 \oint_l \boldsymbol{E} \cdot d\boldsymbol{l} = 0$$

式中，检验电荷 $q_0 \neq 0$，故上式简化为

$$\oint_l \boldsymbol{E} \cdot d\boldsymbol{l} = 0 \tag{4-14}$$

式（4-14）表明，**电场强度 E 沿任意闭合路径的线积分为零**，这就是**静电场的环路定理**（circuital theorem of electrostatic field）。式中，$\oint_l \boldsymbol{E} \cdot d\boldsymbol{l}$ 又称为**电场强度的环流**，所以环路定理也可以这样表达：**在静电场中，电场强度的环流为零**。

2. 电势能　物体在重力场中具有重力势能，类似地，电荷在静电场中也具有势能，称为**电势能**（electric potential energy），用 W 表示。类似于重力做正功等于重力势能的减少，电场力做正功也等于电势能的减少。以 W_a 和 W_b 表示检验电荷 q_0 在起点 a 点和终点 b 的电势能，其电场力做功 A_{ab} 为

$$W_a - W_b = A_{ab} = \int_a^b q_0 \boldsymbol{E} \cdot d\boldsymbol{l} \tag{4-15}$$

与重力势能相似，电势能也是一个相对量，要确定电荷在某点电势能的大小，必须选择一个参考点，并令该参考点的电势能为零。通常选择 q_0 在无穷远处的电势能为零，如式（4-15）取 b 点在无穷远，即 $W_b = 0$，则有

$$W_a = A_{a\infty} = \int_a^\infty q_0 \boldsymbol{E} \cdot d\boldsymbol{l} \tag{4-16}$$

式（4-16）表明，检验电荷 q_0 在静电场中某点的电势能 W_a，在数值上等于把 q_0 从该点移到无穷远（零电势能）处静电场力所做的功 $A_{a\infty}$。

二、电势和电势差

1. 电势　由式（4-16）可知，检验电荷 q_0 的电势能不但与电场的性质有关，还与 q_0 的电量有关，而比值 W_a/q_0 却与 q_0 无关，只由 a 处电场的性质决定。因此我们用这一比值作为表征电场中某点电场性质的物理量，称为**电势**（electric potential），用 V_a 表示 a 点的电势，其数学表达式有

$$V_a = \frac{W_a}{q_0} = \int_a^\infty \boldsymbol{E} \cdot d\boldsymbol{l} \tag{4-17}$$

式（4-17）表明，电场中某一点 a 的电势 V_a，在数值上等于单位正电荷在该点的电势能，也等于把单

位正电荷从 a 点移到无穷远（零电势能）处时静电场力所做的功。电势是标量，其值可正可负，它是描写电场性质的另一个重要的物理量，在国际单位制中，电势的单位是伏特（V），$1V = 1J \cdot C^{-1}$。

2. 电势差　静电场中任意两点 a、b 间电势之差称为**电势差**（electric potential difference），或两点间的**电压**（voltage），用 U_{ab} 表示

$$U_{ab} = V_a - V_b = \frac{W_a}{q_0} - \frac{W_b}{q_0} = \int_a^b \boldsymbol{E} \cdot \mathrm{d}\boldsymbol{l} \tag{4-18}$$

静电场中 a、b 两点的电势差 U_{ab}，数值上等于把单位正电荷从 a 点经过任何路径到达 b 点时电场力所做的功。由式（4-18）也可以将电荷 q_0 从 a 点移到 b 点所做的功用电势差表示：

$$A_{ab} = q_0(V_a - V_b) \tag{4-19}$$

电势差是个绝对量，与电势不同，它与零势能参考点的选择无关。

3. 点电荷电场的电势　设场源点电荷 q 处于坐标原点 O 点，求距离 O 点为 r 处 a 点的电势，可以根据电势的定义和点电荷场强的公式得到

$$V_a = \frac{q}{4\pi\varepsilon_0 r} \tag{4-20}$$

式（4-20）称为点电荷电势公式，表明点电荷 q 周围空间任一点 a 电势 V_a 与该点到点电荷的距离 r 成反比，可见在以点电荷为中心的同一球面上各点电势都是相等的。假如 q 是正电荷，电场中各点电势均为正值，离电荷越远处电势越低，无穷远处电势为零；假如 q 是负电荷，电场中各点电势均为负值，离电荷越远处电势越高，无穷远处电势最大为零。

如果静电场是由多个独立的点电荷或者带电体所激发，可将带电体看成由许多点电荷组成，可以证明，静电场中某点电势，等于各个点电荷单独存在时在该点激发的电势的代数和。这个性质称为**电势的叠加原理**。

例 4-5　计算电偶极子电场中任一点的电势。已知电偶极子中两点电荷 $-q$、$+q$ 间的距离为 l。

解　如图 4-11 所示，设 $-q$、$+q$ 和电偶极子中心 O 到 a 点的距离分别为 r_-、r_+ 和 r，电矩 $\boldsymbol{p}$ 与 r 的夹角为 θ。根据电势的叠加原理，得

$$V_a = \frac{q}{4\pi\varepsilon_0 r_+} + \frac{-q}{4\pi\varepsilon_0 r_-} = \frac{q}{4\pi\varepsilon_0}\left(\frac{r_- - r_+}{r_- \cdot r_+}\right)$$

由于 $r \gg l$，所以有 $r_- - r_+ \approx l\cos\theta$ 和 $r_- \cdot r_+ \approx r^2$，那么设 a 点的电势近似为

$$V_a = \frac{q}{4\pi\varepsilon_0} \cdot \frac{l\cos\theta}{r^2} = \frac{p\cos\theta}{4\pi\varepsilon_0 r^2}$$

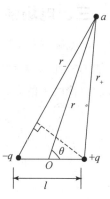

图 4-11　电偶极子电场中任一点的电势

例 4-6　半径为 R 的均匀带电细圆环，所带电量为 q，求在圆环轴线上 $A(0, a)$ 点的电势（图 4-3）。

解　在圆环取一个极小的线元 $\mathrm{d}l$，线元 $\mathrm{d}l$ 的带电量为 $\mathrm{d}q = q\mathrm{d}l/(2\pi R) = \lambda\mathrm{d}l$（$\lambda$ 为电荷线密度），$\mathrm{d}q$ 到 A 点的距离为 $\sqrt{R^2 + a^2}$，它在 A 点的电势为

$$\mathrm{d}V = \frac{1}{4\pi\varepsilon_0} \cdot \frac{\lambda\mathrm{d}l}{\sqrt{R^2 + a^2}}$$

整个圆环在 A 点的电势为

$$V = \int \mathrm{d}V = \int_0^{2\pi R} \frac{\lambda\mathrm{d}l}{4\pi\varepsilon_0} \cdot \frac{1}{\sqrt{R^2 + a^2}} = \frac{q}{4\pi\varepsilon_0}\frac{1}{\sqrt{R^2 + a^2}}$$

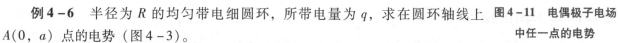

另一种求解方法是根据已知场强求电势的方法。由例 4-3 可知圆环在轴线（y 轴）上任意一点的

场强分布 $E = \dfrac{qy}{4\pi\varepsilon_0 (R^2 + y^2)^{3/2}}$，根据式（4-18）$A$ 点的电势为

$$V = \int_a^\infty E \cdot \mathrm{d}y = \int_a^\infty \frac{q}{4\pi\varepsilon_0} \frac{y}{(R^2 + y^2)^{3/2}} \mathrm{d}y = \frac{q}{4\pi\varepsilon_0 \sqrt{R^2 + a^2}}$$

两种方法的结果一样。

4. 等势面　我们常用等势面来形象地描写电场中电势的分布情况。在静电场中，由电势相等的点所构成的曲面称为**等势面**（equipotential surface），并规定任何两个相邻等势面间的电势差都相等，因此等势面的疏密程度就表示了场强的强弱，即等势面愈密处的场强愈大，等势面愈疏处的场强愈小。等势面有以下两个特点：第一，等势面与电场线处处正交，电场线的方向指向电势降落的方向。第二，沿同一等势面移动电荷，电场力做功等于零。

图 4-12 所示是点电荷和电偶极子的电场，实线表示等势面的横截面，虚线是电场线。

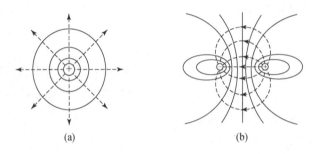

图 4-12　电场线（虚线）和等势线横截面（实线）

（a）点电荷　（b）电偶极子

三、电场强度和电势的关系

电场强度与电势都是描写电场性质的两个重要物理量，电场强度描写了电场力的特性，电势描写电势能的特性，两者之间存在着必然的联系。电场强度和电势之间的积分关系由式（4-18）给出，下面我们讨论两者的微分关系。

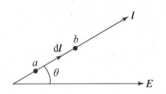

图 4-13　场强与电势的微分关系

如图 4-13 所示，假设检验电荷 $+q_0$ 在场强为 E 的电场沿 l 方向移动，E 与 l 的夹角为 θ，取相距很近的两点 a 和 b，其位移为 $\mathrm{d}l$，电势差为 $\mathrm{d}V$，根据电场力所做的功等于电势能的减少，得到

$$\mathrm{d}V = -E \cdot \mathrm{d}l$$

即

$$E\cos\theta = E_l = -\frac{\mathrm{d}V}{\mathrm{d}l} \tag{4-21a}$$

式（4-21a）表明，电场中某一点的电场强度沿任一方向的分量，等于该点的电势沿该方向的电势变化率的负值。

若选择 $\mathrm{d}l$ 的方向与 E 的方向相同，即 $\theta = 0$，由式（4-21a）得

$$E = -\frac{\mathrm{d}V}{\mathrm{d}l} \tag{4-21b}$$

式（4-21b）表明，沿场强的方向，电势的变化率最大，此最大值称为**电势梯度**（electric potential gradient），用 $\mathrm{grad}V$ 表示，电势梯度是矢量，其方向为电势升高最快的方向，即

$$E = -\frac{\mathrm{d}V}{\mathrm{d}l}e_l = -\mathrm{grad}V \tag{4-21c}$$

即静电场中某点的电场强度等于该点电势梯度的负值，这就是电场强度与电势的微分关系。电势梯度的单位是伏特·米$^{-1}$（V·m^{-1}），场强也常用这一单位。

PPT

由于电场强度是矢量，电势是标量，一般来说，标量的计算比矢量的计算来得简单，因此，在实际应用中，先求电势，再根据电场强度与电势的关系式计算电场强度，这样可以避免复杂的矢量运算。

第三节 静电场的能量

一、电容和电容器

实验表明，对于任何一个不受外界影响的孤立导体来说，它所带的电荷 Q 和它相应的电势 V 成正比，我们将此比值称为导体的**电容**。用 C 表示

$$C = \frac{Q}{V} \tag{4-22}$$

孤立导体的电容仅与导体的形状和大小有关，而与 Q 无关，即导体电容是表征导体性质的物理量，它在数值上等于这个导体的电势为一个单位时所带的电量。在 SI 制中，电容的单位为法拉（F）或微法（μF）或皮法（pF）等。$1\mu F = 10^{-6}F$，$1pF = 10^{-12}F$。

我们通常把两个带有等量异号电荷的导体所组成的系统称为**电容器**。图 4-14 所示为常见的平行板电容器，导体 A、B 是靠得很近的平行板，分别带有等量异号电荷 Q，若两极板间的电势差为 $U = V_A - V_B$，则电容器的电容为

$$C = \frac{Q}{V_A - V_B} = \frac{Q}{U} \tag{4-23}$$

导体 A 和 B 称为电容器的两个极板或电极。

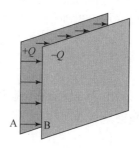

图 4-14 平行板电容器

若已知极板的面积为 S，板间距离为 d，板间为真空，电荷面密度分别为 $+\sigma$ 和 $-\sigma$，根据高斯定理，两极板的场强大小为

$$E = \frac{\sigma}{\varepsilon_0}$$

两极板的电势差为

$$U = Ed = \frac{Q}{C}$$

结合上两式，考虑到 $Q = \sigma S$，得到平行板电容器的电容为

$$C = \frac{\varepsilon_0 S}{d} \tag{4-24}$$

二、电容器中的能量

一个电容器在没充电的时候是没有电能的，在充电过程中，外力要克服电荷之间的作用而做功，把其他形式的能量转化为电能。如图 4-15 所示，设平行板电容器在充电过程中某一瞬间两极板的电势差为 u，那么把 $+dq$ 的电荷从负极板移到正极板，外力克服静电场力所做的功为

$$dW = udq = \frac{q}{C}dq$$

若充电结束时电容器两极板的电势差为 U，电荷分别为 $+Q$ 和 $-Q$，则外力做

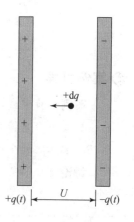

图 4-15 电容器充
电时外力做功

的总功为

$$W = \int dW = \int_0^Q \frac{q}{C} dq = \frac{Q^2}{2C} = \frac{1}{2}QU = \frac{1}{2}CU^2 \qquad (4-25)$$

式（4-25）表示，外力所做的功是以电能的形式储存于电容器中，即式（4-25）表示电容器的储能。可见电容器储能的多少与电量、电容和电压有关。在一定的电压下，电容值大的电容器储能多，从这个意义上说，电容值也是电容器储能本领大小的标志。对同一个电容器来讲，电压越高储能越多，但不能超过电容器的耐压值，否则就会把里面的电介质击穿而毁坏电容器。

三、电场能量

电容器充电以后形成电场，并具有能量，那么这些能量是由电荷携带还是电场所具有的？由电容器储能公式 $W = Q^2/2C$ 可知，能量的存在是由于电荷的存在，电荷是能量的携带者。但在变化的电磁场中，情况就不同了。我们知道电磁波是变化的电场和磁场在空中的传播，电磁波含有电场能量和磁场能量，但电磁波并没有电荷伴随传播，这说明电能存在于电场中。如果某空间存在电场，那么该空间就具有电场能量。

下面仍然以平行板电容器为例计算电场中某点单位体积的电场能量。结合式（4-24）和式（4-25）得到

$$W = \frac{1}{2}CU^2 = \frac{1}{2}\frac{\varepsilon_0 S}{d}(Ed)^2 = \frac{1}{2}\varepsilon_0 E^2 Sd$$

由于电场能量存在于两极板之间，而两极板之间体积为 Sd，因而单位体积内的电场能量即**电场能量密度** w_e 可以表示为

$$w_e = \frac{W}{Sd} = \frac{1}{2}\varepsilon_0 E^2 \qquad (4-26)$$

式（4-26）表明，电场中的**电能密度**正比于场强的平方。式（4-26）具有一般性，适用于任何形式的静电场。

一般情况下，当电场不均匀时，电场总能量 W 应是电场能量密度的体积分，即

$$W = \int_V w_e dV = \frac{1}{2}\int_V \varepsilon_0 E^2 dV \qquad (4-27)$$

第四节　心　电

PPT

⇒ **案例引导**

案例　日常生活中如果人们出现心动过速、胸闷、胸痛、头晕、晕厥等疑似心脏疾病症状时，医生不会直接在心脏上进行测量，而是在身体表面不同位置就可测量到心脏所激发的电位，从而了解心脏的生理状况。

讨论　1. 心脏激发的电场为何能传到人体表面？
　　　　2. 心电图是如何形成的？

一、心电向量

心肌细胞是电中性的，在静息状态下，其膜外排列一定数量带正电荷的阳离子，膜内排列相同数量带负电荷的阴离子，膜外电位高于膜内，称为极化状态。此时，一个心肌细胞正、负电荷中心重合，对外不显电性。当心肌细胞兴奋时，细胞膜对离子的通透性发生改变，破坏原来的极化状态，这个过程称为除极过程。在除极过程中，细胞膜内外正、负电荷中心不再重合，这时心肌细胞等效于一个电偶极子。

心脏是由大量心肌细胞组成的空腔肌肉器官，兴奋在心肌内向各个方向传播的过程中，每一瞬间在心脏内形成很多电偶极子，这些电偶极子的大小和方向都不一样，它们瞬间形成的电偶极矩的矢量和称为**瞬间综合心电向量**。兴奋在心肌内传播过程中，各个瞬间的综合心电向量的大小和方向都不同，由于心脏是个立体脏器，而且兴奋在心肌内传播是连续的和周期性的，因而心电向量的变化也是立体的，并具有连续性和周期性。如果以带箭头的线段表示瞬间综合心电向量，线段的长短表示心电向量的大小，箭头代表心电向量方向，线段的起点就是电偶中心，那么连接所有的瞬间综合心电向量箭头所形成的轨迹，就得到一个立体空间的**心电向量环**。立体空间的心电向量环在某一平面的投影就是平面心电向量环，如图 4-16 所示，就是兴奋在心肌内传播的某一过程所形成的心电向量环在一个平面的投影，环上的箭头表示向量变化的顺序。

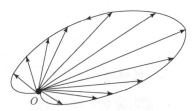

图 4-16 心电向量环在平面上的投影

二、心电图波形的形成

心脏周围的组织和体液都是可以导电的，兴奋在心肌内传播时，就可以在人体表面测出与之对应的电势变化的波形。这些随心动而周期性变化的电势（或电势差）波形称为**心电图**（electrocardiogram，ECG）。心电图的波形是如何形成的呢？

心电向量在体表所引起的电势分布可表示为：

$$V = K\frac{p\cos\theta}{r^2} \tag{4-28}$$

式中，p 为瞬间综合心电向量的电偶极矩；r 为电偶中心到探测点的距离；θ 为瞬间综合心电向量与导联轴（电偶中心到探测点的连线）的夹角；K 为与人体的性质有关的常数；$p\cos\theta$ 是心电向量在导联轴的投影。对于同一心电向量环，在人体不同部位测得的电势波形是不同的。

图 4-17（a）为心电向量环，在 x 轴上 A 点所测得的电势波形如图 4-17（b）所示；而在 y 轴上 B 点所测得的电势波形如图 4-17（c）所示。我们来分析波形的形成，对 A 点而言，OA 为导联轴，y 轴把心电向量环分成左、右两部分，根据式（4-28）可知，环体在 y 轴右侧的部分投影在 x 轴正方向，形成正电势；环体在 y 轴左侧的部分投影在 x 轴负方向，形成负电势。当心电向量自 O 点开始，沿环上箭头方向变动时，A 点的电势与 OP 段对应从零开始，形成一段负波，接着与 PMN 段对应一个较大的正波，最后与沿 NO 段对应的负波回到 O 的零电势。

同样，对 B 点而言，OB 为导联轴，x 轴把心电向量环分成上、下两部分，环体在 x 轴下部分投影导联轴的正方向，形成正电势；环体在 x 轴上部分投影在导联轴的负方向，形成负电势。电势与 OPM 段对应从零开始，形成一个较小的正波，接着与 MNO 段对应一个较大的负波，最后回到零电势。

临床上，将两电极置于人体表面的任何两点，并与心电图机相连接，就可以得到心电图。心电图记录人体心脏的电活动，是临床最常用的基本检查项目之一，应用非常广泛。

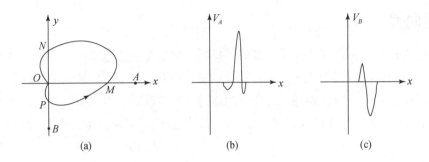

图 4 - 17 心电波形的形成

(a) 心电向量环   (b) A 点的电势波形   (c) B 点的电势波形

答案解析

目标检测

一、选择题

1. 把电荷 Q 分为 q 与 $Q-q$ 两个部分，并相隔一定的距离，若使两部分电荷间有最大斥力，则比值 Q/q 为（　）

   A. $Q/q=1/2$ B. $Q/q=2:1$ C. $Q/q=3:1$ D. $Q/q=1/3$ E. $Q/q=1/1$

2. 下列说法正确的是（　）

   A. 闭合曲面上各点的电场强度都为零时，曲面内一定没有电荷

   B. 闭合曲面上各点的电场强度都为零时，曲面内电荷的代数和必定为零

   C. 闭合曲面的电通量为零时，曲面上各点的电场强度必定为零

   D. 闭合曲面的电通量不为零时，曲面上任意一点的电场强度都不可能为零

   E. 闭合曲线的电通量不为零时，曲面内一定有正电荷

3. 关于静电场下列说法正确的是（　）

   A. 在电场中某点的电势为零，则该点的电场强度为零

   B. 电荷在电场中电势高的地方电势能大，在电势低的地方电势能小

   C. 根据公式 $U=Ed$ 知，在均匀电场中两点的距离越大，电势差就越大

   D. 正电荷从电势高的点运动到电势低的点，电势能一定减少

   E. 正电荷从电势高的点运动到电势低的点，电势能一定增大

4. 由电场强度的定义式为 $E=F/q$ 可知（　）

   A. 该定义式只适用于点电荷产生的电场

   B. F 是检验电荷所受到的力，q 是产生电场的电荷电量

   C. 场强的方向与 F 的方向相同

   D. 由该定义式可知，场中某点电荷所受的电场力大小与该点场强的大小成正比

   E. 场强的方向与 F 的方向相反

5. a、b、c 是一条电场线上三个点，电场线的方向由 a 到 c，a、b 间的距离等于 b、c 间的距离，用 V_a、V_b、V_c 和 E_a、E_b、E_c 分别表示 a、b、c 三点的电势和电场强度，以下断定正确的是（　）

   A. $V_a>V_b>V_c$ B. $E_a>E_b>E_c$ C. $V_a-V_b=V_b-V_c$

   D. $E_a=E_b=E_c$ E. $V_a=V_b=V_c$

二、计算题

6. 一半径为 R 的均匀带电球体，其电荷体密度（即单位体积的电荷量）为 ρ（$\rho > 0$）。试求球体内外的场强分布及其方向。

7. 有两个同心的均匀带电球面，半径分别为 R_1、R_2（$R_1 < R_2$），若大球面的面电荷密度为 σ，且大球面外的电场强度为零，求：（1）小球面上的面电荷密度；（2）大球面内各点的电场强度。

8. 设真空中有一无限大均匀带电平面，如图 4-18 所示，电荷面密度为 σ（$\sigma > 0$），试求平面附近各点处的场强。

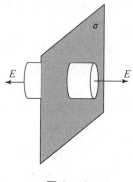

图 4-18

9. 设真空中有一均匀带电直线，长为 L，电荷线密度为 λ（$\lambda > 0$），如图 4-19 所示，试求直线的延长线上距离直线端点为 R 处的场强。

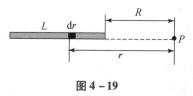

图 4-19

10. 如图 4-20 所示，MN 板间匀强电场 $E = 2.4 \times 10^4$ N/C，方向竖直向上。电场中 A、B 两点相距 10cm，AB 连线与电场方向夹角 $\theta = 60°$，A 点和 M 板相距 2cm。（1）此时 U_{BA} 等于多少？（2）一点电荷 $Q = 5 \times 10^{-8}$C，它在 A、B 两点电势能之差为多少？若 M 板接地，A 点电势是多少？B 点电势是多少？

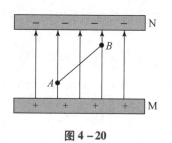

图 4-20

（张 燕）

书网融合……

本章小结　　　　　　　题库

第五章　直流电

导体处于静电平衡时，导体内的场强为零，导体为等势体，导体内部没有电荷做定向运动。如果导体内有电势差，导体内的场强就不为零，电荷在电场力的作用下，做定向运动形成电流。为了在导体内形成不随时间而变的稳恒电流，就必须在导体内建立稳恒电场，即在导体两端须保持恒定的电势差。本章主要讨论稳恒电流的性质、规律以及在医学中的应用。

第一节　电流密度和欧姆定律的微分形式

PPT

一、电流强度和电流密度

电流产生的条件是：存在自由电荷和电场。导体中形成电流的带电粒子称为载流子，不同种类的导体存在不同类型的载流子。金属中的载流子为自由电子；半导体中的载流子为带负电的电子和带正电的空穴；电解液中的载流子为正、负离子。由带电粒子做定向运动形成的电流，称为**传导电流**（conduction current）。

在电场作用下，正电荷和负电荷向相反的方向做定向运动，为研究方便，我们规定正电荷流动的方向为电流的方向。由于在导体中载流子通常是沿着电场线运动，所以，电流的方向是从电势高处指向电势低处。

1. 电流强度　在导体上任取一截面，如果在 Δt 时间内，流过此截面的电荷为 Δq，我们把单位时间内通过导体任一截面的电量称为**电流强度**（electric current strength），简称**电流**（electric current），用 I 表示，即

$$I = \frac{\Delta q}{\Delta t} \tag{5-1}$$

如果导体中通过任一截面的电流强度不随时间变化，这种电流称为**稳恒电流**（steady current），通常称为**直流电**（direct current）。在没有分支的电路里，如果通过的是稳恒电流，根据电荷守恒定律，那么通过导线中各截面的电流必定相等，此称为电流连续性原理。将这一原理推广到有分支的电路，可以得到：流向分支处的电流之和必定等于从该分支处流出的电流之和。

如果导体内电流的量值随时间变化，用瞬时电流强度 i 来表示，即

$$i = \lim_{\Delta t \to 0} \frac{\Delta q}{\Delta t} = \frac{dq}{dt} \tag{5-2}$$

在国际单位制中，电流强度的单位为安培（A），$1A = 1C \cdot s^{-1}$。

2. 电流密度 在粗细不均匀或材料不均匀的导线中建立稳恒电场，或在大块导体（如大块的金属、容器中的电解质溶液、人体的躯干等）中建立稳恒电场，其相应的电流分布情况，比粗细均匀、材料也均匀的导线中复杂些。图 5-1 中分别绘出了导线和大块导体中的电流分布情况。例如图 5-1（b）中为粗细不均匀的导线中的电流分布，由于通过该导线截面不相等的两部分的电流相等，所以通过两截面单位面积上的电流并不相等，导线细的地方电流比较密集。

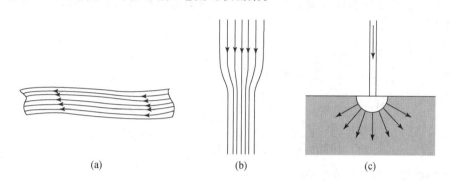

(a)   (b)   (c)

图 5-1 在导线和大块导体中的电流分布情况

（a）粗细均匀、材料也均匀的导线 （b）粗细不均匀的导线 （c）半球形接地电极

为了描述导体中各点的电流分布，引入一个新的物理量，即**电流密度**（current density），用 J 表示。定义：导体中任意一点电流密度的大小等于通过该点处垂直于正电荷运动方向的单位面积的电流强度；其方向为该点正电荷的运动方向，也即为该点电场强度的方向。

假设在导体中某处取一与该处场强 E 的方向垂直的截面 ΔS，通过截面 ΔS 的电流强度为 ΔI，则电流密度的大小为

$$J = \lim_{\Delta S \to 0} \frac{\Delta I}{\Delta S} = \frac{dI}{dS} \tag{5-3}$$

在国际单位制中，电流密度的单位为安培·米$^{-2}$（$A \cdot m^{-2}$）。

如果导体内各点的电流密度不随时间变化，即电流为稳恒电流。在稳恒电流的情况下，导体内电荷分布不随时间变化，即导体内的电场也不随时间变化，这样的电场称为**稳恒电场**（steady electric field）。稳恒电场是由运动的电荷激发，从而使导体内电荷不断移去又不断补充，宏观上达到一个动态稳定，形成不随时间变化的电荷分布。稳恒电场应该与具有同样电荷分布的静止电荷所产生的静电场相同，电荷在稳恒电场中所受的作用与在静电场中相同，因此稳恒电场与静电场有相同的性质，静电场中的高斯定律和环路定律对于稳恒电场也适用，所以在稳恒电场中也引入电势的概念。

虽然稳恒电场与静电场有相同的性质，但是有稳恒电流通过的导体和静电场中的导体有所不同，处于静电场中的导体内部没有净电荷，场强为零，导体是等势体；而稳恒电场中导体内部的电荷不为零，要在导体中产生稳恒电流，就必须在导体内建立稳恒电场，在导体两端保持恒定的电势差。

金属导体中的电流是由大量自由电子的定向"漂移"运动形成的。假设在金属导体中取一垂直于电流方向的截面 ΔS，以 n 表示导体中单位体积内自由电子的数目，即自由电子的数密度，e 为自由电子电量的绝对值，$\bar{v}$ 表示自由电子在电场力作用下产生定向运动的平均漂移速率，则在 Δt 时间内通过截面 ΔS 的电量

$$\Delta q = en\bar{v}\Delta t\Delta S$$

通过截面 ΔS 的电流

$$\Delta I = en\bar{v}\Delta S$$

根据电流密度的定义有

$$J = en\bar{v} \tag{5-4}$$

式（5-4）表明，金属导体中的电流密度与自由电子的数密度和自由电子平均漂移速率成正比。其方向与正电荷的平均漂移速度方向一致。

例5-1 截面积为10mm²的铜线中，允许通过的电流为50A。计算铜线中允许通过的电流密度为多少？已知铜线中的自由电子的数密度为$8.5 \times 10^{28} m^{-3}$，计算这时自由电子的平均漂移速率为多少？

解 电流密度

$$J = \frac{I}{S} = \frac{50}{10 \times 10^{-6}} = 5.0 \times 10^{6} (A \cdot m^{-2})$$

自由电子的平均漂移速率

$$\bar{v} = \frac{J}{ne} = \frac{5.0 \times 10^{6}}{8.5 \times 10^{28} \times 1.60 \times 10^{-19}} = 3.7 \times 10^{-4} (m \cdot s^{-1})$$

由此可见，电子的漂移速率是十分缓慢的。

二、欧姆定律的微分形式

当导体的两端有电势差时，导体中就有电流通过。实验证明，导体中的电流I与该导体两端的电势差$U_1 - U_2$成正比，这个结论称为**欧姆定律**（Ohm's law），即

$$I = \frac{U_1 - U_2}{R} \tag{5-5}$$

式（5-5）中R称为电阻，与导体的性质和几何形状有关。电阻的单位为欧姆（Ω）。

由实验可知，对于截面均匀的导体，其电阻R与长度l成正比，与截面积S成反比，即

$$R = \rho \frac{l}{S} \tag{5-6}$$

式（5-6）中的比例系数ρ称为该种导体的**电阻率**（resistivity），它与导体的材料有关。电阻率的单位是欧姆·米（$\Omega \cdot m$）。电阻率的倒数称为**电导率**（conductivity）（γ），即

$$\gamma = \frac{1}{\rho} \tag{5-7}$$

电导率的单位为西门子·米$^{-1}$（$S \cdot m^{-1}$）。

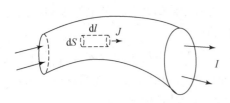

图5-2 电流密度与电场强度的关系

在通有电流的导体中，沿电流方向取一个柱体元，如图5-2所示，其长为dl，截面积为dS，设柱体元两端之间的电压为dU。根据欧姆定律，通过截面dS的电流

$$dI = -\frac{dU}{R}$$

因柱体元电阻$R = \rho \frac{dl}{dS} = \frac{1}{\gamma} \frac{dl}{dS}$，代入上式，得

$$dI = -\gamma dS \frac{dU}{dl}$$

因为$E = -\frac{dU}{dl}$，$J = \frac{dI}{dS}$，可得

$$J = \gamma E$$

因为电流密度和电场强度均为矢量，且方向相同，所以写作矢量式

$$J = \gamma E \qquad (5-8)$$

式（5-8）称为**欧姆定律的微分形式**。表明，导体中任一点的电流密度矢量与电场强度矢量是一种正比关系，这种关系对稳恒电场和非稳恒电场都适用。由此还可知，电流密度与导体材料的性质有关，而与导体的形状和大小无关。欧姆定律微分形式表述了导体中电场和电流分布之间逐点的细节关系，比一般形式的欧姆定律在研究和解决问题中更细致和深入。

> ⊕ **知识链接**
>
> ### 电荷守恒定律
>
> 　　电荷守恒定律是物理学的基本定律之一。它指出，对于一个孤立系统，不论发生什么变化，其中所有电荷的代数和永远保持不变。它表明，如果任意空间区域内的电荷增加或减少了，那么必定有等量的电荷流入或流出该区域。
>
> 　　电荷既不能创造，也不能被消灭，它只能从一个物体转移到另一个物体，或从物体的一部分转移到另一部分，在转移的过程中，系统的电荷总数保持不变。
>
> 　　电荷守恒定律，正好体现了"物质不灭"这一辩证唯物主义的基本观点，同学们可以通过自然界中的守恒定律，体会自然界的和谐统一，领略自然界的奥秘。在日常学习过程中，学会用辩证观点对待事物，揭示事物的本质，培养辩证思维，培养发现事物变化规律的科学研究思维。

第二节　直流电路的基本规律

PPT

一、电源电动势

　　前面已指出，要使导体内维持稳恒电流，在导体两端须保持恒定的电势差。将两个导体板用导线连接，如图5-3所示，假定极板 A 带正电，极板 B 带负电，A、B 之间有电势差，$U_A > U_B$，在电场力作用下，导线中就有从极板 A 流向极板 B 的电流，随之而来，极板 A 的正电荷逐渐减少，电势不断降低；极板 B 的负电荷逐渐被中和，电势不断升高，A、B 两极板间的电势差逐渐降低，导体内的电流也随之减弱直至趋于零。要使电流能够保持稳恒，必须使两极板的电荷量保持不变，因此任一时刻流到极板 B 的正电荷数量必须等于由极板 B 返回极板 A 的正电荷数量。但是 A、B 两极板间的场强方向由极板 A 指向极板 B，是阻碍正电荷由极板 B 返回极板 A 的，所以仅靠静电力是不能维持稳恒电流的。

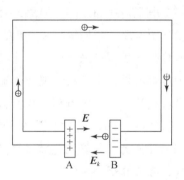

图 5-3　电源内的非静电力把正电荷从负极板移至正极板

　　如果我们能借助一种与静电力本质完全不同的力，使正电荷逆着静电力方向运动，即非静电力，使流到极板 B 的正电荷逆着静电场方向回到极板 A，维持 A、B 两极板的正、负电荷不变，那么 A、B 两极板的电势差就能恒定，导体内就能维持稳恒电流。这种能提供非静电力的装置称为**电源**（power source）。

　　电源的种类很多，常见的有化学电池、发电机、热电偶和光电池等，分别是把化学能、机械能、热能和太阳能转化为电能的装置。非静电力做功的过程，实质上就是把其他形式的能量转化为电能的过

程，为此，我们引入一个新的物理量**电动势**（electromotive force），来表征不同电源其能量转化的能力。定义：把单位正电荷绕闭合回路一周时，电源中非静电力所做的功称为电源的电动势，用 ε 表示。如果用 E_k 表示非静电场强，用 A 表示非静电力所做的功，那么根据定义，即

$$\varepsilon = \frac{A}{q} = \oint E_k \cdot \mathrm{d}l \qquad (5-9)$$

由于在如图 5-3 的闭合回路中，非静电场强 E_k 只存在于电源内部，那么在外电路 AB 上，有

$$\int_{外} E_k \cdot \mathrm{d}l = 0$$

则，式（5-9）可改写为

$$\varepsilon = \oint E_k \cdot \mathrm{d}l = \int_{内} E_k \cdot \mathrm{d}l \qquad (5-10)$$

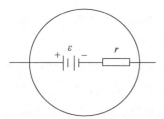

图 5-4　电源的电动势和内阻

式（5-10）表示电源电动势的大小等于把单位正电荷从负极经过电源内部移到正极时非静电力所做的功。

电动势与电势一样，也是标量，单位也与电势相同，为伏特（V）。为了研究方便，我们规定从负极经过电源内部到正极的方向为电动势的方向。

应当指出，电源内部也有电阻，称为内阻，用 r 表示，在运用电路模型分析实际电源时，常将电源等效为如图 5-4 所示。电源电动势的大小只取决于电源本身的性质，具有确定的值，与外电路无关，而电源的端电压，则取决于外电路。

二、一段含源电路的欧姆定律  微课1

在电路计算中，一个复杂的电路通常是由多个电源和多个电阻连接而成的。如图 5-5 所示，从 A 点到 B 点是一段含源电路，我们研究 A、B 两点间的电势差 U_{AB}，可以用电势降落的观点来讨论，先选取从 A 点经某段电路到 B 点为计算流程，由于我们规定电流方向为正电荷的流动方向，沿着电流方向，则电阻上电势降低。如果计算流程是顺着电流 I 的方向，经过电阻 R，电势降低，电势降落为 IR；如果计算流程是逆着电流 I 的方向，经过电阻 R，电势升高，电势降落为 $-IR$。

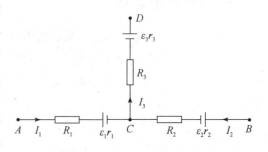

图 5-5　一段含源电路

经过电源的电势降落分为电动势 ε 和内阻 r 两部分电势降落，内阻 r 部分电势降落与电阻 R 的电势降落规律相同。由于电源电动势的大小只取决于电源本身的性质，具有确定的值，与外电路无关，电源从正极到负极，则电势降低。如果计算流程是从电源正极到负极经过电源 ε，电势降落为 ε；如果计算流程是从电源负极到正极经过电源 ε，电势降落为 $-\varepsilon$。

以图 5-5 电路为例，求电势差 U_{AB}，选取从 A 点经 C 点到 B 点为计算流程。从 A 点到 C 点，是顺着电流 I_1 的方向，经过电阻 R_1 和 r_1，电势降落分别为 I_1R_1 和 I_1r_1；经过电源 ε_1，是从正极到负极，电势降落为 ε_1。从 C 点到 B 点，是逆着电流 I_2 的方向，经过电阻 R_2 和 r_2，电势降落分别为 $-I_2R_2$ 和 $-I_2r_2$；经过电源 ε_2，是从负极到正极，电势降落为 $-\varepsilon_2$；故 A 点到 B 点的电势差

$$U_{AB} = U_{AC} + U_{CB} = (I_1R_1 + I_1r_1 + \varepsilon_1) + (-I_2R_2 - I_2r_2 - \varepsilon_2)$$

即

$$U_{AB} = (I_1R_1 + I_1r_1 - I_2R_2 - I_2r_2) + (\varepsilon_1 - \varepsilon_2)$$

写成一般形式为

$$U_{AB} = \sum I_iR_i + \sum \varepsilon_i \qquad (5-11)$$

式（5-11）表明，**一段含源电路两端的电势差等于该段电路中各电阻上电势降落的代数和加上各电源电动势电势降落的代数和，称为一段含源电路的欧姆定律。**

对于闭合回路，则 A、B 两点重合，$U_{AB} = U_A - U_B = 0$，当绕闭合回路一周时，该回路中各电阻上电势降落的代数和加上各电源电动势电势降落的代数和等于零，即

$$\sum I_iR_i + \sum \varepsilon_i = 0 \qquad (5-12)$$

式（5-12）称为**闭合回路的欧姆定律。**

如果闭合回路中各处电流大小相等、方向相同，即为单一闭合回路，则有

$$I = \frac{\sum \varepsilon_i}{\sum R_i} \qquad (5-13)$$

式（5-13）表明，**闭合电路中电源的电动势与总电阻之比等于电路中的电流，称为单回路的欧姆定律。**由于单回路电流 I 的方向取决于 $\sum \varepsilon_i$，必须指出，式（5-13）中的 $\sum \varepsilon_i$ 是电源电动势电势升高的代数和。

例5-2　如图5-6所示，已知 $\varepsilon_1 = 10V$，$r_1 = 2\Omega$，$\varepsilon_2 = 6V$，$r_2 = 1\Omega$，$R_1 = 3\Omega$，$R_2 = 2\Omega$。试求：①电路中的电流；②A、B 两点间的电势差。

解　①因 $\varepsilon_1 > \varepsilon_2$，故电流方向为顺时针方向，如图5-6所示。根据单回路的欧姆定律，有

$$I = \frac{\sum \varepsilon_i}{\sum R_i} = \frac{\varepsilon_1 - \varepsilon_2}{R_1 + R_2 + r_1 + r_2} = \frac{4}{8} = 0.5A$$

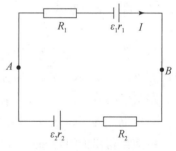

图5-6

②根据一段含源电路的欧姆定律，选取从 A 点经 ε_2、R_2 到 B 点为计算流程，则有

$$U_{AB} = \sum I_iR_i + \sum \varepsilon_i = -\varepsilon_2 - Ir_2 - IR_2 = -6 - 0.5 \times (1 + 2) = -7.5V$$

三、基尔霍夫定律 🅔 微课2

在实际工作中，经常需要解决一些多回路的复杂电路问题。例如图5-7所示电路，其电阻的连接既不是串联，也不是并联，图5-8两并联的电源又有不同的电动势，原则上对每一段电路均可以应用一段含源电路的欧姆定律来处理，但计算较为复杂。利用基尔霍夫定律（Kirchhoff's law），能比较方便解决此类问题。

对于复杂电路，把电源和电阻彼此串联或单个元件所形成无分支的电路称为**支路**（branch circuit），同一支路的各处电流都相等。我们把三条或三条以上的支路的连接点称为**节点**（nodal point）。把电路中任一闭合路径称为**回路**（closed circuit）。一个复杂电路，通常由多个节点和多条支路组成，例如图5-7所示的电路有四个节点、六条支路和七个回路。

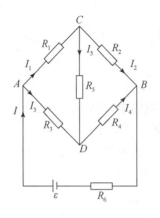

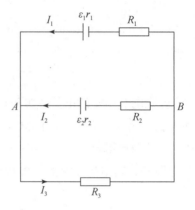

图 5-7   复杂电路举例一   图 5-8   复杂电路举例二

根据电流连续性原理，对任一节点，流向节点的电流之和等于流出节点的电流之和，换言之，流向节点的电流和流出节点的电流的代数和等于零。即

$$\sum I_i = 0 \qquad\qquad (5-14)$$

式（5-14）称为**基尔霍夫第一定律**，又称为**节点电流定律**。我们规定流向节点的电流为正，流出节点的电流为负，则在任一节点处的电流的代数和为零。

对每一个节点，根据基尔霍夫第一定律，都可以列出一个节点电流方程。例如对图 5-8 中的节点 A 来说，可列出节点电流方程

$$I_1 + I_2 - I_3 = 0$$

应当指出，并非所列方程都是相互独立的，如果电路中有 n 个节点，只可列出 $n-1$ 个独立的节点电流方程。在实际电路中，电流的方向往往难以事先确定，在列出节点电流方程时，我们可以任意假设各支路电流的方向，当解得电流为正值时，表示电流的实际方向与假设方向相同；当解得电流为负值时，表示电流的实际方向与假设方向相反。

由前面得出的闭合回路的欧姆定律可知，在复杂电路中，**沿任一闭合回路的电势降落的代数和等于零**，即

$$\sum I_i R_i + \sum \varepsilon_i = 0 \qquad\qquad (5-15)$$

式（5-15）称为**基尔霍夫第二定律**，又称为**回路电压定律**。

对每一个闭合回路，根据基尔霍夫第二定律，都可以列出一个回路电压方程。我们仍以图 5-8 为例，在回路 $A\varepsilon_1 R_1 B R_2 \varepsilon_2 A$ 中，假设从 A 点出发，沿顺时针方向绕行一周回到 A 点为计算流程，则可列出回路电压方程

$$\varepsilon_1 - I_1 r_1 - I_1 R_1 + I_2 R_2 - \varepsilon_2 + I_2 r_2 = 0$$

同样应当指出，在新选取回路列回路电压方程时，至少应有一段电路是在已选回路中未曾出现过的，这样才能保证所列回路电压方程是相互独立的。对于支路数为 m、节点数为 n 的电路，只有 $m-(n-1)$ 个独立的回路，只可列出 $m-(n-1)$ 个独立的回路电压方程。在实际计算中，我们可以依据电路构成的自然"孔"，即网孔（单孔）来选取回路，以网孔个数作为独立的回路电压方程个数。在列出回路电压方程时，因为回路没有起点和终点，所以可以任意假设沿顺时针方向或逆时针方向为回路的计算流程。

应用基尔霍夫定律解决复杂电路计算的步骤如下。

（1）任意假设各支路电流方向；

（2）列出节点电流方程，若有 n 个节点，只可列出 $n-1$ 个独立方程；

（3）任意假设回路的计算流程；

（4）列出回路电压方程，若有 m 条支路，只可列出 $m-(n-1)$ 个独立方程；

（5）解方程组，得到各支路电流；

（6）根据解出结果判断各支路电流的实际方向。

例 5 - 3 如图 5 - 9 所示，已知 $\varepsilon_1 = 8V$，$\varepsilon_2 = 2V$，$r_1 = r_2 = 1\Omega$，$R_1 = R_2 = R_3 = 3\Omega$。求各支路的电流是多少？

解 假设各支路的电流 I_1、I_2 和 I_3 的方向如图 5 - 9 所示。根据基尔霍夫第一定律，列出节点 A 的电流方程为

$$-I_1 - I_2 + I_3 = 0 \tag{1}$$

选取两个网孔回路 $B\varepsilon_1 R_1 A R_2 \varepsilon_2 B$ 和 $B\varepsilon_2 R_2 A R_3 B$，假设回路的计算流程均沿顺时针方向，根据基尔霍夫第二定律，列出回路电压方程分别为

$$\varepsilon_1 - I_1 r_1 - I_1 R_1 + I_2 R_2 - \varepsilon_2 + I_2 r_2 = 0 \tag{2}$$

$$\varepsilon_2 - I_2 r_2 - I_2 R_2 - I_3 R_3 = 0 \tag{3}$$

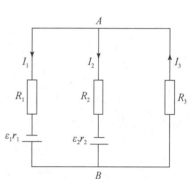

图 5 - 9

将式（1）（2）（3）联立，代入已知值，解方程组，可得

$$I_1 = 1.25A，\quad I_2 = -0.25A，\quad I_3 = 1A$$

I_2 为负数表示电流实际方向与假设方向相反，I_1 和 I_3 的电流实际方向与假设方向一致。

PPT

第三节 电容器的充放电

在电子线路中，电容器和电阻一样，是不可或缺的元件。电容器是通过充放电来储存和释放电荷及电能的。我们用电容器 C 和电阻 R 串联组成的 RC 电路，来研究电容器充放电过程中电荷、电流和电压随时间的变化规律。

⇒ 案例引导

案例 医学上通过检测人体某些组织的电特性，来诊断其疾病及患病程度。生物组织由细胞组成，细胞由细胞内液、细胞外液和细胞膜组成。细胞内液和外液有一定的导电性，具有电阻的性质；细胞膜的绝缘性较高，阻隔着膜两侧某些离子的扩散，具有电容的性质。可以将生物组织等效为 RC 电路模型。

讨论 RC 电路有什么特性？

一、电容器的充电过程

图 5 - 10 是一个由电阻 R 和电容 C 组成的 RC 电路。在双向开关 K 的控制下，RC 电路将出现一个暂态过程，即充放电过程。

当开关 K 拨向 A 时，电源 ε 通过电阻 R 向电容器 C 充电，设在某一时刻 t，电容器的电量为 q，电路中充电电流为 i，充电电压为 u_c。根据基尔霍夫第二定律，得

$$iR + u_c - \varepsilon = 0$$

由 $i = \dfrac{dq}{dt}$，$u_c = \dfrac{q}{C}$，代入可得

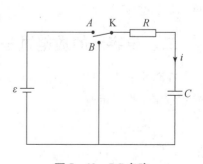

图 5 - 10 RC 电路

$$R\frac{\mathrm{d}q}{\mathrm{d}t} + \frac{q}{C} - \varepsilon = 0$$

整理可得

$$\frac{\mathrm{d}(C\varepsilon - q)}{C\varepsilon - q} = -\frac{\mathrm{d}t}{RC}$$

对上式积分，由 $t = 0$，$q = 0$，得

$$q = C\varepsilon(1 - e^{-\frac{t}{RC}}) \qquad (5-16)$$

由 $i = \dfrac{\mathrm{d}q}{\mathrm{d}t}$，可得

$$i = \frac{\varepsilon}{R}e^{-\frac{t}{RC}} \qquad (5-17)$$

由 $u_C = \dfrac{q}{C}$，可得

$$u_C = \varepsilon(1 - e^{-\frac{t}{RC}}) \qquad (5-18)$$

式（5-16）、式（5-17）和式（5-18）给出了 RC 电路充电过程中 $q-t$、$i-t$ 和 u_C-t 的变化规律。可以看出，当 $t = 0$ 时，$i = i_m = \varepsilon/R$，$q = 0$，$u_C = 0$；随着充电时间的推移，电容器上积累的电荷 q 逐渐增加，电容器两端的电压 u_C 也逐渐增大，充电电流 i 则随着 u_C 的增大而减小；当 $t = \infty$ 时，$i = 0$，$q = q_m = C\varepsilon$，$u_C = \varepsilon$，电容器充电过程结束。图 5-11 和图 5-12 分别是 RC 电路充电过程中 $q-t$ 和 $i-t$ 的曲线。

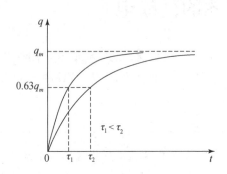

图 5-11　RC 电路充电过程中 $q-t$ 曲线

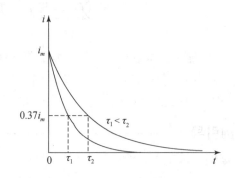

图 5-12　RC 电路充电过程中 $i-t$ 曲线

当 $t = RC$，则此时 $q = 0.63q_m$，$i = 0.37i_m$，即乘积 RC 是电容器上的电荷增加到最大值的 63% 所经历的时间，或者电流降到最大值的 37% 所经历的时间。电容器充电快慢与参数 R 和 C 有关，通常把 RC 称为**时间常数**（time constant），用 τ 表示，时间常数的单位为秒（s）。τ 反映电容器充电快慢，τ 值越小，表示充电越快；反之，表示充电越慢。

实际上，$t = 3\tau$ 时，$q = 0.95q_m$；$t = 5\tau$ 时，$q = 0.99q_m$。因此，通常认为充电时间达到 $3\tau \sim 5\tau$ 的时间，充电过程就基本完成。

二、电容器的放电过程

在图 5-10 电路中，当电容 C 充电结束后，将开关 K 从 A 倒向 B，这时电容 C 将通过电阻 R 放电，据基尔霍夫第二定律，得

$$iR + u_C = 0$$

由 $i = \dfrac{\mathrm{d}q}{\mathrm{d}t}$，$u_C = \dfrac{q}{C}$，代入可得

$$R\frac{dq}{dt}+\frac{q}{C}=0$$

整理可得

$$\frac{dq}{q}=-\frac{dt}{RC}$$

对上式积分，由 $t=0$，$q=C\varepsilon$，得

$$q=C\varepsilon e^{-\frac{t}{RC}} \tag{5-19}$$

由 $i=\dfrac{dq}{dt}$，可得

$$i=-\frac{\varepsilon}{R}e^{-\frac{t}{RC}} \tag{5-20}$$

由 $u_C=\dfrac{q}{C}$，可得

$$u_C=\varepsilon e^{-\frac{t}{RC}} \tag{5-21}$$

式（5-20）中负号表示放电电流方向与充电电流方向相反。

式（5-19）、式（5-20）和式（5-21）给出了 RC 电路放电过程中 $q-t$、$i-t$ 和 u_C-t 的变化规律。可以看出，电容器上的电荷 q 和电流 i 都从其各自的最大值 q_m 和 i_m 按指数衰减至零。衰减的快慢也决定于时间常数 $\tau=RC$，也认为放电时间达到 $3\tau\sim5\tau$ 的时间，放电基本完成。图5-13和图5-14分别是 RC 电路放电过程中 $q-t$ 和 $i-t$ 的曲线。

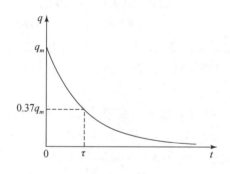

图 5-13　RC 电路放电过程中 $q-t$ 曲线

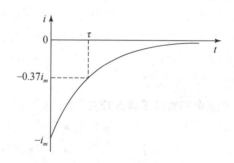

图 5-14　RC 电路放电过程中 $i-t$ 曲线

以上分析可知，RC 电路不论是在充电或放电过程中，电容器的电量、电流和电压都不能突变，只能按指数规律变化。这一特性在电子技术中的振荡、放大及脉冲电路中都有应用，在研究生命现象时也经常用到 RC 电路，例如细胞膜电位变化也遵循 RC 电路的变化规律。

第四节　直流电对人体的作用

PPT

一、直流电对机体的作用

在人体中，既含有较多的氯化钠，还含有钾、钙、镁、氢、氧、碳、硫、磷等元素，这其中的许多元素均是以离子的状态存在于体内。当直流电作用于人体时，体液中的电解质发生电解作用，产生正、负离子，正、负离子向着异性电极迁移，同时出现电泳和电渗现象。使离子浓度的分布发生变化，从而引起一系列的生理作用。直流电对机体的理化作用，主要包括电解作用、电泳和电渗、生理作用等。

1. 电解作用　在直流电作用下，电解质溶液导电时，溶液中离子发生迁移和在电极表面发生化学

反应的过程称为电解。例如，氯化钠溶液在直流电作用下，分别在正、负极电解，析出钠离子和氯离子，与水作用生成碱和酸。在不同电极下，氢离子、氢氧根离子的浓度变化，会直接影响局部组织内部的 pH，从而引起蛋白质胶体结构、细胞膜的通透性等理化性质的改变。例如，可利用此种电解作用除掉倒睫毛和皮肤上的赘生物。

2. 电泳和电渗　电泳和电渗是电解质溶液在直流电场作用下同时出现的现象。电解质溶液中的离子，在直流电场作用下，向电极迁移的现象，称为电泳。例如蛋白质溶液，带负电的蛋白质在电场作用下向阳极迁移，即电泳。电解质溶液中的水，在直流电场作用下，通过多孔物质中的毛细管向阴极迁移的现象，称为电渗。例如人体体液中的水，在电场作用下通过组织中的毛细管向阴极迁移，即电渗。电泳和电渗的结果，阳极下蛋白质的浓度升高，组织水分减少，组织较干燥致密，细胞膜的通透性降低，使得物质经细胞膜交换减慢；阴极下水分增加，蛋白质浓度降低，组织变松软，细胞膜的通透性升高，使得物质经细胞膜交换加快，这对改善细胞的营养和神经的兴奋性具有重要意义。

3. 生理作用　在直流电作用下，人体组织内的正、负离子将向着异性电极方向迁移，由于离子迁移时受细胞膜的阻力比受组织液的阻力大很多，将引起正、负离子分别在膜的两侧的堆积，发生电极化现象。极化形成极化电场，使得人体局部范围的离子浓度发生变化，这就是直流电生理作用的理化基础。直流电会促进局部小血管扩张，改善血液循环；有促进静脉血栓溶解的作用；会对神经系统、伤口和骨骼等产生影响。

二、直流电在医学中的应用

1. 直流电疗法　使用较低电压的直流电通过人体用以治疗疾病的方法，称为**直流电疗法**（galavanization）。在直流电作用下，组织内发生的理化变化，有调整神经的兴奋性作用，改善局部水肿或脱水现象，扩张血管，促进局部血液循环，改善局部营养，加快骨折愈合，促进伤口肉芽生长，软化瘢痕，调整中枢和周围神经功能等。一般用以治疗慢性炎症、皮肤缺血性溃疡、血栓性静脉炎、软化瘢痕、骨折、神经损伤、疼痛等。

2. 直流电药物离子导入疗法　使用直流电将药物离子通过皮肤、黏膜或伤口导入人体内用以治疗疾病的方法，称为**直流电药物离子导入疗法**（electrophoresis）。它是利用电荷同性相斥的原理，在药物溶液中，一部分药物离解成离子，将这些药物离子与同性电极相连接，就是把正离子药物放在阳极上，负离子药物放在阴极上，放置在机体的治疗部位，接通直流电时，药物离子在同性电极的推斥作用下进入机体。这种方法的特点是：药物的有效成分被导入，为组织和器官所吸收后，可以直接发挥药理作用；兼有直流电和药物的双重作用；因药物可以直接导入浅表病灶，对局部浅表组织，比其他用药方法的药物浓度高，所以对浅表病灶的应用很有利；导入的药物离子，因形成"离子堆"，不会很快经血液循环排出，所以，相比其他用药方法，药物在体内停留的时间长，发挥作用的时间也更长。此疗法利用了直流电和药物的双重治疗作用，在临床上应用较多。治疗方法有：衬垫法、水浴法、体腔法、体内电泳法、创面离子导入法、穴位导入法。

3. 电泳　带电粒子在电场作用下，向着异性电极迁移，称为**电泳**（electrophoresis，EP）。利用带电粒子在电场中迁移速度不同而实现分离的技术称为电泳技术。它是利用待分离样品中各种分子带电性质和分子大小、形状等差异，在电场作用下，产生不同的迁移速度，实现对样品进行分离、鉴定和提纯的技术。常用的电泳技术有：滤纸电泳、醋酸纤维素薄膜电泳、凝胶电泳、毛细管电泳。在生化检测中，主要用于分离各类蛋白质分子。通过蛋白质电泳分析，可描绘出被检者蛋白质的全貌。可用于临床检测：急、慢性炎症；肝脏疾病；多发性骨髓瘤、巨球蛋白血症；多发性硬化症；肾脏疾病；地中海贫血；心肌梗死、动脉硬化；糖尿病；恶性肿瘤等。对疾病的早期诊断、疗效观察和预后判断有非常重要的临床价值。

答案解析

目标检测

一、选择题

1. 一导线载有 10A 直流电流，在 20 秒内有多少电子流过它的横截面（　　）

    A. 1.25×10^{21} 个   B. 3.125×10^{20} 个

    C. 1.25×10^{19} 个   D. 3.125×10^{18} 个

    E. 3.125×10^{16} 个

2. 截面积相等、长度相等的铜棒和铁棒串联后，两端加上一定电压。试问以下哪项表述正确（　　）

    A. $I_{铜} = I_{铁}$，$J_{铜} \neq J_{铁}$，$E_{铜} = E_{铁}$，$U_{铜} = U_{铁}$，$\bar{v}_{铜} \neq \bar{v}_{铁}$

    B. $I_{铜} \neq I_{铁}$，$J_{铜} \neq J_{铁}$，$E_{铜} \neq E_{铁}$，$U_{铜} = U_{铁}$，$\bar{v}_{铜} = \bar{v}_{铁}$

    C. $I_{铜} \neq I_{铁}$，$J_{铜} = J_{铁}$，$E_{铜} = E_{铁}$，$U_{铜} = U_{铁}$，$\bar{v}_{铜} \neq \bar{v}_{铁}$

    D. $I_{铜} = I_{铁}$，$J_{铜} = J_{铁}$，$E_{铜} \neq E_{铁}$，$U_{铜} \neq U_{铁}$，$\bar{v}_{铜} \neq \bar{v}_{铁}$

    E. $I_{铜} = I_{铁}$，$J_{铜} \neq J_{铁}$，$E_{铜} = E_{铁}$，$U_{铜} \neq U_{铁}$，$\bar{v}_{铜} = \bar{v}_{铁}$

二、计算题

3. 在如图 5 – 15 所示的电路中，已知 $\varepsilon_1 = 12\text{V}$，$\varepsilon_2 = 8\text{V}$，$\varepsilon_3 = 4\text{V}$，$r_1 = r_2 = r_3 = 1\Omega$，$R_1 = 2\Omega$，$R_2 = 3\Omega$，$R_3 = 4\Omega$，$I_1 = 0.6\text{A}$，$I_2 = 0.4\text{A}$，$I_3 = 1\text{A}$。求：$U_{AC}$、$U_{CD}$、$U_{CB}$、$U_{AB}$。

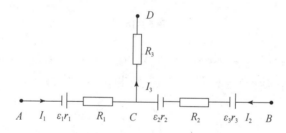

图 5 – 15

4. 如图 5 – 16 所示，$\varepsilon_1 = 6\text{V}$，$\varepsilon_2 = 4\text{V}$，$R_1 = 1\Omega$，$R_2 = 2\Omega$，$R_3 = 3\Omega$，$r_1 = r_2 = 1\Omega$。求：（1）电路中的电流强度；（2）$A$、$B$、$C$、$D$ 点的电势。

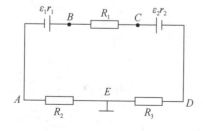

图 5 – 16

5. 如图 5 – 17 所示，已知 $\varepsilon_1 = 4\text{V}$，$\varepsilon_2 = 2\text{V}$，$\varepsilon_3 = 1\text{V}$，$r_1 = r_2 = r_3 = 1\Omega$，$R_1 = R_2 = R_3 = 3\Omega$。试求：（1）电路中的电流强度；（2）$U_{AB}$、$U_{AC}$ 和 U_{BC}。

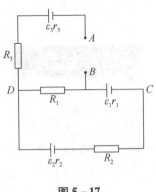

图 5-17

6. 在如图 5-18 所示的电路中，已知 $\varepsilon_2 = 8V$，$\varepsilon_3 = 4V$，$R_1 = 2\Omega$，$R_2 = 4\Omega$，$R_3 = 6\Omega$，通过安培计的电流 I_1 为 0.5A，电流方向如图所示。如果所有电源内阻和安培计电阻都可忽略不计，求：电源电动势 ε_1。

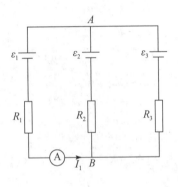

图 5-18

7. 如图 5-19 所示，$\varepsilon_1 = 12V$，$\varepsilon_2 = 8V$，$\varepsilon_3 = 9V$，$r_1 = r_2 = r_3 = 1\Omega$，$R_1 = R_2 = R_3 = R_4 = R_5 = 2\Omega$。试求：（1）电路中的电流强度；（2）$U_{AB}$ 和 U_{CD}；（3）如果 C、D 两点短路，U_{AB} 为多少？

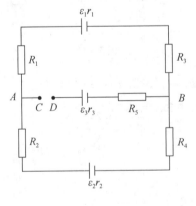

图 5-19

8. 一 RC 电路中，已知 $C = 1\mu F$，$R = 10^6\Omega$，充电电压 $\varepsilon = 150V$。试求：（1）时间常数；（2）充电结束后电容器上的最终电荷；（3）$t = RC$ 时电容器上的电荷；（4）充电开始时的电流；（5）$t = RC$ 时的瞬间电流。

9. 在如图 5-20 所示的电路中，当开关 K 闭合时，电容器开始充电。已知 $R = 2k\Omega$，$C = 100\mu F$，$\varepsilon = 200V$。试求：（1）充电开始时的电流；（2）充电结束后电容器上的最大电势差；（3）当 $t = 0.2$ 秒时电容器上的电势差和电路中的电流各是多少？

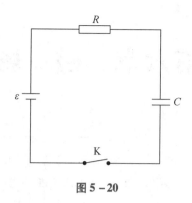

图 5 - 20

10. 在如图 5 - 21 所示的电路中。求：（1）当开关 K 刚闭合时，通过电源 ε 的电流是多少？（2）开关 K 闭合长时间后通过电源的电流是多少？（3）开关 K 接通后通过电源的电流与时间的关系式。

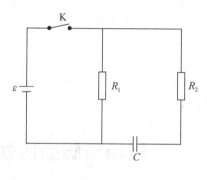

图 5 - 21

（杜　琰）

书网融合……

本章小结

微课 1

微课 2

题库

第六章 磁 场

📖 **学习目标**

1. **掌握** 毕奥－萨伐尔定律及其应用、安培环路定理及其应用以及磁场对电流的作用。

2. **熟悉** 磁场中的高斯定理、洛伦兹力和带电粒子在磁场中的运动规律、霍尔效应、生物磁场和生物磁场的测定、磁介质的分类。

3. **了解** 量子霍尔效应、安培力、磁力矩、磁矩、磁导率、磁场强度、磁场的生物效应。

4. **学会应用**毕奥－萨伐尔定律；具备求解通电长直导线等周围磁场强度的能力；学会安培环路定理及其应用，具备求解导体内磁场强度和电流周围磁场分布的能力；学会安培公式的推导应用，具备求解均匀磁场内载流导线受力的能力。

　　我们知道，磁铁和电流周围存在着磁场，磁场是一种特殊物质，具有能量。恒定电流产生的不随时间变化的磁场称为**稳恒磁场**，简称**磁场**（magnetic field）。

第一节　磁场与磁感应强度

PPT

一、磁场

　　1. 磁场的基本现象　公元前 3 世纪，我国就有磁铁吸铁的记载，东汉时期的"司南勺"被公认为是最早的磁性指南器具，后发展成为指南针，并于 12 世纪用于航海。

　　人们认识磁现象起初是从天然磁铁（Fe_3O_4）的相互作用开始的。我们把这种天然磁铁称为**永久磁铁**。磁铁具有吸引铁、钴、镍等物质的性质，这种性质称为**磁性**。磁铁总是存在两个磁性很强的区域，称为**磁极**。若将条形磁铁水平悬挂，磁铁将自动地转向沿地球的南北方向，指向北方的磁极称为**磁北极**（N pole），指向南方的磁极称为**磁南极**（S pole）。磁极之间的相互作用称为**磁力**。同种磁极相斥，异种磁极相吸。

　　与电荷不同，两种不同性质的磁极总是成对出现的。尽管许多科学家从理论上预言了**磁单极**（magnetic monopole）的存在，但是，迄今为止，人们在实验中还没有证实磁单极能够独立存在。无论将磁铁怎样分割，分割后的每一块小磁铁总是具有 N、S 两个不同的磁极。

　　地球就是一个巨大的永久磁体，能使小磁针在其作用下总是沿南北指向。地磁两极在地面上的位置不是固定不变的，随着时间的推移会有些许变化。通常，地磁北极在地球地理南极附近，地磁南极在地球地理北极附近。地磁场的两极方向与地球地理上的南北极方向之间的夹角称为**磁偏角**（magnetic declination），目前磁偏角为 11.5°，如图 6-1 所示。

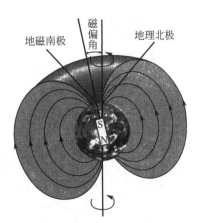

图 6-1　地磁场的磁偏角

　　2. 磁场的起源　1820 年，奥斯特报告了他 60 次实验的结果：电流使小磁针偏转，这一历史性的实验，曾轰动整个欧洲。安培得知奥斯特的发现后，把实验扩展到了电流与电流的相互作用。

　　1821 年，安培提出了著名的分子电流假说，他认为一切磁现象的根源都是电流。磁性物质的分子中存在回路电流，称为**分子电流**（molecular current），分子电流相当于基元磁铁。物质对外显示出的磁性，取决于物质中分子电流对外界的磁效应的总和。现代理论表明，分子电流是由原子中核外电子绕核的运动和自旋所形成，而电流是电荷做定向运动形成的，因此，磁现象在本质上源于电荷运动。

二、磁感应强度

　　磁铁和电流周围空间存在着磁场。为了描述空间各点的磁场性质，引入磁感应强度 B 这个物理量，它是一个矢量。

　　由于磁场对运动电荷有力的作用，因此在磁场中放入正的运动电荷 q_0，可根据该电荷的受力情况来定义磁场中各点磁感应强度 B 的大小和方向。这一电荷称为**运动试探电荷**，运动试探电荷本身的磁场应该足够弱，以便使它不会影响我们所研究的磁场分布。

　　当运动试探电荷 q_0 通过磁场时，发现该电荷的受力情况与它的速度方向和磁感应强度方向的夹角有关。当运动电荷的速度方向与磁感应强度方向一致或相反时，运动电荷所受的力为零；当运动电荷的速度方向与磁感应强度方向相互垂直时，运动电荷所受的力最大，用 F_m 表示。F_m 的大小还与运动电荷所带的电量 q_0 和速度 v 成正比，但是 F_m 与 $q_0 v$ 的比值是确定的。由此可见，比值 $F_m/q_0 v$ 是位置的函数，它反映了磁场的性质，我们用比值 $F_m/q_0 v$ 定义该点磁感应强度的大小，即

$$B = \frac{F_m}{q_0 v} \tag{6-1}$$

可见，B 是一个与运动试探电荷的性质无关，仅与该点处磁场的性质有关的物理量。对于磁场中不同的点，B 的值一般是不同的。从式（6-1）可知，**磁场中任意点磁感应强度的大小等于单位运动电荷在该点所受最大磁场力的大小**。

　　在国际单位制（SI）中，磁感应强度 B 的单位是特斯拉（T），$1T = 1N \cdot s \cdot C^{-1} \cdot m^{-1}$ 或 $1T = 1N \cdot A^{-1} \cdot m^{-1}$。T 是一个比较大的单位，在实际工作中，经常使用较小的非国际制单位高斯（G），$1G = 10^{-4}T$。

　　运动电荷在磁场中所受的力，总是与运动电荷速度 v 的方向和磁感应强度 B 的方向所组成的平面相垂直，当 v 和 B 互相垂直时，F_m、v 和 B 三者两两垂直，如图 6-2（a）所示。这时，磁感应强度 B 的方向可用右手螺旋法则来确定：将右手拇指与其余四指垂直，先将四指的指向与 F_m 方向相同，再使其沿着小于 π 的角度向 v 的方向弯曲，这时拇指的指向就是磁感应强度 B 的方向，如图 6-2（b）所示。

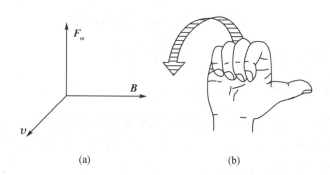

　　　　　（a）　　　　　　　　　　　　（b）

图 6-2　确定磁感应强度 B 方向

（a）F_m、v、B 两两垂直　（b）用右手螺旋法则确定 B 的方向

　　通过实验可以归纳出磁感应强度 B 满足下面的关系

$$\boldsymbol{F} = q_0\boldsymbol{v} \times \boldsymbol{B} \qquad (6-2)$$

这就是运动电荷在磁场中所受的磁场力，称为**洛伦兹力**。

部分空间的磁感应强度如表 6-1 所示。

表 6-1　部分空间的磁感应强度　　　　（单位：T）

空间位置	磁感应强度	空间位置	磁感应强度
原子核表面	约 10^{12}	中子星表面	约 10^8
太阳表面	约 10^{-2}	太阳黑子中	约 0.3
电视机内偏转磁场	约 0.1	小条形磁铁近旁	约 10^{-2}
地球表面	约 5×10^{-5}	木星表面	约 10^{-3}
星际空间	约 10^{-10}	蟹状星云内	约 10^{-8}
人体表面（头部）	约 3×10^{-10}	磁屏蔽室内	约 3×10^{-14}

三、磁感应线与磁通量

1. 磁感应线　类似于静电场中的电场线，我们在磁场中画一系列的曲线，使曲线上每一点的切线方向与该点磁感应强度 $\boldsymbol{B}$ 的方向一致，这样的曲线称为**磁感应线**。为了使磁感应线也能描述磁场的强弱，规定垂直通过磁场方向单位面积的磁感应线的数目等于该处的磁感应强度 $\boldsymbol{B}$ 的大小。这样，磁感应线密集的地方磁场就强，稀疏的地方磁场就弱。要注意的是，磁感应线的方向不是运动试探电荷受力的方向。磁感应线永不相交，每条磁感应线都是无头无尾的闭合曲线。

引入磁感应线只是在研究磁场时用来形象描述磁场分布的一种手段，磁感应线不是真实的存在，但是，可以借助实验将磁感应线描绘出来或显示出来。

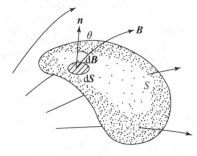

图 6-3　磁通量示意图

2. 磁通量　通过给定曲面的磁感应线的总数称为通过该曲面的**磁通量**，磁通量是标量，用 Φ 表示。设 S 是磁场中的一个任意曲面，如图 6-3 所示，在曲面上任取面积元 $\mathrm{d}S$。假定 $\mathrm{d}S$ 的法线方向与该点处磁感应强度 $\boldsymbol{B}$ 的方向之间的夹角为 θ，于是，通过面积元 $\mathrm{d}S$ 的磁通量

$$\mathrm{d}\Phi = \boldsymbol{B} \cdot \mathrm{d}\boldsymbol{S} = B_n \mathrm{d}S = B\cos\theta \mathrm{d}S \qquad (6-3)$$

式（6-3）中 B_n 为磁感应强度 $\boldsymbol{B}$ 在面积元 $\mathrm{d}S$ 法线方向上的分量，所以，通过有限曲面 S 的磁通量

$$\Phi = \int \mathrm{d}\Phi = \int_S \boldsymbol{B} \cdot \mathrm{d}\boldsymbol{S} = \int_S B\cos\theta \mathrm{d}S \qquad (6-4)$$

在 SI 制中，磁通量的单位为韦伯（Wb），$1\mathrm{Wb} = 1\mathrm{T} \cdot \mathrm{m}^2$。

四、磁场中的高斯定理

由于磁感应线永不相交，每条磁感应线都是无头无尾的闭合曲线，因此，穿入任意一个闭合曲面的磁感应线数（我们规定穿入时，磁通量为负；穿出时，磁通量为正）必然等于穿出该闭合曲面的磁感应线数。所以，通过任意一个闭合曲面的总磁通量为零，即

$$\oint_S \boldsymbol{B} \cdot \mathrm{d}\boldsymbol{S} = \oint_S B\cos\theta \mathrm{d}S = 0 \qquad (6-5)$$

式（6-5）称为**磁场中的高斯定理**，它反映了磁场是涡旋场的这一重要特性。

第二节　电流的磁场

一、毕奥－萨伐尔定律

电流在其周围空间产生磁场。为了求出任意形状的电流分布所产生的磁场，我们把电流分割成许多小元段 $\mathrm{d}l$，每一个小元段中的电流强度均为 I，并把 $I\mathrm{d}l$ 称为**电流元**。电流元是矢量，它的方向为 $\mathrm{d}l$ 中的电流强度方向。**毕奥－萨伐尔定律**给出了电流元在空间某点产生的磁感应强度 $\mathrm{d}B$ 的大小。其定律表述为：**电流元 $I\mathrm{d}l$ 在空间某点 P 处产生的磁感应强度 $\mathrm{d}B$ 的大小与电流元 $I\mathrm{d}l$ 的大小成正比，与电流元到 P 点的距离 r 的平方成反比，与电流元 $I\mathrm{d}l$ 和位矢量 r 之间小于 π 的夹角 θ 的正弦成正比**，即

$$\mathrm{d}B = k\frac{I\mathrm{d}l\sin\theta}{r^2}$$

式中，k 为比例系数，其值与介质的种类和所选用的单位有关。在 SI 制中 $k = \mu_0/4\pi$，$\mu_0 = 4\pi \times 10^{-7}$ $\mathrm{T}\cdot\mathrm{m}\cdot\mathrm{A}^{-1}$ 称为**真空磁导率**。将 k 值代入上式得

$$\mathrm{d}B = \frac{\mu_0}{4\pi}\cdot\frac{I\mathrm{d}l\sin\theta}{r^2} \qquad\qquad (6-6)$$

$\mathrm{d}B$ 的方向垂直于 $I\mathrm{d}l$ 和 r 所在的平面，可以用右手螺旋法则确定，即右手弯曲的四指由 $I\mathrm{d}l$ 的方向沿小于 π 的 θ 角转向 r 的方向，则拇指的指向就是 $\mathrm{d}B$ 方向，如图 6-4 所示。

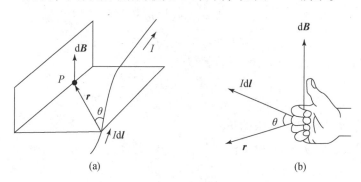

图 6-4　电流元的磁场和磁场的方向

（a）电流元的磁场　（b）右手螺旋法则确定 $\mathrm{d}B$ 方向

实验证明，与电场一样，磁场也具有叠加性，**任意电流在其周围空间任意点产生的磁场，其磁感应强度等于组成该电流的所有电流元单独存在时在该点产生的磁感应强度的矢量和**。这一结论称为**磁感应强度叠加原理**。

二、毕奥－萨伐尔定律的应用

1. 通电长直导线产生的磁场　在如图 6-5（a）所示的长直导线中，电流 I 由下向上流动，试求这个电流周围任一 P 点的磁感应强度。在长直导线 AB 上任取一个电流元 $I\mathrm{d}l$，由式（6-6）可知，该电流元在 P 点所产生的磁感应强度 $\mathrm{d}B$ 的大小为

$$\mathrm{d}B = \frac{\mu_0}{4\pi}\cdot\frac{I\mathrm{d}l\sin\theta}{r^2}$$

$\mathrm{d}B$ 的方向垂直于 $I\mathrm{d}l$ 和 r 所构成的平面，朝向纸面里，且直导线 AB 上各电流元在 P 点所产生的磁感应强度的方向都相同，所以，P 点的磁感应强度大小就是各电流元在该点所产生的磁感应强度 $\mathrm{d}B$ 的

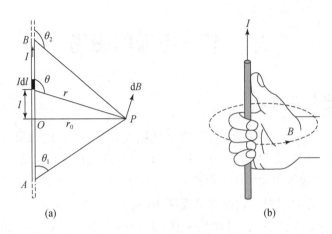

图 6-5　通电长直导线产生的磁场

(a) 长直电流的磁场　(b) 右手法则确定 B 的方向

代数和。对式（6-6）积分，得

$$B = \int_L dB = \frac{\mu_0}{4\pi} \int_L \frac{Idl\sin\theta}{r^2} \quad (6-6a)$$

式（6-6a）在积分过程中有三个变量，分别为 r、Idl 和 θ，为了统一变量，从 P 点向长直导线做垂线 PO，并设其长度为 r_0。若以 O 为原点，则电流元 Idl 到 O 点的距离为 l，由图 6-5 可知

$$l = r_0 \text{ctg}(\pi - \theta) = -r_0 \text{ctg}\theta \quad (6-6b)$$

对 l 取微分，得

$$dl = r_0 \csc^2\theta d\theta \quad (6-6c)$$

把 r 写成 θ 的函数

$$r = r_0 \csc(\pi - \theta) = r_0 \csc\theta \quad (6-6d)$$

将式（6-6c）和式（6-6d）代入式（6-6a），得

$$B = \frac{\mu_0}{4\pi} \int_{\theta_1}^{\theta_2} \frac{I\sin\theta d\theta}{r_0} = \frac{\mu_0 I}{4\pi r_0}(\cos\theta_1 - \cos\theta_2) \quad (6-7)$$

式中，θ_1、θ_2 分别是 A、B 端对 P 点所张的角。

如果直导线为无限长，则 $\theta_1 = 0$，$\theta_2 = \pi$，式（6-7）变为

$$B = \frac{\mu_0 I}{2\pi r_0} \quad (6-8)$$

可见，**通电长直导线周围的磁感应强度 B 的大小与导线中的电流强度成正比，与距离成反比。磁感应线是一组围绕导线的同心圆。**用右手握住直导线，使拇指的指向与电流强度的方向一致，则四指的环绕方向就是磁感应强度的方向，如图 6-5 (b) 所示。

当 $r_0 \ll l$ 时，对于有限长的直导线，式（6-8）仍然成立。

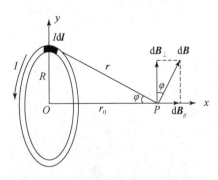

图 6-6　通电圆形线圈产生的磁场

2. 通电圆形线圈轴线上任一点的磁场　如图 6-6 所示，圆形线圈的半径为 R，电流强度为 I，线圈轴线上任一点为 P。设圆形电流的中心为 O，P 点到中心 O 的距离为 r_0。圆形电流上任意一点处的电流元 Idl 在 P 点产生的磁感应强度为 dB，由于所有 Idl 都与 r 相互垂直，由毕奥-萨伐尔定律得

$$dB = \frac{\mu_0}{4\pi} \cdot \frac{Idl}{r^2}$$

由于轴对称性，P 点的磁感应强度在垂直于轴线方向的分量 $dB_\perp$ 相互抵消，因此，总磁感应强度将沿轴线方向，其大小等于 $dB_{//} =$

$dB\sin\varphi$ 的代数和，即

$$B = \oint dB_{/\!/} = \oint dB\sin\varphi = \oint \frac{\mu_0}{4\pi} \cdot \frac{Idl\sin\varphi}{r^2} = \frac{\mu_0 I\sin\varphi}{4\pi r^2}\oint dl$$

因为 $\sin\varphi = \dfrac{R}{r}$，$\oint dl = 2\pi R$，所以

$$B = \frac{\mu_0 R^2 I}{2r^3} \tag{6-9}$$

由于 $r^2 = r_0^2 + R^2$ 和圆形线圈的面积 $S = \pi R^2$，式（6-9）改写为

$$B = \frac{\mu_0 R^2 I}{2r^3} = \frac{\mu_0}{2}\cdot\frac{IR^2}{(r_0^2 + R^2)^{3/2}} = \frac{\mu_0}{2\pi}\cdot\frac{IS}{(r_0^2 + R^2)^{3/2}} \tag{6-10}$$

圆形电流轴线上的磁感应强度的方向也能用右手螺旋法则来判断，即用右手弯曲的四指指向线圈中电流的方向，则伸直拇指的指向就是轴线上 **B** 的方向。

由式（6-10），在圆心处，$r_0 = 0$，B 为

$$B = \frac{\mu_0 I}{2R} \tag{6-11}$$

当 $r_0 \gg R$ 时，$r_0 \approx r$，P 点的 B 近似为

$$B = \frac{\mu_0 IS}{2\pi r_0^3} = \frac{\mu_0 IR^2}{2r_0^3} \tag{6-12}$$

与静电场中的电偶极子相类比，我们把圆形电流看成**磁偶极子**（magnetic dipole），圆形电流产生的磁场称为**磁偶极磁场**。

3. 通电直螺线管的磁场 环绕成螺线管形状的线圈称为**螺线管**。密绕的通电直螺线管如图 6-7（a）所示，试计算其轴线上任一点 P 处的磁感应强度。

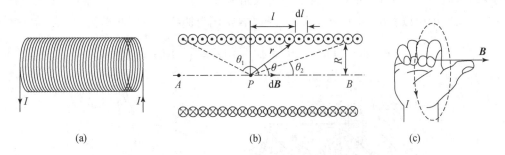

图 6-7 通电长直螺线管产生的磁场

（a）通电长螺线管 （b）通电直螺线管截面 （c）右手螺旋法则确定 B 的方向

图 6-7（b）是半径为 R，通有电流强度为 I 的密绕直螺线管的纵切面图。设 dl 段在 P 点产生的磁感应强度为 dB，直螺线管单位长度上的匝数为 n，dl 段相当于一个电流强度为 $nIdl$ 的圆形电流。由式（6-9）可知，$nIdl$ 在 P 点产生的磁感应强度为

$$dB = \frac{\mu_0 R^2}{2r^3}nIdl$$

由图 6-7（b）可知，$l = R\mathrm{ctg}\theta$，微分可得 $dl = -R\csc^2\theta d\theta$，又 $r = R\csc\theta$，代入上式得

$$dB = -\frac{1}{2}\mu_0 nI\sin\theta d\theta$$

对上式从 A 端到 B 端积分，得

$$B = \int_{\theta_1}^{\theta_2}\left(-\frac{1}{2}\mu_0 nI\sin\theta\right)\mathrm{d}\theta = \frac{1}{2}\mu_0 nI(\cos\theta_2 - \cos\theta_1) \tag{6-13}$$

磁感应强度的方向沿轴线向右。当直螺线管为无限长时，$\theta_1 = \pi$，$\theta_2 = 0$，这时有

$$B = \mu_0 nI \tag{6-14}$$

可见，磁感应强度 **B** 的大小与考查点的位置无关，这表明密绕无限长螺线管轴线上的磁场是均匀的。理论分析可知，密绕螺线管中磁感应线外泄很少，其内部空间的磁场可以认为是均匀的。

在长直螺线管任一端的轴线上，如图 6-7（b）中的 A 点，有 $\theta_1 = \pi/2$，$\theta_2 = 0$；B 点有 $\theta_1 = \pi$，$\theta_2 = \pi/2$，将其代入式（6-13）得

$$B = \frac{1}{2}\mu_0 nI \tag{6-15}$$

可见在长直螺线管端点轴线上的磁感应强度为管内的一半。对于有限长螺线管，若 $R \ll l$，式（6-14）、式（6-15）也可近似使用。

通电长直螺线管内的磁感应强度方向也可以用右手螺旋法则来判断，即用右手弯曲的四指指向电流方向握住螺线管，则伸直的拇指的指向就是磁感应强度 **B** 的方向，如图 6-7（c）。

三、安培环路定理及其应用

静电场的环路定理反映了静电场是保守场的重要性质。那么磁场的环路定理又能反映磁场的什么性质呢？

1. 安培环路定理　如图 6-8（a）所示，垂直于长直导线的平面 S，导线上的电流 I 与该平面相交于 O 点。在此平面内任取一个包围电流的闭合曲线 L，设 L 的绕行方向和电流强度方向成右手螺旋关系。L 上任一点 A 的磁感应强度 $B = \mu_0 I/2\pi r$。其中 r 为 A 点到 O 点的距离，**B** 的方向为通过 A 点的磁感应线（图中的虚线）的切线方向，**B** 与过 A 点所取的线元 d**l** 的夹角为 θ。

从图 6-8（a）中可以看出，$\mathrm{d}l\cos\theta = r\mathrm{d}\varphi$，所以 **B** 沿闭合曲线 L 的线积分为

$$\oint_L \boldsymbol{B} \cdot \mathrm{d}\boldsymbol{l} = \oint_L B\cos\theta \mathrm{d}l = \oint \frac{\mu_0 I}{2\pi r} r\mathrm{d}\varphi = \frac{\mu_0 I}{2\pi}\int_0^{2\pi}\mathrm{d}\varphi = \mu_0 I \tag{6-16}$$

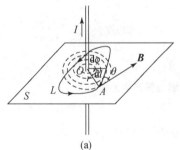
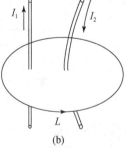

(a) (b)

图 6-8　安培环路定理

（a）由长直电流推导　（b）确定电流正、负

积分的结果仅和包围在闭合曲线内的电流有关，而和所选择的闭合曲线的路径无关。式（6-16）虽然是从长直电流的磁场中推导出来的，但是它对于任意形状电流所产生的磁场都是成立的，即使所选取的闭合曲线不在一个平面内，式（6-16）也同样成立。如果所取的闭合曲线包含有多个电流，式（6-16）则应写成

$$\oint_L \boldsymbol{B} \cdot \mathrm{d}\boldsymbol{l} = \oint_L B\cos\theta \mathrm{d}l = \mu_0 \sum I \tag{6-17}$$

这表明，在电流周围的磁场中，磁感应强度 B 沿任意闭合曲线的线积分与通过该闭合曲线内电流强度的代数和成正比。这一结论称为**真空中的安培环路定理**（Ampere circuital theorem）。电流的正、负可以这样确定：如果电流的方向与积分回路的绕行方向符合右手螺旋关系时，电流为正，如图 6-8（b）所示的 I_1；反之为负，如图 6-8（b）所示的 I_2。如果闭合曲线中不包含电流或包含等值反向电流时，积分为零。

2. 安培环路定理的应用

例 6-1　试求通电无限长直圆柱导体所产生的磁场。设通电无限长直圆柱导体的半径为 R，电流 I 均匀分布在横截面上。

解　如图 6-9（a）所示，由于电流分布具有轴对称性，因此可以判断出在长直圆柱形导体内、外空间中的磁感应线应是一系列同轴圆环线。先讨论通电无限长直圆柱导体外的磁场分布。

设 P 点到轴线的距离为 r（$r>R$），过 P 点做半径为 r 的圆形积分回路 L，在积分回路上各点的磁感应强度 B 的大小都相等，B 的方向沿圆周的切线方向，根据安培环路定理，有

$$\oint_L B \cdot dl = B \cdot 2\pi r = \mu_0 I$$

所以
$$B = \frac{\mu_0 I}{2\pi r} \quad (r>R)$$

这与通电长直导线周围的磁场分布完全相同。

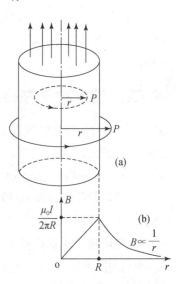

在长直圆柱形导体内，设 P 点到轴线的距离为 r（$r<R$），过 P 点作半径为 r 的圆形积分回路 L，在积分回路上各点的磁感应强度 B 的大小都相等，B 的方向沿回路的切线方向。回路 L 所包围的电流为

$$\sum I = \frac{\pi r^2}{\pi R^2}I = \frac{r^2}{R^2}I$$

根据安培环路定理 $\oint_L B \cdot dl = \oint_L B\cos\theta dl = \mu_0 \sum I$，得

$$B \cdot 2\pi r = \mu_0 \frac{r^2}{R^2}I$$

图 6-9　通电长直圆柱导体的磁场

（a）通电长直圆柱导体　（b）磁场分布

所以
$$B = \frac{\mu_0 Ir}{2\pi R^2} \quad (r<R)$$

可见，通电无限长直圆柱导体所产生的磁场中，在圆柱体外，磁感应强度的大小与场点到导体轴线的距离成反比，即通电无限长直圆柱导体外的磁场相当于电流集中于轴线的无限长直导线的磁场；在圆柱体内，磁感应强度的大小与场点到导体轴线的距离成正比，如图 6-9（b）所示。

第三节　磁场对运动电荷的作用

PPT

⇒ 案例引导

案例　电场和磁场对生物体都有影响，由于不同地方的场强大小不同，对生物体的影响也各不相同。现代科学实验的结果，让我们知道电磁场是不利于人体的，许多现代人的毛病，起因都是电场、磁场、电磁波的影响。场强越大，影响越明显。由于生物体为导体，可以屏蔽电场，但不可以屏蔽磁场，因此强磁场的作用将更加显著。

讨论　用什么方法能测量出空间磁场的大小？

一、洛伦兹力

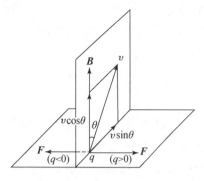

图 6 - 10　运动电荷在磁场中所受洛伦兹力

电荷在磁场中运动时会受到磁场力的作用，这个磁场力称为**洛伦兹力**。电荷的运动速度与磁场方向垂直时洛伦兹力最大，与磁场方向平行时洛伦兹力为零。在一般情况下，电荷的运动速度 v 与磁感应强度 B 之间可以成任意角度，如图 6 - 10 所示。这时可以将 v 分解成平行于 B 的分量 $v_{//} = v\cos\theta$ 和垂直于 B 的分量 $v_{\perp} = v\sin\theta$ 两部分。由于与 $v_{//}$ 方向的运动不受磁场力的作用，因此运动电荷在磁场中所受的力只由分量 $v_{\perp}$ 决定。由式（6 - 2）可知运动电荷在磁场中所受洛伦兹力的大小为

$$F = qv_{\perp}B = qvB\sin\theta \tag{6 - 18}$$

洛伦兹力的方向可以用右手螺旋法则来确定，即将右手四指的指向由 v 的方向沿着小于 π 的一侧向 B 的方向弯曲，则竖直的拇指的指向就是 F 的方向。如果运动物体带负电荷，洛伦兹力的方向和上述方向相反。

二、带电粒子在磁场中的运动

从上面的分析我们知道，洛伦兹力 F 的方向总是与带电粒子的运动速度 v 的方向垂直，因此洛伦兹力对带电粒子不做功，它只改变带电粒子的运动方向，而不改变它的速率和动能。下面分三种情况来讨论带电粒子在磁场中的运动规律。

1. 带电粒子以速率 v_0 沿磁场方向进入均匀磁场　由洛伦兹力公式可知，运动带电粒子将不受磁场力的作用，它将沿磁场方向做速率为 v_0 的匀速直线运动。

2. 带电粒子 q 以速率 v_0 沿垂直于磁场 B 的方向进入均匀磁场　这时带电粒子 q 受到洛伦兹力的作用，其作用力的大小为 $F = qv_0B$。因为洛伦兹力始终与粒子的运动方向垂直，所以，带电粒子 q 将在垂直于磁场的平面内做半径为 R 的匀速圆周运动。其力学方程为

$$qv_0B = m\frac{v_0^2}{R}$$

由上式可以得出带电粒子做圆周运动的轨道半径为

$$R = \frac{mv_0}{qB}$$

可见轨道半径与带电粒子的运动速率 v_0 成正比，与磁感应强度 B 的大小成反比。

3. 带电粒子 q 以速率 v_0 和磁感应强度 B 的方向成 θ 角进入均匀磁场　这时可以将带电粒子的初速度 v_0 分解为平行于 B 的分量 $v_{//}$ 和垂直于 B 的分量 $v_{\perp}$ 即

$$v_{//} = v_0\cos\theta \quad v_{\perp} = v_0\sin\theta$$

带电粒子同时参与两种运动：一种是匀速直线运动，另一种是匀速圆周运动。因此，带电粒子的实际（合）运动是以磁场方向为轴的等螺距螺旋运动，如图 6 - 11 所示。螺旋线的半径为

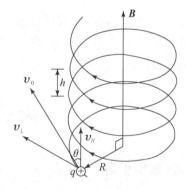

图 6 - 11　带电粒子在磁场中的螺旋运动

$$R = \frac{mv_{\perp}}{qB} = \frac{mv_0\sin\theta}{qB}$$

螺旋的周期为

$$T = \frac{2\pi R}{v_\perp} = \frac{2\pi m}{qB}$$

在一个周期内，粒子沿磁场方向前进的距离称为**螺距**，其值为

$$h = Tv_{//} = \frac{2\pi m v_0 \cos\theta}{qB}$$

三、霍尔效应与量子霍尔效应

1. 霍尔效应 在均匀磁场 **B** 中放入通有电流 I 的半导体薄片，使薄片平面垂直于磁场方向，这样在薄片的两侧就会产生一个电势差，这种现象称为**霍尔效应**（Hall effect），所产生的电势差称为**霍尔电势差**。

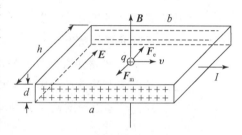

如图 6-12 所示，设薄片中载流子的电量为 $+q$，漂移速度为 v，方向与电流方向一致，磁场方向与薄片垂直由下向上。这时电荷 $+q$ 受到 $F_m = qvB$ 的洛伦兹力作用，向前表面 a 聚集，后表面 b 有相应的负电荷聚集，形成一个方向由前至后的电场 **E**，这个电场阻止载流子继续向前表面移动。随着两侧电荷的积累，电场逐渐加强，当电场力与洛伦兹力相等达到平衡时，有 $Eq = qvB$，此时薄片中形成稳定电场的场强为

图 6-12 霍尔效应示意图

$$E = vB \tag{6-19}$$

假设薄片的宽度为 h，薄片内的电场可视为均匀电场，由电势梯度与电场强度的关系可得

$$E = \frac{V_a - V_b}{h} = vB \quad \text{或} \quad U_{ab} = V_a - V_b = vBh$$

因为电流强度 $I = JS = nqvhd$，其中 J 为电流密度；n 为单位体积内的载流子数；d 为薄片的厚度；所以 $v = I/nqhd$，得 $U_{ab} = \frac{1}{nq} \cdot \frac{IB}{d}$

令 $K = 1/nq$，则

$$U_{ab} = K \cdot \frac{IB}{d} \tag{6-20}$$

式（6-20）是霍尔电势差的计算公式，式中，K 称为**霍尔系数**，它与薄片的材料有关，材料的载流子数密度 n 越大，K 就越小。为得到较大的霍尔系数，通常采用载流子密度较低的半导体材料。

霍尔效应广泛应用于半导体材料的测试和研究上，还可以利用霍尔效应做成霍尔元件来测量磁场以及测量直流电路和交流电路的电流和功率等。实验中通常给出的是 $K_H = K/d = 1/nqd$，称为霍尔元件的**灵敏度**。I 称为**工作电流**，U_{ab} 称为**霍尔电压**。

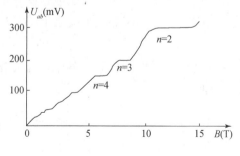

图 6-13 量子霍尔效应

2. 量子霍尔效应 由式（6-20）可知，对于给定的薄片，通以一定的电流强度 I，霍尔电势差 U_{ab} 将随磁场强度 **B** 线性增加。但是经过深入研究发现，在低温和强磁场的情况下，对于半导体材料的霍尔效应而言，U_{ab} 和 **B** 的对比曲线中存在一系列的稳定状态，它不再是一条直线，而是台阶式的曲线，如图 6-13 所示。出现台阶处的电阻与材料的性质无关，而是由一个常数（h/e^2）除以不同的整数，于是，霍尔电阻被定义为

$$R_H = \frac{U_{ab}}{I} = \frac{h/e^2}{n} \quad (n = 1,~ 2,~ 3,~ \cdots) \tag{6-21}$$

式中，n 是整数；令 $R_K = h/e^2$，称为**冯·克利青常数**（Klaus von Klitzing constant），该常数只与普朗克常量 h 和基本电荷 e 有关。上述现象称为**量子霍尔效应**。若在量子霍尔效应的研究中采用更低的温度和更强的磁场，发现由式（6-21）给出的霍尔电阻 R_H 中，n 可以被一系列的分数取代，这种现象称为**分数量子霍尔效应**。

⊕ 知识链接

量子反常霍尔效应

不依赖于强磁场而由材料本身自发磁化产生的霍尔效应，称为量子反常霍尔效应。在这种外界零磁场中就可以实现的量子霍尔态，更容易应用到人们日常所需的电子器件制作中。自 1988 年开始，就不断有理论物理学家提出各种方案实现量子反常霍尔效应，然而在实验上没有取得任何进展。2013 年，由清华大学薛其坤院士领衔，清华大学、中科院物理所和斯坦福大学研究人员联合组成的团队在量子反常霍尔效应研究中取得重大突破，他们从实验中首次观测到量子反常霍尔效应，这是中国科学家从实验中独立观测到的一个重要物理现象，也是物理学领域基础研究的一项重要科学发现。

第四节 磁场对载流导线的作用

PPT

一、磁场对载流导线的作用——安培力

导线中的电流是由于大量电子做定向运动所形成的，这样的导线称为**载流导线**。当载流导线处于磁场中时，它所受的磁场力就是导线中所有做定向运动的电子所受的洛伦兹力的总和。在载流导线上任取一个电流元 Idl，设电流元所在处的磁感应强度为 B，B 与 Idl 的夹角为 θ，导线的横截面积为 S，单位体积内的电荷数为 n，则该电流元中电荷的总数为 $nSdl$。在同一个电流元 Idl 里，每个电荷所受的洛伦兹力都相等，$f = qvB\sin\theta$，所以电流元受到的合力大小为 $dF = nSdl \cdot qvB\sin\theta$，又因为通过导线的电流强度 $I = nqvS$，故有

$$dF = IB\sin\theta dl \tag{6-22}$$

dF 就是电流元 Idl 在磁场中所受到的力，称为**安培力**，上式也叫**安培公式**。安培力的方向也可以用右手螺旋法则来确定，将右手的四指由电流强度 I 的方向沿着小于 π 的一侧向磁感应强度 B 的方向弯曲，这时拇指的指向就是安培力 dF 的方向。如图 6-14 中，dF 的方向垂直纸面向外。

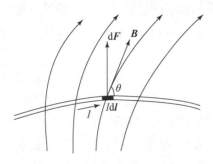

图 6-14 磁场对载流导线的作用

长度为 l 的载流导线在磁场中所受的力，等于各个电流元在磁场所受安培力的矢量和，即

$$F = \int_l dF \tag{6-23}$$

二、磁场对平面载流线圈的作用

为了计算方便，我们设定平面载流线圈为矩形线圈。现在将一个矩形线圈 $abcd$ 放在均匀磁场 B 中，

已知线圈的两个边长分别为 l_1 和 l_2，其中的电流强度为 I，线圈平面与 B 之间的夹角为 θ，如图 6-15（a）所示。边长 $ab = l_1$ 和 $cd = l_1$ 的两边所受的安培力分别为

$$F_1 = Il_1 B \sin(\pi - \theta) = Il_1 B \sin\theta \quad F_1' = Il_1 B \sin\theta$$

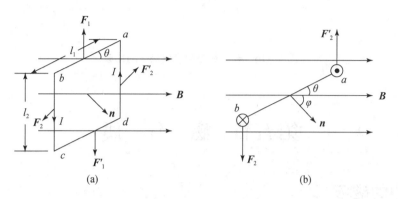

图 6-15 磁场对平面载流线圈的作用

（a）磁场中的载流线圈 （b）用 n 描述载流线圈的取向

可见 $F_1 = F_1'$，但是它们的方向相反，而且作用在一条直线上，所以这两个力互相抵消。

边长 $bc = l_2$ 和 $da = l_2$ 的两边所受的安培力分别为

$$F_2 = IBl_2 \quad F_2' = IBl_2$$

同样 $F_2 = F_2'$，它们的方向也相反，但是不作用在一条直线上，而是形成一对力偶，如图 6-15（b）所示。由于力臂为 $l_1 \cos\theta$，因此磁场作用在线圈上的力矩为

$$M = IBl_1 l_2 \cos\theta \quad \text{或} \quad M = IBS\cos\theta \qquad (6-24)$$

式（6-24）中，$S = l_1 l_2$ 是线圈平面的面积，M 称为载流线圈的**磁力矩**。

通常用线圈的法线方向 n 表示线圈的取向，它的方向与电流强度 I 的方向有关。我们让右手弯曲的四指与线圈中电流的环绕方向一致，这时拇指的指向就定义为线圈法线的正方向。

若 n 与 B 的夹角用 φ 表示，显然，$\varphi + \theta = \pi/2$，则式（6-24）改写成

$$M = IBS\sin\varphi$$

如果线圈有 N 匝，那么

$$M = NIBS\sin\varphi \qquad (6-25)$$

三、磁矩

把式（6-25）改写为

$$M = P_m B \sin\varphi \qquad (6-26)$$

式中，$P_m = NIS$，称为**载流线圈的磁偶极矩**，简称**磁矩**（magnetic moment）。由于磁矩 P_m 仅由载流线圈本身的条件 N、I 和 S 决定，与外磁场的情况无关，因此它是描述载流线圈自身特性的物理量。磁矩 P_m 是矢量，它的方向和载流线圈法线的（正）方向相同，单位是安培·平方米（$A \cdot m^2$）。

式（6-26）虽然是由矩形载流线圈推导出来的，但是可以证明它适用于处在均匀磁场中的任何形状的平面载流线圈。

如图 6-16（a）所示，它表示一个处在均匀磁场中且与 B 的夹角为 θ 的载流线圈，如图 6-16（b）所示，它表示一个处在均匀电场中且与 E 的夹角为 θ 的电偶极子。如果没有其他外力的作用，它们在磁场或电场力矩的作用下，最终都会转到与外磁场或外电场一致的方向。由此可见，载流线圈在磁场中的表现与电偶极子在电场中的表现非常相似，所以也称载流线圈为广义的磁偶极子（magnetic dipole）。

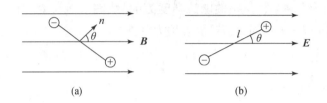

图 6 - 16　载流线圈和电偶极子的比较

（a）均匀 $\boldsymbol{B}$ 中的载流线圈　（b）均匀 $\boldsymbol{E}$ 中的电偶极子

第五节　磁　介　质

PPT

一、介质中的磁场

没有磁性的物体在磁场中获得磁性的过程，称为**磁化**。处于磁场中的磁介质将被磁场磁化，从而产生一个附加磁场 $\boldsymbol{B}'$。由于附加磁场的存在，磁介质中总的磁感应强度 $\boldsymbol{B}$ 应等于真空中的磁感应强度 $\boldsymbol{B}_0$ 与附加磁场 $\boldsymbol{B}'$ 的矢量和。即

$$\boldsymbol{B} = \boldsymbol{B}_0 + \boldsymbol{B}' \tag{6-27}$$

不同的磁介质在外磁场中被磁化的程度是不一样的，我们用比值 $\boldsymbol{B}/\boldsymbol{B}_0$ 来表征磁介质被磁化的程度。

$$\mu_r = \frac{B}{B_0} \quad \text{或} \quad B = \mu_r B_0 \tag{6-28}$$

μ_r 称为磁介质的**相对磁导率**，它是一个无量纲的纯数，其大小由磁介质的性质决定。式（6 - 28）表明，磁介质被磁化后，磁介质中的磁感应强度是真空中磁感应强度的 μ_r 倍。真空中 $\mu_r = 1$。

在充满相对磁导率为 μ_r 的均匀磁介质中，毕奥 - 萨伐尔定律可写为

$$dB = \mu_r dB_0 = \frac{\mu_r \mu_0}{4\pi} \cdot \frac{Idl\sin\theta}{r^2} \quad \text{或} \quad dB = \frac{\mu}{4\pi} \cdot \frac{Idl\sin\theta}{r^2} \tag{6-29}$$

式中，$\mu = \mu_r \mu_0$，称为**磁介质的绝对磁导率**，简称**磁导率**。它与 μ_0 有相同的单位都是 $T \cdot m \cdot A^{-1}$。

由式（6 - 29）可知，当磁电流 I 为已知时，磁介质中的磁感应强度与磁介质有关。我们把式（6 - 29）改写为

$$d\left(\frac{B}{\mu}\right) = \frac{1}{4\pi} \cdot \frac{Idl\sin\theta}{r^2}$$

令 $H = B/\mu$，H 为新引入的物理量，它也是矢量，称为**磁场强度**（magnetic field intensity），这样

$$dH = \frac{1}{4\pi} \cdot \frac{Idl\sin\theta}{r^2} \tag{6-30}$$

由于在各向同性的均匀磁介质中，H 与 B 的方向相同，而 H 与磁介质的种类无关，所以用 H 来处理有磁介质存在时的磁场，会使问题变得比较简单。

二、磁介质的分类

在磁场作用下能发生变化，并能反过来影响原来磁场的物质称为**磁介质**。实际上所有的实物在磁场作用下都会或多或少地发生变化，并能反过来影响原来的磁场，因此，**所有实物都是磁介质**。

通常用相对磁导率 μ_r 来描述物质的磁性，μ_r 的大小决定了磁介质在磁场中被磁化的程度。据此，可把磁介质分为顺磁质、抗磁质、铁磁质和完全抗磁体四类。

1. 顺磁质 在顺磁质中，分子内部各个电子的磁矩不能完全抵消，具有分子磁矩。当这类磁介质处在外磁场 B_0 中时，各分子磁矩受到磁力矩的作用而转向外磁场方向，形成一个与外磁场方向相同的附加磁场 B'，结果使得 $B > B_0$，$\mu_r > 1$。绝大部分物质属于这一类，如氧、锰、铝等。顺磁质具有的磁性称之为**顺磁性**。表6-2列出了一些物质的相对磁导率。

表6-2 一些物质的相对磁导率 μ_r

磁介质的种类	物质	温度	相对磁导率
顺磁质	铝	293K	1.000 022
($\mu_r > 1$)	铂	293K	1.000 260
	氧	293K	1.000 002
	氧	90K	1.007 699
抗磁质	铋	293K	0.999 834
($\mu_r < 1$)	汞	293K	0.999971
	铜	293K	0.999990
	氢	293K	0.999961
铁磁质	铁		1800（最大值）
($\mu_r \gg 1$)	钢		2200（最大值）
	硅钢		7000（最大值）
	坡莫合金		100 000（最大值）
完全抗磁体	汞	小于4.15K	0
($\mu_r = 0$)	铌	小于9.26K	0

2. 抗磁质 抗磁质的分子内部各个电子的磁矩都互相抵消，因此分子磁矩为零。当这类磁介质处在外磁场 B_0 中时，每个分子或原子内的电子除绕轨道运动和自旋外，还要附加以外磁场方向为轴线的进动。电子的进动也相当于一个等效的圆电流，其磁矩的方向与外磁场的方向相反，所产生的附加磁场 B' 也与外磁场的方向相反，结果使得 $B < B_0$，$\mu_r < 1$。常见抗磁质见表6-2，如铜、铋、汞及氢等。抗磁质具有的磁性称为**抗磁性**。

3. 铁磁质 铁磁质内部存在许多饱和磁化了的小区域称为"磁畴"。铁磁质在外磁场 B_0 的作用下"磁畴"的磁矩都转向外磁场的方向，磁化达到饱和，从而产生很强的与外磁场方向一致的附加磁场 B'，因此使得 $B \gg B_0$，$\mu_r \gg 1$。常见铁磁质见表6-2，如铁及某些合金。铁磁质所具有的磁性称为**铁磁性**。

4. 完全抗磁体 $\mu_r = 0$，$B = 0$，磁介质内的磁场强度等于零，如超导体。超导体内没有磁场，外界磁场也不能进入超导体内，所以超导体是**完全抗磁体**。

顺磁质和抗磁质都被称为**弱磁质**，它们磁化后所激发的附加磁场非常弱，通常只是外磁场大小的几万分之一或几十万分之一。铁磁质则被称为**强磁质**，其附加磁场非常强，通常是外磁场大小的几百倍到几万倍。

构成生物体的各种生物大分子也都具有磁性。大多数生物大分子是各向异性的抗磁质，少数为顺磁质（如含Fe的血红蛋白、肌红蛋白和铁蛋白，生物体中的自由基等），只有极少数呈现铁磁性。外加磁场对生物磁性会有一定的影响，这可能会对一些生物体的功能和生命现象发生作用。

PPT

第六节　生物磁场和磁场的生物效应

人和动物都能够感受到声、光、电、热等各种物理刺激，但是能否感知到磁场的存在呢？生命活动中伴随有生物电的出现，因此也必然有生物磁场的出现。生物磁场和磁场的生物效应对生物体有哪些影响呢？这些问题就是我们这一节要讨论的内容。

⇒案例引导

　　案例　人体是生物体，在人体内存在着生物磁场，如脑、心、神经、肺、肝、腹、肌肉、眼睛、头皮等都有磁场。人体会患心室肥大、心肌缺血、早搏、癫痫、肺尘埃沉着病等疾病。磁场对人体的作用主要是通过磁场的生物效应，当磁场作用于人体后，会引起人体一系列的反应。

　　讨论　1. 医学上心磁图与心电图相比主要的优点有哪些？
　　　　　　2. 磁场对生物体的影响主要表现在哪几个方面？

一、生物磁场

　　人和动物的许多功能和活动都是由电荷的运动再通过神经系统的活动来传导的。所以，伴随着生物电现象的同时必然有生物磁现象的产生。生物磁信号非常微弱，人体的心磁场约为 10^{-11}T；脑磁场约为 10^{-12}T 等。产生生物磁场的另外一个原因，可能是某些铁磁性物质被吸入肺或随食物进入胃肠并沉积在里面，当这些磁性物质被地磁场磁化后，它们就成为小磁体残留在体内，从而形成生物磁场。此外，在外界因素的刺激下，生物机体的某些部位也能产生一定的诱发电位，同时产生一定的诱发磁场，比如 $10\mu V$ 的脑电位可引起 10^{-13}T 的诱发脑磁场，这种磁信号也是生物磁场。

二、生物磁场的测定

　　地磁场的强度约为 10^{-5}T，人类活动区域里各种磁噪声也非常严重，强度可达 $10^{-8} \sim 10^{-6}$T，在这样的环境中要测量十分微弱的生物磁信号，必须有高灵敏度的磁强计和良好的磁屏蔽室，以防止周围环境的磁噪声干扰。但是由于条件的限制，使得人们对生物磁信号的研究进展缓慢。直到 20 世纪 60 年代后期，随着测量技术的不断发展，陆续研制出了一系列的测量仪器，如**感应线圈式磁强计**灵敏度可达 10^{-8}T，**磁通门式磁强计**灵敏度可达 10^{-10}T，而**超导量子干涉仪**（SQUID）的灵敏度更是高达 10^{-15}T。

　　如图 6-17 所示，若使被测生物体处于**磁屏蔽室**中进行各种生物磁信号的测量，能得到非常精确的测量结果。为了屏蔽地磁噪声，磁屏蔽室用三层坡莫合金包围，为了屏蔽交变磁场用铝皮包围，这样的磁屏蔽室可使信噪比提高 1 万倍以上。

　　1. 心磁图　鲍莱、麦克菲于 1963 年首先在人体的体表记录到心脏电流所产生的磁场，称其为**心磁图**（MCG）。科恩于 1970 年左右用 SQUID 在磁屏蔽室内首次创造了良好的心磁图。心磁图与心电图相比主要的优点是：①是非接触性的记录方法，不必考虑皮肤表面电流的影响，适合对 ST 段直流部分的波形分析，对右心房、左心室增大，心肌劳损的诊断具有确定意义。②当有环形电流和复数相等的逆向电流存在时，因电压相互抵消，心电图不能记录

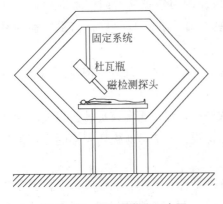

固定系统

杜瓦瓶

磁检测探头

图 6-17　磁场屏蔽室示意图

时，心磁图却能记录到大幅度的变化信号。对陈旧性心肌梗死、心肌缺血能比较容易地检测出来。③心磁图所测磁场主要是偶极子信号源磁场，它是心脏生物电本质的反映，通过分析能推导出信号源的位置和信号的大小，对由于普肯野纤维系统异常传导通路等引起的异常节律具有一定诊断意义。

心磁图的记录是在前胸选 36 个点作为记录部位。心磁图也采用爱因托芬命名法，分为 P 波，主要反映心房的除极过程；QRS 波，主要反映心室的除极过程；T 波，反映心室的复极化过程。与心电图相似。

2. 脑磁图　科恩于 1968 年首次在人头颅的枕部测到自发性的 α 波引起的脑磁场信号，将其称为**脑磁图**（MEG）。1972 年他又用磁屏蔽室和 SQUID 记录了第一个小噪声清晰的 α 波的脑磁图。脑磁图的检测也是非接触性的，可分为无外界刺激的**自发性脑磁图**、有外界刺激的**诱发性脑磁图**、依赖于意识的**内因性脑磁图**三种。在自发性脑磁场中，除正常神经所引起的 α 波外，神经细胞的异常放电，如癫痫病时出现的棘波也会引起自发的脑磁场。在有外界刺激的情况下诱发的脑磁场是由大脑皮质和其他部位产生的，例如由声音诱发的脑磁场发生源在听性脑干；脊髓神经诱发的脑磁场发生源就在脊髓。依赖于意识的内因性脑磁场依赖意识，在脑的高级中枢神经相对应的部位得到应答。

由于计算机技术的飞速发展，现在使用的多道 SQUID 磁强计有专门的数据搜集装置，直接把脑磁场的信号进行处理和分析。利用脑磁图对大脑皮质功能的局限定位与生理学、解剖学得到的结果非常一致。根据信号源来推断病变部位能达到毫米数量级。把脑磁图投影到功能性磁共振成像上，能反映信号源处血流量。在脑外科手术中还常用脑磁图来确定感觉野和运动野的范围。

3. 肺磁图　测量的是吸入肺内的粉尘被磁化后的磁场强度及其分布情况。科恩于 1970 年就记录了世界上第一张肺磁图。利用肺磁图能间接地判断肺功能情况，它比 X 射线能更早地发现肺部受到粉尘污染的职业患者。

目前对生物磁信号的测量主要是以上几方面。现在对眼磁场、神经磁场和肌磁场等的研究也十分活跃，有望在不久的将来，能获得更广泛的临床应用。

三、磁场的生物效应

通过大量的实验和临床实践，表明磁场对生命机体的活动以及生理、生化过程都有一定影响。这些影响主要表现在以下几个方面。

1. 磁场对生物体的作用与磁场强度、类型及频率有关　例如在完全磁屏蔽的环境中小鼠体内酶活性会发生强烈的变化，寿命显著缩短；在 0.5T 的磁场强度作用下对小鼠有致死作用。恒定磁场对组织的再生和愈合有抑制作用，而脉冲磁场却对骨质愈合有良好的疗效。交变磁场的不同频率对生物机体也有不同的影响，例如在频率为 50Hz ~ 20kHz 的脉冲磁场中，只有频率为 1 ~ 2kHz 的磁场会促进血液的纤溶性，其他频率的磁场对纤溶性有抑制作用。

2. 磁场对生物体的作用与磁场方向有关　通常情况下，磁场方向和生物体轴线保持某一角度时其作用最大。如当磁场的方向是从大鼠背部指向腹部时会使白细胞数减少。如果磁场方向是任意的，则磁场的强度要增加两倍以上才能明显地看到白细胞数的减少。

3. 磁场的生物效应与作用时间有关　磁场对生物体的物理作用有积累效应，必须达到一定的程度后，才会触发生物效应。显然，磁场越强达到阈值的时间越短。除了物理作用时间外，还有生物反应时间（即生物效应开始后，在组织中逐渐扩大，直到生物机体产生可观察到的变化所用的时间）。生物反应时间与物理作用时间相比，可能会长一些，也可能会短一些。

4. 磁疗作用　目前磁场疗法已广泛地应用于临床，经过多年的研究实践，在活血化瘀、消炎镇痛、安神降压、肌肉劳损、关节炎及气管炎等方面均有良好的疗效。其治疗的机制、病种及磁场的大小、类型、作用部位、治疗时间等都在不断地实践和探索中。

目标检测

答案解析

一、选择题

1. 关于洛伦兹力的方向，下列说法不正确的是（　　）

　　A. 洛伦兹力的方向垂直于磁感应强度的方向

　　B. 洛伦兹力的方向垂直于载流子速度的方向

　　C. 洛伦兹力的方向既垂直于磁感应强度的方向又垂直于载流子速度的方向

　　D. 洛伦兹力的方向平行于磁感应强度的方向

　　E. 洛伦兹力的方向可以用右手螺旋法则确定

2. 电流元在空间某点的磁感强度的方向是（　　）

　　A. 沿从该点到电流元的距离 r 方向

　　B. 与电流元方向相同

　　C. 与电流元方向相反

　　D. 与电流元方向无关

　　E. 垂直于 r 与电流元所决定的平面，右手螺旋法则判定

3. 霍尔现象显著的条件是（　　）

　　A. 通电电流 I 大，磁感应强度 B 弱，导电片薄，霍尔系数小

　　B. 通电电流 I 小，磁感应强度 B 弱，导电片厚，霍尔系数大

　　C. 通电电流 I 大，磁感应强度 B 强，导电片薄，霍尔系数大

　　D. 通电电流 I 小，磁感应强度 B 强，导电片厚，霍尔系数小

　　E. 通电电流 I 大，磁感应强度 B 强，导电片薄，霍尔系数小

二、计算题

4. 一个半径为 0.1m，阻值 100Ω 的圆形电流回路连着 36V 的电源，问回路中心的磁感应强度是多少？

5. 在真空中，半径为 R 的木质圆盘上，均匀分布着电荷量为 q 的电荷，圆盘绕通过圆心并垂直于盘面的轴以角速度 ω 转动。试求圆盘中心 O 点的磁感应强度。

6. 如图 6-18 所示，一根载有电流 I 的导线由三部分组成，AB 部分为四分之一圆周，圆心为 O，半径为 R，导线其余部分伸向无限远，求 O 点的磁感应强度。

7. 电子在匀强磁场中作圆周运动，周期为 $T = 1.0 \times 10^{-8}$s。

（1）求磁感应强度的大小（已知：$m_e = 9.109 \times 10^{-31}$kg，$e = 1.6 \times 10^{-19}$C）；

（2）如果电子在进入磁场时所具有的能量为 3.0×10^3eV，求圆周的半径。

8. 两根无限长平行直电流相距为 a，分别通有电流 I_1 和 I_2，试求两导线之间单位长度上的相互作用力。

9. 有一长为 $l = 2.6 \times 10^{-2}$m 的直导线，通有 $I = 15$A 的电流，此直导线被放置在磁感应强度大小为 $B = 2.0$T 的匀强磁场中，与磁场方向成 $\alpha = 30°$ 角。求导线所受的磁场力。

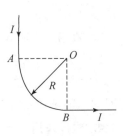

图 6-18

10. 有一 10 匝的矩形线圈，长为 0.20m，宽为 0.15m，放置在磁感应强度大小为 1.5×10^{-3}T 的匀强磁场中。若线圈中每匝的电流为 10A，求它所受的最大力矩。

（牛晓东）

书网融合……

本章小结

题库

第七章　振动和波

物体在一定位置附近做来回往复的运动称为**机械振动**（mechanical vibration）。振动（vibration）是自然界中一种十分普遍的运动形式，如声源的振动、心脏的跳动、固体中原子的振动等。广义地说，任何一个描述物质运动状态的物理量在某一值附近做周期性的变化都可称为振动，如电流、温度、电磁场等的振动。

振动在弹性介质中的传播就形成了**机械波**（mechanical wave），如声波、超声波等。其他形式的波也是由某种振动在空间传播所形成的，如无线电波、光波、X射线等电磁波，都是由电磁场的振动在空间传播所形成的。由于振动的传播同时伴随有能量的传播，因此波动过程也是一种能量的传播过程。

各类振动和波的物理本质可能不同，但在形式上它们又具有许多共同的特征和规律，数学描述的形式也相同。本章将介绍振动和波的一些基本理论，它们是研究声波、超声波、光波等的基础。

PPT

第一节　简谐振动

具体的振动大多是比较复杂的。如果某个振动物体的位移可以用时间的余弦或正弦函数来描述，就称这个物体的振动为**简谐振动**（simple harmonic motion）。简谐振动是一种最简单、最基本的振动。简谐振动可以用数学精确地描述，同时任何复杂的振动都可以看成几个或多个简谐振动合成的结果。

一、简谐振动方程 🅔 微课1

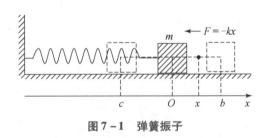

图7-1　弹簧振子

如图7-1所示，一劲度系数为k的轻质弹簧一端固定，另一端系一质量为m可看作是质点的物体，水平放置在光滑的平面上，这一装置称为**弹簧振子**。设弹簧为原长时，物体处于坐标原点O点。在弹簧的弹性限度内，将物体移至b点后释放，物体就会在平衡位置O点附近振动。分析可知，在无任何阻力的情况下，物体在振动过程中所受到的合力为弹簧的弹性力F。根据胡克定律，F与物体的位移x成正比，方向与位移x的方向始终相反，即

$$F = -kx \qquad (7-1)$$

式中，负号表示 F 与 x 方向相反。

根据牛顿第二定律 $F = ma$，有

$$- kx = ma = m \frac{\mathrm{d}^2 x}{\mathrm{d}t^2}$$

上式两边同时除以 m，令 $\omega^2 = \frac{k}{m}$，并整理可得

$$\frac{\mathrm{d}^2 x}{\mathrm{d}t^2} + \omega^2 x = 0 \qquad (7-2)$$

该微分方程的解 x 为时间 t 的余弦或正弦函数，在描述简谐振动时我们习惯用余弦函数来表示，即

$$x = A\cos(\omega t + \varphi) \qquad (7-3)$$

式中，A、φ 为两积分常数，由振动物体初始时刻的条件决定。由式（7-3）可知，弹簧振子的振动为简谐振动，其振动方程即为**简谐振动方程**。

按速度和加速度的定义，简谐振动的速度和加速度分别为

$$v = \frac{\mathrm{d}x}{\mathrm{d}t} = - \omega A \sin(\omega t + \varphi) \qquad (7-4)$$

$$a = \frac{\mathrm{d}^2 x}{\mathrm{d}t^2} = - \omega^2 A\cos(\omega t + \varphi) = - \omega^2 x \qquad (7-5)$$

需要说明的是，简谐振动是一维运动，因此，简谐振动的 x、v 和 a 矢量的方向由其正、负来表示。

二、描述简谐振动的物理量

1. 振幅　振幅（amplitude）是做简谐振动的物体离开平衡位置最大位移的大小，用 A 表示。

2. 周期、频率和角频率　周期（period）是振动物体完成一次完全振动所需的时间，用 T 表示，其单位为秒（s）。频率（frequency）是单位时间内振动物体所做的完全振动的次数，用 ν 表示，其单位为赫兹（Hz）。按 T、ν 定义，它们的关系为

$$\nu = \frac{1}{T} \qquad (7-6)$$

根据周期的定义，振动物体在 t 时刻的位移与 $t + T$ 时刻的位移完全相同，即

$$x = A\cos(\omega t + \varphi) = A\cos[\omega(t + T) + \varphi] = A\cos(\omega t + \varphi + \omega T)$$

由于余弦函数的周期为 2π，所以 $\omega T = 2\pi$，由此得

$$\omega = \frac{2\pi}{T} = 2\pi\nu \qquad (7-7)$$

式（7-7）表明，ω 为 2π 个单位时间（秒）内物体所做的完全振动的次数，2π 是一个圆的周角，因此称 ω 为**角频率**（angular frequency）或**圆频率**，其单位为弧度/秒（rad·s^{-1}）。对弹簧振子而言，有

$$\omega = \sqrt{\frac{k}{m}} , \nu = \frac{1}{2\pi}\sqrt{\frac{k}{m}} , T = 2\pi\sqrt{\frac{m}{k}}$$

上述各式表明，ω、ν 和 T 都是由弹簧振子系统本身性质所决定的量，其他谐振系统也与此相同。因此，这种由系统本身性质所决定的角频率、频率和周期，往往称为**固有角频率**（natural angular frequency）、**固有频率**和**固有周期**。

3. 相位和初相位　由描述简谐振动位移、速度和加速度的方程可知，当角频率 ω 和振幅 A 一定时，位移、速度和加速度的大小和方向都决定于量（$\omega t + \varphi$），量（$\omega t + \varphi$）称为振动的**相位**（phase）。它是决定简谐振动物体在 t 时刻运动状态的物理量。$t = 0$ 时刻的相位 φ 称为**初相位**（initial phase），简称**初相**。它是决定简谐振动物体在初始时刻运动状态的物理量。因此相位和初相位是描述简谐振动非常重要的物理量。相位的单位为弧度（rad）。

相位的概念还可用来比较两个同频率简谐振动的步调。设两个同频率的简谐振动分别为

$$x_1 = A_1\cos(\omega t + \varphi_1), \quad x_2 = A_2\cos(\omega t + \varphi_2)$$

将 x_2 与 x_1 的相位相减得 $\Delta\varphi = (\omega t + \varphi_2) - (\omega t + \varphi_1) = (\varphi_2 - \varphi_1)$，$\Delta\varphi$ 称为两简谐振动的**相位差**（phase difference），简称**相差**。当 $\Delta\varphi = 0$（或 2π 的整数倍）时，两振动的步调完全一致，称两简谐振动**同相**（in - phase）。当 $\Delta\varphi = \pi$（或 π 的奇数倍）时，两振动的步调完全相反，称两简谐振动**反相**（antiphase）。而当 $\Delta\varphi$ 为其他值时，称两简谐振动不同相。若 $\Delta\varphi > 0$，称 x_2 振动超前 x_1 振动 $\Delta\varphi$，或者称 x_1 振动滞后 x_2 振动 $\Delta\varphi$。而且，通常将 $|\Delta\varphi|$ 的值取 $0 \sim \pi$ 以内的值。

4. 振幅和初相的确定　简谐振动系统确定后，角频率 ω 就已确定。怎样建立该谐振系统的振动方程 $x = A\cos(\omega t + \varphi)$，关键在于怎样根据谐振系统的初始条件确定其振幅 A 和初相 φ。若 $t = 0$ 时刻，物体的位移和速度分别为 x_0、v_0，则根据式（7-3）和式（7-4）有

$$x_0 = A\cos\varphi$$

$$v_0 = -\omega A\sin\varphi \quad \text{或} \quad -\frac{v_0}{\omega} = A\sin\varphi$$

由此两式可得 A 和 φ 分别为

$$A = \sqrt{x_0^2 + \frac{v_0^2}{\omega^2}} \tag{7-8}$$

$$\tan\varphi = -\frac{v_0}{\omega x_0} \quad \text{即} \quad \varphi = \tan^{-1}\left(-\frac{v_0}{\omega x_0}\right) \tag{7-9}$$

其中 φ 限定在一至四象限，即 $\varphi \in [0, 2\pi]$ 或 $\varphi \in [-\pi, \pi]$。φ 具体所在的象限由 x_0 和 v_0 的正、负号（即它们的方向）决定。此外，若振幅 A 已知或 x_0 与 A 之间的关系已知，初相 φ 也可由 $x_0 = A\cos\varphi$ 即 $\varphi = \cos^{-1}(x_0/A)$ 和 v_0 的方向来确定。

三、简谐振动的矢量图示法

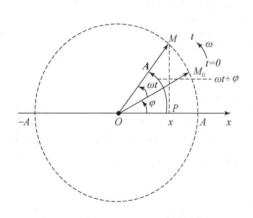

图 7-2　简谐振动的矢量图示法

简谐振动除了可用三角函数表示外，还可用一种直观的几何方法——矢量图示法来表示。如图 7-2 所示，做一坐标轴 x 轴，取其上任一点 O 点作为原点。在 $t = 0$ 时刻，从坐标原点 O 做一矢量 A，其大小等于振幅 A，方向与 x 轴正方向夹 φ 角（初相角），使其绕点 O 以大小为 ω（角频率）的角速度做逆时针方向的匀角速度转动，则在任一时刻 t，矢量 A 与 x 轴正方向的夹角为 $(\omega t + \varphi)$，由图 7-2 可见，矢量 A 的端点 M 在 x 轴上的投影点 P 点的坐标 $x = A\cos(\omega t + \varphi)$，因此 P 点的运动可以表示物体在 x 轴上所做的简谐振动。这种表示简谐振动的方法称为简谐振动的**矢量图示法**。矢量 A 称为旋转矢量。运用简谐振动的矢量图示法，可以直观而便捷地处理很多简谐振动的问题。

四、简谐振动的能量

我们以图 7-1 所示的弹簧振子为例来说明简谐振动的能量。某一时刻弹簧振子的动能和弹性势能分别为

$$E_k = \frac{1}{2}mv^2 = \frac{1}{2}m\omega^2 A^2 \sin^2(\omega t + \varphi) \tag{7-10}$$

$$E_p = \frac{1}{2}kx^2 = \frac{1}{2}kA^2\cos^2(\omega t + \varphi) \tag{7-11}$$

由以上两式可知，系统的动能和势能都随时间做周期性的变化。当物体的位移最大时，势能达到最大值，而动能为零。当物体的位移为零时，动能达到最大值，而势能为零。

对于弹簧振子 $k = m\omega^2$，则由式（7-10）和式（7-11）可得系统的总能量 E 为

$$E = E_k + E_p = \frac{1}{2}m\omega^2 A^2 = \frac{1}{2}kA^2 \tag{7-12}$$

上式表明 E 与时间 t 无关，即谐振系统的总能量是守恒的。同时，谐振系统的总能量与振幅的平方、频率的平方成正比。

以上关于简谐振动系统能量的结论对其他简谐振动系统同样正确。

例 7-1　如图 7-3 所示，一物体沿 x 轴做简谐振动，其振幅为 0.10m，周期为 2s，$t = 0$ 时刻物体在 $x = 0.05$m 处，且向 x 轴负方向运动。试求：①物体做简谐振动的振动方程；②由起始位置第二次运动至 $x = -0.05$m 处所需的时间。

解　①设简谐振动方程为

$$x = A\cos(\omega t + \varphi)$$

按题意，$A = 0.10$m，$T = 2$s，则有

$$\omega = \frac{2\pi}{T} = \frac{2\pi}{2} = \pi\,(\text{rad}\cdot\text{s}^{-1})$$

将 $t = 0$ 时，$x = 0.05$m，代入简谐振动方程得

$$0.05 = 0.10\cos\varphi \quad \cos\varphi = \frac{1}{2}$$

所以

$$\varphi = \pm\frac{\pi}{3}$$

因为 $v_0 = -\omega A\sin\varphi < 0 \quad \sin\varphi > 0$

所以 $\varphi = \frac{\pi}{3}$

初相 φ 也可应用简谐振动的矢量图示法求得，做简谐振动旋转矢量图 7-3，$t = 0$ 时刻在 x 轴上投影点的坐标为 $x = 0.05$m 的有 a、b 两处的旋转矢量，但只有 a 处旋转矢量的投影点是向 x 轴负方向运动的，由此也可判断出初相 φ 应取 $\pi/3$。所以

$$x = 0.10\cos\left(\pi t + \frac{\pi}{3}\right)\,(\text{m})$$

②由旋转矢量图 7-3 可知，物体第一次运动至 $x = -0.05$m 处，旋转矢量由 a 处转到了 d 处。物体第二次运动至 $x = -0.05$m 处，旋转矢量由 a 处转到了 c 处，其转过的角度为 π。即有

$$\omega t = \pi$$

所以

$$t = \frac{\pi}{\omega} = \frac{\pi}{\pi} = 1\,(\text{s})$$

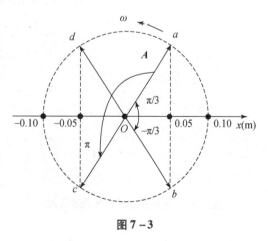

图 7-3

PPT

第二节　简谐振动的合成和振动的分解

我们在实际中遇到的振动往往是物体同时参与几个振动的合成结果。在处理多列波同时传播时，各波在重叠处的振动情形就要用振动合成的方法去研究。振动的合成一般是比较复杂的，下面我们只讨论两种简单的简谐振动的合成。

⇒ 案例引导

案例　谐振分析（即频谱分析）是将复杂振动在时间域的波形图转变为频率域的频谱图，再对其进行定量研究和分析的方法，它不论对实际应用或理论研究都是一种十分重要的方法。许多复杂振动在实际中所产生的效果，往往与组成它们的不同频率的谐振动成分有关。例如在机械设备故障诊断技术中，常使用频谱分析仪等工具将机械设备的振动信号转变为频谱图，通过对故障特征频率及故障特征频率成分幅值的分析，就可以准确地对设备的故障情况进行诊断。目前，频谱分析广泛地应用于机械设备的故障诊断、振动分析、无线电通信、信息图像处理、自动控制等领域。

讨论　在医学生物信号心电、脑电、磁共振、超声多普勒血流等的处理和定量分析中能应用频谱分析这一方法吗？

一、同方向、同频率简谐振动的合成

"同方向"指的是物体同时参与的几个简谐振动的位移在同一条直线上。设一质点在 x 轴上同时参与了两个同频率的简谐振动，在任一时刻 t，这两个振动的位移分别为

$$x_1 = A_1\cos(\omega t + \varphi_1)$$
$$x_2 = A_2\cos(\omega t + \varphi_2)$$

因两位移矢量在同一条直线 x 轴上，所以合振动的位移 x 等于上述两位移 x_1 和 x_2 的代数和，即

$$x = x_1 + x_2 = A_1\cos(\omega t + \varphi_1) + A_2\cos(\omega t + \varphi_2)$$

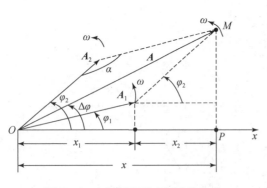

图 7-4　矢量图示法求振动的合成

合位移 x 除可利用三角公式求得外，还可利用直观的简谐振动的矢量图示法求得。下面我们用后一方法来求合位移 x。如图 7-4 所示，A_1 和 A_2 分别为 x_1 和 x_2 在 $t=0$ 时刻的旋转矢量，作 A_1 与 A_2 的合矢量 A，因 x_1 和 x_2 同频率，A_1 与 A_2 的夹角 $\Delta\varphi = \varphi_2 - \varphi_1$ 保持不变，所以合矢量 A 的大小 A 保持不变并以两分振动相同的角速度 ω 逆时针旋转。由图 7-4 可知，在 $t=0$ 时刻和其后任一时刻 t，A 的端点 M 的投影点 P 点的坐标 x 正好等于同一时刻 A_1 和 A_2 的端点投影点的坐标 x_1 与 x_2 的代数和。因此 A 为合位移 x 的旋转矢量，其大小 A 为 x 的振幅，$t=0$ 时刻 A 与 x 轴正方向的夹角 φ 为 x 的初相，则合位移 x 为

$$x = A\cos(\omega t + \varphi)$$

可见合振动仍是一简谐振动，其频率与分振动的频率相同。根据三角公式和几何关系，考虑到 $\alpha + \Delta\varphi = \pi$，则有

$$A = \sqrt{A_1^2 + A_2^2 + 2A_1A_2\cos(\varphi_2 - \varphi_1)} \qquad (7-13)$$

$$\tan\varphi = \frac{A_1\sin\varphi_1 + A_2\sin\varphi_2}{A_1\cos\varphi_1 + A_2\cos\varphi_2} \qquad (7-14)$$

以上两式表明，合振动的振幅和初相由两分振动的振幅和初相决定。式（7-13）中的（$\varphi_2 - \varphi_1$）为两分振动 x_2 与 x_1 的相差。下面根据相差的不同来讨论合振幅 A 的几种情况。

（1）当相差 $\varphi_2 - \varphi_1 = \pm 2k\pi$ 时，$k = 0$，1，2，$\cdots$，$A = A_1 + A_2$，合振幅最大。

（2）当相差 $\varphi_2 - \varphi_1 = \pm(2k+1)\pi$ 时，$k = 0$，1，2，$\cdots$，$A = |A_1 - A_2|$，合振幅最小。

（3）当相差 $\varphi_2 - \varphi_1$ 为其他值时，$|A_1 - A_2| < A < A_1 + A_2$，合振幅介于最小和最大之间，如 $\varphi_2 - \varphi_1 = \pi/2$，$A = \sqrt{A_1^2 + A_2^2}$。

二、同方向、不同频率简谐振动的合成

当在同一直线上的两分振动的频率不同时，因两分振动的相差随时间变化而改变，合振动不再是简谐振动，情况将变得较复杂。合振动可用函数的图像法来求，特殊条件下亦可用三角函数和差化积公式来求合振动。

图 7-5 所示，长、短虚线分别表示频率比为 1:2 的两分振动图像，因任一时刻 t 合振动位移 $x = x_1 + x_2$，由此可求出合振动图像，图 7-5（a）、图 7-5（b）中的实线分别表示所求出的两种不同初相差的合振动图像。可见，合振动不再是简谐振动，但仍然是周期性振动，其频率与分振动中最低的频率相同。这也表明复杂的周期性振动是简谐振动合成的结果。初相差不同，合振动图像也不相同，由此可知合振动图像由两分振动的振幅、频率和初相共同决定。

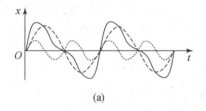 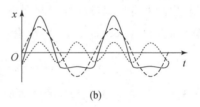

图 7-5　频率比为 1:2 的简谐振动的合成

（a）两分振动初相差为 0　（b）两分振动初相差为 $\pi/2$

下面来求两个同方向不同频率，但振幅和初相均相同的简谐振动的合成，设两分振动的位移分别为

$$x_1 = A\cos(\omega_1 t + \varphi)$$

$$x_2 = A\cos(\omega_2 t + \varphi)$$

则合振动的位移 x 为

$$x = x_1 + x_2 = A[\cos(\omega_1 t + \varphi) + \cos(\omega_2 t + \varphi)]$$

利用三角函数的和差化积公式得

$$x = 2A\cos\frac{\omega_2 - \omega_1}{2}t\cos\left(\frac{\omega_2 + \omega_1}{2}t + \varphi\right) \qquad (7-15)$$

一般情况下，从这一合成结果中我们看不出它有严格的周期性，但如果两分振动的角频率都很大且差别很小，即有 $|\omega_2 - \omega_1| \ll \omega_2 + \omega_1$ 时，就会出现明显的周期性。此时，合成结果中的 $2A\cos\frac{\omega_2 - \omega_1}{2}t$ 随时间的变化比 $\cos\left(\frac{\omega_2 + \omega_1}{2}t + \varphi\right)$ 随时间的变化慢得多。局部来看，可把合成结果近似当成振幅为

$\left| 2A\cos\dfrac{\omega_2 - \omega_1}{2}t \right|$（振幅是正值，所以取绝对值）、角频率为 $\dfrac{\omega_2 + \omega_1}{2}$ 的简谐振动；整体来看，合振动的

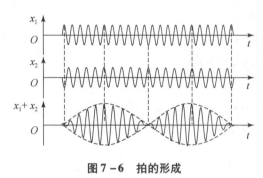

图 7-6 拍的形成

振幅可在最小值 0 与最大值 $2A$ 之间随时间做缓慢的周期性变化。图 7-6 是用函数的图像法得出的合成结果，可直观地反映出上述的情况。这种合振动的振幅时强、时弱的现象，称为**拍**（beat）。单位时间内合振动振幅加强或减弱的次数即合振动振幅的频率称为**拍频**（beat frequency）。因为合振动振幅是用余弦函数的绝对值表示的，所以其频率为 $2A\cos\dfrac{\omega_2 - \omega_1}{2}t$ 频率的两倍，若约定 $\omega_2 > \omega_1$，则拍频为

$$\nu = 2 \times \frac{1}{2\pi}\left(\frac{\omega_2 - \omega_1}{2}\right) = \nu_2 - \nu_1 \tag{7-16}$$

式（7-16）表明，拍频为两分振动的频率之差。

三、振动的分解

振动大多是比较复杂的，一般情况下，它不一定是简谐振动，也不一定是周期性的，对复杂振动的研究往往要从对其进行分解开始，以下我们将说明任何一种复杂的振动都可以分解为一系列不同频率的简谐振动。这与振动的合成刚好相反，故称为**振动的分解**。

由图 7-5 可见，两个振幅不同、频率成整数倍关系的简谐振动可合成一个周期性复杂振动。反之，任何一个周期性复杂振动都可以分解为一系列振幅不同、频率是周期性复杂振动频率的整数倍的简谐振动。其依据是傅立叶级数（Fourier series）理论，傅立叶指出，对一个角频率为 ω 的周期性振动 $f(t)$ 有

$$f(t) = A_0 + \sum_{n=1}^{\infty}(a_n\cos n\omega t + b_n\sin n\omega t) = A_0 + \sum_{n=1}^{\infty}A_n\cos(n\omega t + \varphi_n) \tag{7-17}$$

式中，$n = 1,\ 2,\ 3,\ \cdots$，只要知道 $f(t)$ 的具体形式，式中 A_0 以及 a_n、b_n 或 A_n、φ_n 可根据公式计算出来，等式的右边称为**傅立叶级数**。这种将一个周期性复杂振动分解为一系列简谐振动之和的方法，称为**谐振分析**（harmonic vibration analysis）。这些振动中，频率最低的称为基频振动（fundamental vibration），其频率与 $f(t)$ 的频率 $\nu(\omega/2\pi)$ 相同，ν 称为基频（fundamental frequency），2ν、3ν、$\cdots$、$n\nu$ 分别称为 2次、3次、$\cdots$、n 次谐频（harmonic frequency），其振动称为谐频振动。因谐频振动的振幅随频率的增大而减小得很快，所以实际上只要取前面几项就够精确了，显然，所取的项数越多就越接近实际情况。谐振分析的结果往往用**频谱图**（或**振动谱**）来直观地表示不同频率分振动的振幅之间的关系。在频谱图中，用横坐标表示角频率 ω，纵坐标表示振幅，在各角频率处画垂直于横轴、长度为该角频率的分振动振幅的直线。图中的每一条直线称为谱线，所以周期性复杂振动的频谱图是由一系列分立的线状谱线所构成的。

例如，图 7-7 是一角频率为 ω（周期 $T = 2\pi/\omega$）、幅度为 U 的方波 $u(t)$ 的图像，这一复杂的周期性振动可按傅立叶级数展开为

$$u(t) = \frac{4U}{\pi}\left(\sin\omega t + \frac{1}{3}\sin 3\omega t + \frac{1}{5}\sin 5\omega t + \frac{1}{7}\sin 7\omega t + \cdots\right)$$

图 7-8 为表示不同频率分振动振幅之间关系的方波的频谱图。

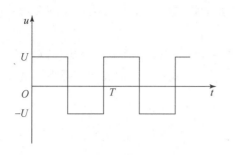

图7-7 方波的图像

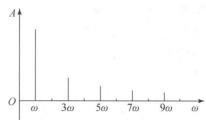

图7-8 方波频谱图

对于像阻尼振动这一类的非周期性复杂振动，根据傅立叶积分（Fourier integral）理论可以证明，也可分解为无数多个简谐振动，但各分振动的频率不再是整数倍的关系，而是连续分布的。因此频谱图中不再是分立的线状谱线，而是连续的谱线。

在研究和分析心电图和脑电图等的曲线时，可用频谱分析仪将其转变为频谱图，某些频率成分的振幅大小在临床应用上具有重要的意义。

第三节　简　谐　波

PPT

一、机械波的产生和传播

1. 机械波的产生　振动在弹性介质中的传播就形成了**机械波**。在弹性介质中，因各质点之间存在着弹性相互作用力，当某一质点离开平衡位置时，形变使其受到邻近质点弹性力的作用，并在其平衡位置附近振动起来。与此同时，邻近质点在弹性反作用力作用下也在其平衡位置附近振动起来。这样，依靠着质点间弹性力的作用，振动由近及远地传播出去，就形成了机械波。例如，人的声带振动，将引起周围空气的振动，周围空气与邻近空气之间就有弹性力发生，邻近空气也会振动起来，振动就从声带处向各方向传播出去，形成了声波。由此可见，要产生机械波，首先要有做机械振动的物体作为波源，其次要有能传播这种机械振动的弹性介质。

振动传播时，各质点都在各自的平衡位置附近振动，并没有沿传播方向流动，因此波传播的只是质点振动的状态。因振动的传播同时又伴随有能量的传播，所以波动过程又是一种能量的传播过程。

波可分为横波（transverse wave）和纵波（longitudinal wave），这是波的两种最基本的形式。质点振动方向与波的传播方向垂直的波称为**横波**。用手抖动绳子的一端时，绳子上产生的波就是横波。质点振动方向与波的传播方向平行的波称为**纵波**。用手去拍打弹簧的一端，弹簧上产生的波就是纵波。固体中可传播横波和纵波，而液体和气体中只能传播纵波。还应指出，有些复杂的波动不能简单地将其归入基本的横波或纵波，这些复杂的波动中往往会同时具有横波和纵波成分，是它们叠加的结果，如水的表面波。

2. 波面、波前和波线　波源在弹性介质中振动时，振动将向各个方向传播。为了形象地描述振动传播的情况，我们引入波面（wave surface）、波前（wave front）和波线（wave ray）的概念，来对波进行几何描述。

在波的传播介质中做出振动相位相同的各点的轨迹，这种轨迹称为**波面**。在介质中做出某一时刻振动所传播到的各点的轨迹，这种轨迹称为该时刻的**波前**或**波阵面**。由于波前上各点的相位都等于波源开始振动时的相位，因此波前是波面的特例，即某一时刻最前面的波面。显然，在任一时刻，波面可以有任意多个，而波前只有一个。如图 7-9 所示，波前是平面的波，称为**平面波**（plane wave）；波前是球面的波，称为**球面波**（spherical wave）。

表示波的传播方向带有箭头的线，称为**波线**。在各向同性的介质中，波线与波面垂直。如图 7-9 所示，在平面波的情形下，波线是许多与波前垂直的平行直线；在球面波的情形下，波线是以点波源为中心沿半径方向的直线。

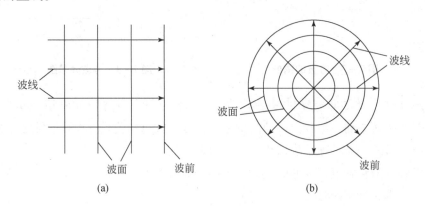

图 7-9　波的几何描述

（a）平面波　（b）球面波

3. 波速、波长、波的周期和频率　波速、波长、波的周期和频率都是描述波的物理量。在波动过程中，单位时间内某一振动状态（某一振动相位）所传播的距离称为**波速**，也称为**相速**，用 u 表示。可以证明，波速的大小由介质的性质决定，与波源无关。

波线上两个相差为 2π 的点（即两个相邻同相点）之间的距离，称为**波长**（wavelength），用 λ 表示。波线上一个波长的长度，称为一个完整波的长度。

在波线上某一点通过一个完整波所需的时间，称为波的**周期**，用 T 表示。单位时间内在波线上某一点通过完整波的数目，称为波的**频率**，用 ν 表示。按定义，它们之间的关系为 $\nu = 1/T$。由于波源做一次完全振动，波就传播一个完整波的长度，所以波的周期（或频率）等于波源的振动周期（或频率），这说明波的周期（或频率）由波源决定，而与介质的性质无关。

由于在一个周期的时间内，波传播了一个波长的距离，所以这些描述波的物理量就有如下关系。

$$u = \frac{\lambda}{T} = \lambda\nu \tag{7-18}$$

上式的关系对各类波都适用。综上所述，某一波在不同介质中传播时，周期（或频率）不变，波速和波长将随介质的不同而不同。

二、平面简谐波的波函数

简谐振动在弹性介质中的传播所形成的波，称为**简谐波**（simple harmonic wave）。简谐波是一种最简单、最基本的波。可以证明，任何复杂的波都可看成是由若干个频率不同的简谐波合成的结果。波是弹性介质中大量质点都在参与振动的一种集体运动形式，为了描述波，就要用数学函数式来描述弹性介质中各质点振动的位移与各质点的坐标、时间的关系，这种描述波的函数称为**波函数**。下面我们来讨论在无吸收、均匀无限大介质中传播的平面简谐波的波函数。平面波的波线是相互平行的，各波线上波的传播情况完全相同，因此，只要知道某一条波线上波的传播规律，就可知道整个平面波的传播规律。

如图 7-10 所示，有一沿 x 轴正方向传播的平面简谐波，波速为 u，x 轴取在某一条波线上，纵坐标 y 表示 x 轴上各质点振动的位移。设 t 时刻坐标原点 O 处质点做简谐振动的方程为

$$y_0 = A\cos(\omega t + \varphi)$$

在 x 轴正方向上任取一点 P，其距原点的距离为 x，若我们得出了 P 点在任一时刻的位移，也就得出 x 轴这一条波线上所有质点在任一时刻的位移，即得到了波函数。因波的传播是无吸收的，当振动由 O 点传到 P 点时，P 点的振幅、振动频率都与 O 点的相同。因 O 点的相位（振动状态）传到 P 点所需的时间 $t_0 = x/u$，所以，在 t 时刻，P 点的相位滞后于 O 点，P 点在 t 时刻的相位应等于 O 点在 $(t - t_0)$ 时刻的相位。因此，P 点在 t 时刻的位移为

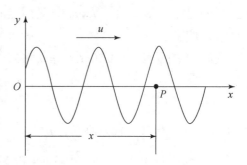

图 7 - 10　平面简谐波

$$y = A\cos\left[\omega(t - t_0) + \varphi\right] = A\cos\left[\omega\left(t - \frac{x}{u}\right) + \varphi\right] \tag{7-19}$$

式（7-19）称为沿 x 轴正方向传播的平面简谐波的**波函数**（或**波动方程**）。

根据 $\omega = 2\pi\nu = 2\pi/T$，$u = \lambda\nu = \lambda/T$，式（7-19）还可以写成下列三种形式。

$$y = A\cos\left[2\pi\left(\frac{t}{T} - \frac{x}{\lambda}\right) + \varphi\right] \tag{7-20}$$

$$y = A\cos\left[2\pi\left(\nu t - \frac{x}{\lambda}\right) + \varphi\right] \tag{7-21}$$

$$y = A\cos(\omega t - kx + \varphi) \tag{7-22}$$

式（7-22）中 $k = \omega/u = 2\pi/\lambda$，称为**角波数**。

如果平面简谐波沿 x 轴负方向传播，则 P 点的振动比 O 点早开始一段时间 $t_0 = x/u$，也就是说，P 点在 t 时刻的相位应等于 O 点在 $(t + t_0)$ 时刻的相位。因此，P 点在 t 时刻的位移为

$$y = A\cos\left[\omega(t + t_0) + \varphi\right] = A\cos\left[\omega\left(t + \frac{x}{u}\right) + \varphi\right] \tag{7-23}$$

对波函数的其他三种形式，只要做与式（7-23）相同的改变即可。

平面简谐波的波函数是振动质点的空间位置 x 和时间 t 的二元函数，下面我们来讨论它的物理意义。①当 $x = x_0$ 时，则 y 仅为时间 t 的函数，这时波函数表示的是 x_0 处质点的振动方程；②当 $t = t_0$ 时，则 y 仅为空间位置 x 的函数，这时波函数表示的是 t_0 时刻 x 轴（某一波线）上各质点的振动位移的分布情况，在 y - x 图中可得到该时刻 x 轴上各质点的振动位移的分布曲线，该曲线称为波形图；③当 x 和 t 都变化时，波函数表示的是 x 轴上所有质点的位移随时间变化的整体情况，即波函数描述了波的传播过程。

由波函数表达式（7-20）可知，波函数具有时间周期性和空间周期性。当时间从 t 时刻变到 $t + T$ 时刻时，将这两个时刻代入式（7-20），由三角函数公式可知，波函数不变，这说明在时间上，每相隔 T 时间，x 轴上各质点的振动位移的分布（即波形）将重复出现，所以波函数的时间周期为 T。同理，某一时刻，当空间位置从 x 变到 $x + \lambda$ 时，波函数也不变，这说明某一时刻在空间上，每相隔 λ 的距离，波形将重复出现，所以，波函数的空间周期为 λ。

下面我们来计算波线上同一时刻任意两点之间的相差。设沿 x 轴正方向的一条波线上任意两点的坐标分别为 x_1 和 x_2，则它们的相位分别为 $(\omega t - kx_1 + \varphi)$ 和 $(\omega t - kx_2 + \varphi)$，$x_1$ 与 x_2 两点之间的相差为

$$\Delta\varphi = k(x_2 - x_1) = \frac{2\pi}{\lambda}(x_2 - x_1) = \frac{2\pi}{\lambda}\Delta x \tag{7-24}$$

式中，$\Delta x = x_2 - x_1$ 称为波程差。

例 7 - 2　一列沿 x 轴正方向传播的平面简谐波，坐标原点处按 $y = A\cos(\omega t + \varphi)$ 的规律振动，已知 $A = 0.20\text{m}$，$T = 0.50\text{s}$，$\lambda = 10\text{m}$，若 $t = 0\text{s}$ 时坐标原点处质点的振动位移为 $y_0 = 0.10\text{m}$，且向 y 轴正方向

运动。试求：①波函数；②$x = 5$m 处质点的振动方程；③在沿 x 轴的波线上，$x_1 = 1.5$m 与 $x_2 = 7.5$m 两点之间的相差。

解　①按题意 $A = 0.20$m，$T = 0.50$s，则有

$$\omega = \frac{2\pi}{T} = \frac{2\pi}{0.5} = 4\pi \ (\text{rad} \cdot \text{s}^{-1})$$

将 $t = 0$s，$y_0 = 0.10$m 代入原点的振动方程得

$$0.10 = 0.20\cos\varphi \quad \cos\varphi = \frac{1}{2} \quad \varphi = \pm\frac{\pi}{3}$$

因为
$$v_0 = -\omega A\sin\varphi > 0 \quad \sin\varphi < 0$$

所以
$$\varphi = -\frac{\pi}{3}$$

则坐标原点处质点的振动方程为

$$y = 0.20\cos\left(4\pi t - \frac{\pi}{3}\right)(\text{m})$$

取波函数为如下形式

$$y = A\cos(\omega t - kx + \varphi) = A\cos\left(\omega t - \frac{2\pi}{\lambda}x + \varphi\right)$$

代入所有的数据得波函数为

$$y = 0.20\cos\left(4\pi t - \frac{2\pi}{10}x - \frac{\pi}{3}\right) = 0.20\cos\left(4\pi t - \frac{\pi}{5}x - \frac{\pi}{3}\right)(\text{m})$$

②将 $x = 5.0$m 代入波函数，得该处质点的振动方程为

$$y = 0.20\cos\left(4\pi t - \frac{\pi}{5} \times 5.0 - \frac{\pi}{3}\right) = 0.20\cos\left(4\pi t + \frac{2\pi}{3}\right)(\text{m})$$

③波线上 x_1 与 x_2 两点间的相差为

$$\Delta\varphi = \frac{2\pi}{\lambda}(x_2 - x_1)$$

代入数据得

$$\Delta\varphi = \frac{2\pi}{10}(7.5 - 1.5) = 1.2\pi(\text{rad})$$

第四节　波的能量和能流密度

PPT

一、波的能量

波是振动在弹性介质中的传播，弹性介质中各质点在其平衡位置附近振动，具有一定的动能和弹性势能，振动传播的同时就伴随有能量的传播，因此，波动过程还是一种能量的传播过程。下面我们以式（7-19）所描述的平面简谐波为例来讨论波的能量。设平面简谐波在密度为 ρ 的均匀介质中传播，在任一坐标 x 处的介质中取一体积元 ΔV，理论上可以证明，在 t 时刻体积元 ΔV 内具有的动能 ΔE_k 和势能 ΔE_p 皆为

$$\Delta E_k = \Delta E_p = \frac{1}{2}\rho\Delta V\omega^2 A^2 \sin^2\left[\omega\left(t - \frac{x}{u}\right) + \varphi\right]$$

上式说明，体积元ΔV内的动能与势能在任意时刻大小相等、相位相同，且随时间做周期性的变化。体积元ΔV内的总机械能为

$$\Delta E = \Delta E_{\mathrm{k}} + \Delta E_{\mathrm{p}} = \rho \Delta V \omega^2 A^2 \sin^2\left[\omega\left(t - \frac{x}{u}\right) + \varphi\right] \tag{7-25}$$

可见，体积元ΔV内的总机械能不是常数，体积元不断地从波源方向获得能量，又不断地把能量传给前面的体积元，能量以波的形式在介质中传播，所以波动是能量的一种传递方式。

为了描述介质中波的能量在各处的分布情况，我们引入**能量密度**，即单位体积介质中波的能量，用w表示，则有

$$w = \frac{\Delta E}{\Delta V} = \rho \omega^2 A^2 \sin^2\left[\omega\left(t - \frac{x}{u}\right) + \varphi\right]$$

由此表明，能量密度随时间是周期性变化的，通常取其在一个周期内的平均值，称为**平均能量密度**，用$\bar{w}$表示。因$\sin^2[\omega(t - x/u) + \varphi]$在一个周期内的平均值为$1/2$，所以平均能量密度为

$$\bar{w} = \frac{1}{2}\rho\omega^2 A^2 \tag{7-26}$$

平均能量密度是与时间无关的常量，说明单位体积介质中有能量传入，又有能量传出，一个周期内，平均来说，介质中没有能量积累。

由上述各式可知，波的能量与振幅的平方、频率的平方以及介质的密度成正比。如超声波的频率很高，因而能量就会很大。

二、能流和能流密度

为了定量地研究波传播过程中的能量传播，通常引入能流和能流密度的概念。单位时间内通过与波的传播方向垂直的某一面积的波的能量，称为通过这一面积的**能流**（energy flow），用P表示。如图7-11所示，在波的传播介质中取一垂直于波速u的面积S，则在Δt时间内通过S的能量就等于体积$Su\Delta t$中的能量，按能流的定义有

$$P = \frac{wSu\Delta t}{\Delta t} = wuS$$

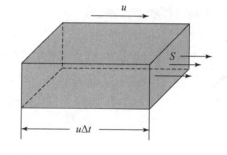

图7-11　波的能流

由上式可知，P是随时间周期性变化的，取其在一个周期内的平均值，称为通过S面的**平均能流**，用$\bar{P}$表示，则有

$$\bar{P} = \bar{w}uS \tag{7-27}$$

能流的单位为瓦特（W），因此波的能流也称为波的功率。

通过与波的传播方向垂直的单位面积的平均能流，称为**能流密度**或**波的强度**（intensity of wave），用I表示。所以I为

$$I = \frac{\bar{P}}{S} = \bar{w}u = \frac{1}{2}\rho u \omega^2 A^2 \tag{7-28}$$

式（7-28）说明，波的强度与频率的平方、振幅的平方成正比。波的强度的单位是瓦特/米²（$\mathrm{W \cdot m^{-2}}$）。

三、波的衰减

上面我们在讨论平面简谐波的传播时，都是假定在介质均匀且无任何吸收的条件下进行的。因这种条件下波线上各质点的振幅是相同的，所以波的强度保持不变，但这只是一种理想状况。实际情况是随

着波的传播距离的增加，波线上各质点的振幅将逐渐减小，波的强度也随之不断减弱，这种现象称为**波的衰减**。造成波衰减的原因之一是介质通过内摩擦（黏滞性）、热传导和分子吸收的方式吸收了波的部分能量，这种现象称为波的吸收；原因之二是波面的扩大、散射和反射等，波的总能量虽未减少，但能量的分布面积在不断增大。下面讨论平面波的吸收衰减规律和球面波的波面扩大衰减规律。

设在均匀介质中有一平面波沿 x 轴正方向传播，在 $x=0$ 处，波的强度为 I_0，在 x 处波的强度为 I。实验证明，波通过厚度为 dx 的介质薄层时，其强度衰减的量 $-dI$ 与进入 dx 的强度 I 和厚度 dx 成正比，即

$$-dI = \mu I dx$$

式中的比例系数 μ 称为介质的**吸收系数**，μ 由介质的性质和波的频率决定。在只考虑内摩擦和热传导引起的吸收时，μ 与波频率的平方成正比；与波速的三次方成反比；还与介质的黏度、密度和热传导系数等有关。根据以上给出的边界条件，则有

$$\int_{I_0}^{I} \frac{dI}{I} = -\int_{0}^{x} \mu dx$$

由此可得

$$I = I_0 e^{-\mu x} \tag{7-29}$$

上式表明，平面波的强度因介质的吸收随传播距离按指数规律衰减。由于波的强度与振幅的平方成正比，所以平面波振幅的衰减规律为

$$A = A_0 e^{-\frac{\mu}{2}x} = A_0 e^{-\alpha x} \tag{7-30}$$

式中，$\alpha = \mu/2$。可见波的振幅也随传播距离按指数规律衰减。若平面波的波源为简谐振动，则平面波在介质中传播的实际波动方程为

$$y = A_0 e^{-\alpha x} \cos(\omega t - kx + \varphi) \tag{7-31}$$

设一点波源在均匀介质中形成了以点波源为球心的球面波。在半径 r_0 处的波面面积为 S_0，波的强度和振幅分别为 I_0 和 A_0，当波传播到半径 r 处时，波面面积为 S，波的强度和振幅分别为 I 和 A，若不考虑波的吸收，则通过各个波面的波的平均能流相等，即

$$I_0 S_0 = IS$$
$$I_0 \cdot 4\pi r_0^2 = I \cdot 4\pi r^2$$

由此可得

$$I = \frac{r_0^2}{r^2} I_0 \tag{7-32}$$

由上式可知，在不考虑波的吸收情况下，球面波的强度随波面的扩大逐渐减弱，且与球面半径的平方成反比。由于波的强度与振幅的平方成正比，所以球面波振幅的衰减规律为

$$A = \frac{r_0}{r} A_0 \tag{7-33}$$

可见，球面波的振幅与球面的半径成反比。若取 A_0 为距波源单位距离处波的振幅，则球面波的波动方程为

$$y = \frac{A_0}{r} \cos(\omega t - kr + \varphi) \tag{7-34}$$

PPT

第五节　惠更斯原理和波的干涉

一、惠更斯原理

在波动过程中，波源的振动是通过介质中的质点依次传播出去的，所以每个质点都可看作新的波源。结合波的反射、折射及衍射等传播现象，惠更斯（C. Huygens）在 1690 年提出了一个原理，依据此原理可由某一时刻的波前来确定下一时刻新的波前，从而可确定波的传播方向。惠更斯提出：**介质中波前上的每一点都可看作是发射子波的波源，在其后的任一时刻，这些子波的包络就是该时刻的新波前。这就是惠更斯原理**（Huygens principle）。对任何波动过程（机械波或电磁波），不论传播波的介质是否均匀，是各向同性的还是各向异性的，惠更斯原理都是适用的。

下面以球面波为例来说明惠更斯原理的应用。如图 7 – 12（a）所示，是一以波速 u 从点波源 O 发出的球面波，在 t 时刻的波前是半径为 $R_1 = ut$ 的球面 S_1，按惠更斯原理，球面 S_1 上的各点均为子波波源，以这些点为球心，$u\Delta t$ 为半径画出许多半球形子波，这些子波的包络 S_2 就是 $t + \Delta t$ 时刻新的波前。显然，新波前 S_2 是以 O 为球心、半径 $R_2 = (R_1 + u\Delta t)$ 的球面。如法炮制即可不断地获得新的波前。同样，按惠更斯原理也可求出平面波的新波前，如图 7 – 12（b）所示。

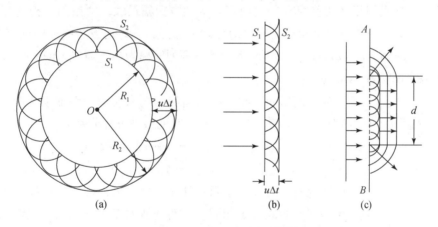

图 7 – 12　用惠更斯原理求波前
（a）球面波　（b）平面波　（c）波的衍射

波在经过障碍物时，能够绕过障碍物的边缘，在障碍物的阴影区内继续传播，这种现象称为**波的衍射**（diffraction of wave）。用惠更斯原理可以定性地说明衍射现象。如图 7 – 12（c）所示，平面波垂直入射有狭缝的障碍物 AB 上时，按惠更斯原理，缝上各点都可看作新的波源，各点都可发出半球形子波，这些子波的包络就是新的波前，新波前除中央部分仍为平面外，靠近缝两边缘的波前发生了弯曲，与波前相垂直的波线改变了原来的方向，即波绕过了障碍物的边缘在其阴影区内继续传播。理论和实验都证明，只有当障碍物的线度（如狭缝的宽度 d）比入射波的波长短或差不多大时，才能发生明显的衍射现象。衍射现象是波所独有的特征之一。此外，用惠更斯原理还可以解释波的反射和折射，有兴趣的读者可以试一试。

惠更斯原理虽能定性地说明波的衍射现象，但不能说明阴影区内波的强度的强、弱分布，也不能说明为什么子波只向前传播而不向后传播。这是惠更斯原理的局限性。后来菲涅耳补充和发展了惠更斯原理，形成了惠更斯 – 菲涅耳原理，才能够确切地说明波的衍射现象。在波动光学中它就成功地解释了光的衍射现象。

二、波的叠加原理

几列波同时在同一介质中传播时，通过对所发生现象的观察和研究，可总结出如下原理：几列波同时在同一介质中传播时，无论相遇与否，都保持各自原有的特性（频率、波长、振动方向等），并按照各自原有的方向继续前进，各波独立传播互不影响；在相遇处，任一质点的位移是各列波单独存在时在该点引起的振动位移的矢量和。这一原理称为**波的叠加原理**（superposition principle of wave）。例如，在乐队演奏时，各种乐器的声音保持各自原有的音色，因此我们能从合奏的声音中把各种乐器的声音辨别出来。波的叠加原理只适用于小振幅波动的线性叠加，是研究波的干涉现象的理论基础。对于波的强度很大的情形（如爆炸产生的冲击波）或波在非线性介质中传播时，波的叠加原理一般并不成立。

三、波的干涉 📱微课2

由波的叠加原理可知，几列波在介质中同时传播时，各波都按其单独存在时在重叠处引起相应的振动，重叠处质点的振动就是这些振动的合振动。如各波的振动方向、振动频率和相位都不同，则在重叠处引起的振动是很复杂的。实际上，最简单但却是最重要的情形是由两个振动方向相同、频率相同、相位相同或相差恒定的波源所发出的波的叠加。满足这些条件的两列波在重叠处所引起的振动，具有相同的振动方向、相同的频率，而且相差也是恒定的，这两个振动合成后就是重叠处质点的振动，合振动的振幅由相差决定，两振动同相（相差为 π 的偶数倍）的地方振幅最大，两振动反相（相差为 π 的奇数倍）的地方振幅最小。这种在两列波重叠处有些地方始终加强，有些地方始终减弱或完全抵消的现象，称为**波的干涉**（interference of wave）。能产生干涉现象的两列波称为**相干波**（coherent wave），相应的两波源称为**相干波源**（coherent sources）。

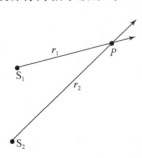

图 7 - 13 波的干涉

下面我们以两列相干的简谐波为例来讨论干涉加强和减弱的条件。如图 7 - 13 所示，设两相干波源 S_1 和 S_2 的振动方程分别为

$$y_{S_1} = A_1\cos(\omega t + \varphi_1)$$

$$y_{S_2} = A_2\cos(\omega t + \varphi_2)$$

如果两波源发出的波是在同一种介质中传播，且波的传播过程中没有任何衰减，则两列波的波长 λ 相同，且两列波的振幅分别与其波源的振幅相同，即分别为 A_1 和 A_2。若两相干波的任一相遇点 P 到波源 S_1 和 S_2 的距离分别为 r_1 和 r_2，两列波传到 P 点后，引起 P 点振动的方程分别为

$$y_1 = A_1\cos\left(\omega t - \frac{2\pi}{\lambda}r_1 + \varphi_1\right)$$

$$y_2 = A_2\cos\left(\omega t - \frac{2\pi}{\lambda}r_2 + \varphi_2\right)$$

上面两式表明，P 点同时参与了两个同方向、同频率的简谐振动，两振动合成后的振动仍为简谐振动，即

$$y = y_1 + y_2 = A\cos(\omega t + \varphi)$$

式中，A、φ 分别为合振动的振幅和初相。由式（7 - 14）可知，合振动的初相 φ 由式（7 - 35）决定

$$\tan\varphi = \frac{A_1\sin\left(\varphi_1 - \dfrac{2\pi}{\lambda}r_1\right) + A_2\sin\left(\varphi_2 - \dfrac{2\pi}{\lambda}r_2\right)}{A_1\cos\left(\varphi_1 - \dfrac{2\pi}{\lambda}r_1\right) + A_2\cos\left(\varphi_2 - \dfrac{2\pi}{\lambda}r_2\right)} \tag{7 - 35}$$

由式（7 - 13）可知，合振动的振幅 A 为

$$A = \sqrt{A_1^2 + A_2^2 + 2A_1A_2\cos\Delta\varphi} \tag{7-36}$$

式中，$\Delta\varphi$ 为相遇点两分振动的相差，即

$$\Delta\varphi = (\varphi_2 - \varphi_1) - 2\pi\frac{r_2 - r_1}{\lambda} \tag{7-37}$$

可见，对于某一给定的相遇点 P，$\Delta\varphi =$ 常量，合振幅 A 也为一常量。

由式（7-36）可知，在满足

$$\Delta\varphi = (\varphi_2 - \varphi_1) - 2\pi\frac{r_2 - r_1}{\lambda} = \pm 2k\pi \quad (k=0,1,2,\cdots) \tag{7-38a}$$

的各点，合振幅 A 最大，$A = A_1 + A_2$，称为**干涉加强**。而在满足

$$\Delta\varphi = (\varphi_2 - \varphi_1) - 2\pi\frac{r_2 - r_1}{\lambda} = \pm (2k+1)\pi \quad (k=0,1,2,\cdots) \tag{7-38b}$$

的各点，合振幅 A 最小，$A = |A_1 - A_2|$，称为**干涉减弱**。若 $A_1 = A_2$，则 $A = 0$，称为干涉相消。对于 $\Delta\varphi$ 不满足以上两式的各点，合振幅 A 在最小与最大之间。

如果 $\varphi_1 = \varphi_2$，由式（7-37）可知，$\Delta\varphi$ 只决定于两相干波源到达相遇点 P 的波程之差 $r_2 - r_1$，令 $\delta = r_2 - r_1$，称为**波程差**，则上述条件可简化为当

$$\delta = r_2 - r_1 = \pm 2k\frac{\lambda}{2} \quad (k=0,1,2,\cdots) \tag{7-39a}$$

即波程差等于零或半个波长的偶数倍时，P 点合振幅 A 最大。当

$$\delta = r_2 - r_1 = \pm (2k+1)\frac{\lambda}{2} \quad (k=0,1,2,\cdots) \tag{7-39b}$$

即波程差等于半个波长的奇数倍时，P 点合振幅 A 最小。对于 δ 不满足以上两式的各点，合振幅 A 在最小与最大之间。

干涉现象是波所独有的又一特征。不仅机械波会产生干涉现象，其他波也会产生干涉现象。干涉现象对于声学、光学和许多工程学科都非常重要，并且有广泛的实际应用。

四、驻波

两列振幅相同的相干波在同一条直线上沿相反的方向传播时相干叠加而形成的波，称为**驻波**（standing wave）。驻波是波的干涉现象的特例。

如图 7-14 所示，设有两列振幅相同的相干波，一列沿 x 轴正方向传播，用细实线表示；一列沿 x 轴反方向传播，用虚线表示。我们取两波的振动相位始终相同的点作为坐标原点，并且在 $x=0$ 处振动达到正最大位移时开始计时，即使得该处质点振动的初相为零，则沿 x 轴正、反两方向传播的简谐波的波函数 y_1、y_2 分别为

$$y_1 = A\cos 2\pi\left(\nu t - \frac{x}{\lambda}\right)$$

$$y_2 = A\cos 2\pi\left(\nu t + \frac{x}{\lambda}\right)$$

利用三角函数公式，可得两波重叠处各点的合位移为

$$y = y_1 + y_2 = \left(2A\cos 2\pi\frac{x}{\lambda}\right)\cos 2\pi\nu t \tag{7-40}$$

式（7-40）称为**驻波方程**。该方程表明，坐标为 x 的点在做振幅为 $|2A\cos(2\pi x/\lambda)|$，频率为 ν 的简谐振动。下面我们来讨论驻波的特点。

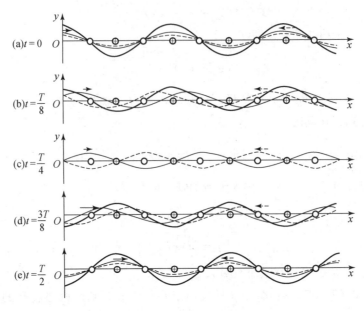

(a)$t = 0$

(b)$t = \dfrac{T}{8}$

(c)$t = \dfrac{T}{4}$

(d)$t = \dfrac{3T}{8}$

(e)$t = \dfrac{T}{2}$

图 7 – 14 驻波的形成

由驻波方程可知，x 轴上的各点都在做频率为 ν 的简谐振动，但各点的振幅却不相同。满足 | cos $(2\pi x/\lambda)$ | =0 的那些点，振幅始终为零，在图 7 – 14 中用"○"表示，这些点始终静止不动，称为**波节**（wave node）；满足 | $\cos(2\pi x/\lambda)$ | =1 的那些点，振幅最大为 2A，在图 7 – 14 中用"⊕"表示，这些点振动最强，称为**波腹**（wave loop）。而 x 轴上其余各点的振幅在零与最大值之间（0 ~ 2A）。因波节处 | $\cos(2\pi x/\lambda)$ | =0，所以可得出决定波节位置的条件为

$$2\pi \frac{x}{\lambda} = \pm (2k + 1) \frac{\pi}{2} \qquad (k = 0,\ 1,\ 2,\ \cdots)$$

即波节处的坐标为

$$x = \pm (2k + 1) \frac{\lambda}{4} \qquad (k = 0,\ 1,\ 2,\ \cdots) \tag{7 – 41}$$

可见，两相邻波节之间的距离为半个波长。又因波腹处 | $\cos(2\pi x/\lambda)$ | =1，所以又可得出决定波腹位置的条件为

$$2\pi \frac{x}{\lambda} = \pm k\pi \qquad (k = 0,\ 1,\ 2,\ \cdots)$$

即波腹处的坐标为

$$x = \pm k \frac{\lambda}{2} \qquad (k = 0,\ 1,\ 2,\ \cdots) \tag{7 – 42}$$

可见，两相邻波腹之间的距离也为半个波长，而波节与相邻波腹间的距离为 1/4 波长。因此，若测出两相邻的波节（波腹）与波节（波腹）之间的距离就可确定出两列波的波长。

分析驻波方程可知，相邻两波节之间各点都具有相同的振动相位，而波节两旁的点则具有相反的振动相位，说明驻波没有相位（振动状态）的传播，只是各点位移的大小在不断地改变而已，因此这种波称为驻波。由于合成驻波的两列波的能流密度数值相等，方向相反，所以驻波形成后，能流密度为零，没有能量向那个方向传播，即驻波不传播能量。综上所述，驻波既没有相位（振动状态）的传播，也没有能量的传播，驻波实质上是介质整体进行的一种特殊形式的振动。

驻波通常是在前进波与反射波相干叠加的情况下形成的。如图 7 – 15 所示，是在弦线上产生驻波的实验。弦线一端系于音叉的 A 处，另一端系一砝码让弦线张紧，当音叉振动时，将劈尖 B 调至适当的位

置，便在弦线上形成了驻波。它是由从音叉发射的波与从劈尖 B 反射回来的波相干叠加而形成的。实验中，波是在固定点 B 处反射的，并在固定点形成了波节；实验还证明，如果波是在弦线的自由端（例如将弦线铅直地悬挂着）反射的，则在自由端形成的是波腹。

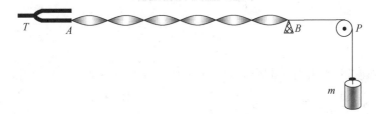

图 7 – 15　弦线驻波实验

一般情况下，反射处是波节还是波腹，与波的种类、反射处两种介质的性质以及入射角的大小有关。对机械波来说，它由介质的密度 ρ 和波速 u 乘积 ρu（叫波阻抗）所决定。我们将 ρu 较大的介质叫作**波密介质**，ρu 较小的介质叫作**波疏介质**。如波从波疏介质垂直入射到波密介质时，则在反射处形成波节；反之，则形成波腹。

在两介质的分界处形成波节的情形表明，入射波与反射波有相反的相位，这说明反射波在反射时相位突然改变了 π。因半个波长的波程差造成的相差为 π，所以反射波在反射时相位改变了 π，就相当于出现了半个波长的波程差，这种情况通常称为**半波损失**（half wave loss）。

在图 7 – 15 所示的弦线驻波实验中，因两相邻波节间的距离为半个波长，要在弦线上形成稳定的驻波，弦线的长度 L 与波长 λ_n 之间就必须满足以下条件。

$$L = n \frac{\lambda_n}{2} \quad (n = 1, 2, 3, \cdots) \tag{7-43}$$

根据 $\nu = u/\lambda$，再由式（7-43）可得出相应的可能频率为

$$\nu_n = n \frac{u}{2L} \quad (n = 1, 2, 3, \cdots) \tag{7-44}$$

由式（7-44）决定的各种振动方式，称为弦线振动的**简正模式**（normal mode），相应的频率称为**简正频率**。简正频率也称为系统的**固有频率**，由式（7-44）可知，一个驻波系统可以有许多个固有频率。当外界策动源的频率与系统的某个固有频率相同或相近时，就会激起振幅很大的强驻波，这种现象也称为**共振**。

驻波在声学、光学等学科中都非常重要。驻波可以用来测定波长，还可以用来确定振动系统振动的固有频率等。

⊕ 知识链接

声源和乐音

机械波在有限大小的物体中传播时，从边界反射的波与入射波相干叠加，会形成各式各样的驻波。各种声源都是以驻波的方式振动的。实际上，每种乐器不论是管弦乐还是锣和鼓等都是驻波系统，当它们被演奏或击打时，它们的振动都按各自的某些简正模式进行并产生共振，这些驻波式的振动作为声源向外传播就形成了乐音。乐音的音调由驻波系统的基频来决定，而乐音的音色（或音品）则由驻波系统的谐频来决定。

答案解析

目标检测

一、选择题

1. 一平面简谐波连续通过几种不同介质时，下列物理量不变的是（　　）

　　A. 波长　　　　　　B. 波速　　　　　　C. 频率　　　　　　D. 相位　　　　　　E. 振幅

2. 关于两列波的稳定干涉现象，下列说法正确的是（　　）

　　A. 任意两列波都能产生稳定干涉现象

　　B. 发生稳定干涉现象的两列波，它们的频率一定相同

　　C. 发生稳定干涉现象的两列波，它们的振幅一定相同

　　D. 发生稳定干涉现象的两列波，它们的相位一定相同

　　E. 发生稳定干涉现象的两列波，它们的传播方向一定相同

3. 波的强度是指（　　）

　　A. 通过单位面积的能量　　　　　　　　　　B. 垂直通过单位面积的能量

　　C. 单位时间内通过某截面积的能量　　　　　D. 单位时间通过单位面积的能量

　　E. 垂直波的传播方向上的单位面积的平均能流

二、问答题

4. 如何判断一个振动是简谐振动？并举例说明。

5. 两个相同的弹簧系着不同质量的物体，当它们以相同的振幅做简谐振动时，它们振动的能量是否相同？

6. 两列波叠加一定会产生干涉吗？什么条件下两列波叠加才会产生干涉？

三、计算题

7. 沿 x 轴做简谐振动的物体，已知其振幅为 A，频率为 ν，在 $t=0$ 时刻，振动物体的位移 $x=\dfrac{A}{\sqrt{2}}$，且向 x 轴正方向运动。试求初相并写出振动方程。如果在 $t=0$ 时刻，振动物体的位移 $x=\dfrac{A}{\sqrt{2}}$，且向 x 轴负方向运动。试求初相并写出振动方程。

8. 运动物体的位移与时间的关系为 $x=0.06\cos\left(2\pi t+\dfrac{\pi}{2}\right)$ m，试求：振幅、周期、频率、角频率和初相位。$t=2.5$ 秒时物体的位移、速度和加速度。

9. 两个振动方程分别为 $x_1=0.03\cos\left(4\pi t+\dfrac{3\pi}{4}\right)$ m 和 $x_2=0.04\cos\left(4\pi t+\dfrac{\pi}{4}\right)$ m，求它们的合振动的振幅。

10. 已知平面简谐波的波函数 $y=a\cos(bt-cx)$，求波的振幅、角频率、周期、频率、波速和波长。

11. 已知某平面波源的振动方程为 $y=0.50\times10^{-2}\cos\left(100\pi t+\dfrac{\pi}{3}\right)$ m，波源激发的波在介质中无衰减地传播，波长为 4.0m，试求：波速，波函数的表达式；$t=2.0$ 秒时，距波源一个波长处，质点振动的位移和速度。

12. P 与 Q 两相干波源的初相差为 π，它们在相同介质中传播，波长均为 λ，P 与 Q 之间的距离为

1.5λ，R 为 P 与 Q 连线上 Q 点外侧的任意一点，P、Q 两波源在 R 点引起振动的振幅均为 A。求 P、Q 两波源发出的波到达 R 点时的相差和 R 点的合振幅。若 P 与 Q 之间的距离为 2λ 时，两相干波在相遇点 R 的相差和合振幅又如何？

13. 驻波中质点振动的频率为 $1.6\times10^{3}\,\mathrm{Hz}$，相邻两波节间的距离为 $0.1\mathrm{m}$。求形成这一驻波的两相干波的波长 λ 和传播速度 u。

（李葵花）

书网融合……

本章小结　　　　　微课1　　　　　微课2　　　　　题库

第八章 声和超声

声波是机械波，频率在 20 ~ 20000Hz 之间的机械纵波可以引起人的听觉，称为可闻声波，简称**声波**（sonic wave）。频率高于 20kHz 的机械波称为**超声波**（ultrasonic wave），频率低于 20Hz 的机械波称为**次声波**（infrasonic wave）。超声波和次声波都不能引起人的听觉。

本章主要讨论声波的基本性质及其在介质中的传播规律。

第一节 声 波

PPT

一、声压、声强和声阻抗

声源的振动引起其周围弹性介质的振动而产生声波。当纵波在弹性介质中传播时，引起介质质点发生疏密的变化，在稀疏区声压值为负值，在稠密区声压值为正值，我们将介质中有声波传播时的压强与无声波传播时的静压强之差称为该点的**瞬时声压**（sonic pressure），也叫**声压**。声压是衡量声音大小的尺度，通常用 p 来表示，单位为 Pa（帕）。对于平面简谐波，声压也在做周期性变化。

声波的强度简称**声强**（sound intensity），也就是声波的能流密度，即单位时间内通过垂直于声波传播方向的单位面积的声波能量。声强是表示声波客观强度的物理量，声强大小为

$$I = \frac{1}{2}\rho u\omega^2 A^2 \tag{8-1}$$

在 SI 制中，声强的单位是瓦/米^2（W·m^{-2}）。

引起人听觉的声波，不仅有一定的频率范围，还有一定的声强范围。引起听觉的最低声强称为最低可闻声强或**听阈**（threshold of hearing），正常人的听阈随声波频率而变化。人耳所能忍受的最高声强称为**痛阈**（pain threshold），高于上限值的声强将引起人耳痛觉。每个频率都有人耳能听到的最高声强与最低声强，并且对不同的频率，最高声强与最低声强不同。当频率为 1000Hz 时，一般正常人听觉的最高声强为 1W·m^{-2}，最低声强为 10^{-12}W·m^{-2}。

声波在传播过程中，遇到声阻抗不同的介质界面时一部分能量会经界面反射返回到原来的介质中，称为反射声波，还有一部分进入另外一种介质，称为透射声波。**声阻抗**（acoustic impedance）是用来表征介质传播声波能力特性的一个物理量。对于各向同性的均匀介质中无衰减的平面声波，声阻抗大小为

$$Z = \rho u \tag{8-2}$$

它是介质的密度 ρ 和介质中声速 u 的乘积。声阻抗单位是 kg·m^{-2}·s^{-1}。声阻抗是描述介质声学特性的重要物理量。人体骨骼比软组织声阻抗大，不同的软组织间声阻抗差别不大，空气的声阻抗较生物

组织的声阻抗小很多。表 8 - 1 列出几种介质的声速、密度和声阻抗。

表 8 - 1　几种介质的声速、密度和声阻抗

介质	声速（$m \cdot s^{-1}$）	密度（$kg \cdot m^{-3}$）	声阻抗（$kg \cdot m^{-2} \cdot s^{-1}$）
空气	3.32×10^2（0℃）	1.29	4.28×10^2
	3.44×10^2（20℃）	1.21	4.16×10^2
水	14.8×10^2（20℃）	988.2	1.46×10^6
脂肪	14.0×10^2	970	1.36×10^6
脑	15.3×10^2	1020	1.56×10^6
颅骨	16.6×10^2	3360	5.58×10^6
钢	50.5×10^2	7800	39.4×10^6

声波在声阻抗不同的界面发生反射和透射时，反射波的强度与入射波的强度之比称为强度反射系数，用 α_{ir} 表示；透射波的强度与入射波的强度之比称为强度透射系数，用 α_{it} 表示。可以证明，垂直入射时，$\alpha_{ir} + \alpha_{it} = 1$，且反射系数和透射系数分别为

$$\alpha_{ir} = \frac{I_r}{I_i} = \left(\frac{z_2 - z_1}{z_2 + z_1}\right)^2 \qquad (8-3)$$

$$\alpha_{it} = \frac{I_t}{I_i} = \frac{4z_1 z_2}{(z_1 + z_2)^2} \qquad (8-4)$$

由以上两式可知，在声阻抗相差较小的两种介质的分界面，声波透射强、反射弱；在声阻抗相差大的两种介质的分界面，声波反射强、透射弱。

例 8 - 1　超声诊断仪发出的超声束分别经空气和甘油进入人体，求两种情况下进入人体声强与入射声强的百分比。（已知：$Z_{空气} = 4.16 \times 10^2 kg \cdot m^{-2} \cdot s^{-1}$，$Z_{甘油} = 2.42 \times 10^6 kg \cdot m^{-2} \cdot s^{-1}$，人体脂肪 $Z_{脂肪} = 1.36 \times 10^6 kg \cdot m^{-2} \cdot s^{-1}$）

解　超声经空气进入人体时

$$\alpha_{it} = \frac{I_t}{I_i} = \frac{4 \times 4.16 \times 10^2 \times 1.36 \times 10^6}{(4.16 \times 10^2 + 1.36 \times 10^6)^2} = 0.1\%$$

$$I_t = \alpha_{it} I_i = 0.1\% I_i$$

超声经甘油进入人体时

$$\alpha_{it} = \frac{I_t}{I_i} = \frac{4 \times 2.42 \times 10^6 \times 1.36 \times 10^6}{(2.42 \times 10^6 + 1.36 \times 10^6)^2} = 92.1\%$$

$$I_t = \alpha_{it} I_i = 92.1\% I_i$$

例 8 - 1 说明了做超声波检查时需要在探头表面与体表之间涂抹耦合剂的原因。这样可以排除空气干扰，从而尽量减小超声能量在界面的反射损失，使超声波进入人体的强度增大。

二、声强级和响度

可闻声强的数量级相差悬殊，以 1000Hz 的声波为例，从听阈到痛阈声强上、下限相差 10^{12} 倍，另外接收到声振动后，人耳对声音强弱的主观感觉**响度**（loudness）并不正比于声强，人耳的响度感觉近似与声强的对数成正比，基于上述原因，在声学中通常采用对数标度来量度声强，称为**声强级**（intensity level of sound），规定声强 $I_0 = 10^{-12} W \cdot m^{-2}$ 作为测定声强的标准，任一声波的声强 I 与标准参考声强 I_0 的比值的对数，即为该声波的声强级，用 L 表示。

$$L = \lg \frac{I}{I_0} \ (B) \tag{8-5}$$

式中，$I_0 = 10^{-12} \mathrm{W \cdot m^{-2}}$，声强级单位是 B（贝尔），实际应用中通常用 1/10 贝尔作为声强级的单位，即 dB（分贝），则有

$$L = 10\lg \frac{I}{I_0} \ (dB) \tag{8-6}$$

当声波的频率为 1000Hz 时，可闻声强的声强级为 0dB，痛感声强的声强级为 120dB。声强级越大，人耳感觉越响。表 8-2 给出了一些声音的声强、声强级和响度。

表 8-2　几种声音的声强、声强级和响度

声源	声强（$W \cdot m^{-2}$）	声强级（dB）	响度
炮声	1	120	
繁忙交通时闹市街口	10^{-4}	80	响
日常交谈	10^{-6}	60	正常
耳语	10^{-10}	20	轻
树叶沙沙声	10^{-11}	10	极轻
引起听觉的最弱声音	10^{-12}	0	

例 8-2　某处有两个声强级为 60dB 的声音，求该处总声强和总声强级。

解　设每个声音的声强为 I_1，声强级为 L_1，有

$$L_1 = 10\lg \frac{I_1}{I_0} = 60 (dB)$$

$$I_1 = I_0 \times 10^{\left(\frac{L_1}{10}\right)} = 10^{-12} \times 10^6 = 10^{-6} (W \cdot m^{-2})$$

总声强

$$I = 2I_1 = 2 \times 10^{-6} (W \cdot m^{-2})$$

总声强级

$$L = 10\lg \frac{2I_1}{I_0} = 10\left(\lg 2 + \lg \frac{I_1}{I_0}\right) = 63 (dB)$$

第二节　多普勒效应

PPT

在前面的讨论中，波源和观察者相对于介质都是静止的，所以观察者接收到的频率与波源的频率相同。如果波源或观察者相对于介质运动，就会使得观察者接收到的频率与波源的振动频率不同，这是多普勒在 1842 年发现的，这种现象称为**多普勒效应**（Doppler effect）。例如，当高速行驶的列车鸣笛而来时，观察者听到的汽笛声音调变高；而列车鸣笛离去时，观察者听到的汽笛声音调变低，就是多普勒效应产生的现象。

假设波源和观测者在同一直线上运动。波源和观测者相对于介质的速度分别为 v_s 与 v_0，波在该介质中的传播速度为 u，波源的频率和观测者接收到的频率分别为 ν 和 ν'。下面分几种情况来讨论。

一、相对于介质波源静止，观测者运动

这种情况下，$v_s = 0$，$v_0 \neq 0$。若观测者向着波源运动，相当于波以速度 $u + v_0$ 通过观测者，观测者在单位时间内接收到完整波的数目比它静止时接收得多，如图 8-1 所示。单位时间内通过观测者的完

整波的个数，即观测到的频率为

$$\nu' = \frac{u + v_o}{\lambda} = \frac{u + v_o}{u/\nu} = \frac{u + v_o}{u}\nu = \left(1 + \frac{v_o}{u}\right)\nu \qquad (8-7)$$

式（8-7）表明观测者实际观察到的频率 ν' 高于波源的频率 ν。

当观测者离开波源运动时，通过类似的分析，可求得实际观测到的频率将低于波源的频率，即

$$\nu' = \left(1 - \frac{v_o}{u}\right)\nu \qquad (8-8)$$

在波源静止观测者运动的情况下，频率的改变是由于观测者单位时间内接收到的完整波的个数增加或减少造成的。

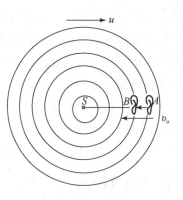

图 8-1　观测者运动多普勒效应示意图

二、相对于介质观测者静止，波源运动

在这种情况下，$v_o = 0$，$v_s \neq 0$。当波源静止时，介质中的波长 $\lambda = uT$，当波源以速度 v_s 向着观测者运动时，由于一个周期 T 内波源已逼近观测者 $v_s T$ 的距离，如图 8-2 所示。

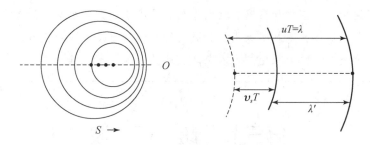

图 8-2　波源运动多普勒效应示意图

所以观测者看来波长缩短为

$$\lambda' = (u - v_s)T \qquad (8-9)$$

又由于波在介质中传播的速度不变，所以观测者实际测得的频率为

$$\nu' = \frac{u}{\lambda'} = \frac{u}{(u - v_s)T} = \frac{u}{u - v_s} \cdot \nu \qquad (8-10)$$

此时观察者接收到的频率大于波源的频率。

当波源远离观测者而去时，可求得观测者实际测得频率将低于波源频率，即

$$\nu' = \frac{u}{u + v_s} \cdot \nu \qquad (8-11)$$

在波源运动观察者不动的情况下，观测频率的改变是由于波长的缩短或伸长所致。

三、波源和观测者在同一波线上同时相对于介质运动

综合以上两种分析，可得当波源与观察者同时相对于介质运动时，观测者实际测得的频率为

$$\nu' = \frac{u \pm v_o}{u \mp v_s} \cdot \nu \qquad (8-12)$$

式中，观测者向波源运动时 v_o 前取正号，观测者离开波源运动时 v_o 前取负号；波源向着观测者运动时 v_s 前取负号，波源离开观测者运动 v_s 时前取正号。

如果波源速度与观测者速度不共线时，应将 v_o、v_s 在两者连线上的分量代入式（8-12）进行计算。

不仅声波，电磁波（如光波）也有多普勒现象。光波与机械波多普勒效应的形成原理相似，所不

同的是光波是电磁波，它的传播不需要介质，所以无需区别光源和观察者是哪个在运动，仅由光源和接收器的相对速度决定接收的频率。用相对论可以证明，当光源远离接收器运动时，观察者接收到信号的频率变小，因而波长变长，这种现象称为"红移"。天文学家根据探测到的星球光谱的红移现象推断宇宙正在膨胀，可用此来测定星球相对于地球的运动速度。

　　多普勒效应在科学研究、工程技术和医疗等方面有着广泛的应用。当超声波入射到人体某一血流区时它将被红细胞散射返回探头，检测到的回波频率将依据血流方向增加或减少，频差的大小与血流速度成正比。雷达测速仪也是利用多普勒效应，根据反射回波频率变化的大小获得待测目标的运动速度。

> **◈ 知识链接**
>
> **实时声强分析仪**
>
> 　　实时声强分析仪是一种声学测量仪器，此仪器应用数字滤波技术获得实时声强分析，并最终在显示器上显示声强谱图。声强仪可以寻找声源的位置，测定噪声的来源。
>
> 　　噪声即是达到80分贝或以上的声音。噪声污染给人类健康带来巨大影响。根据世卫组织的流行病学研究，噪声污染已成为影响人体健康的重要环境因素之一。过度暴露在噪声污染中，不仅会严重影响心理健康，也会增加罹患心脏病等疾病的风险。大学生在生活和学习环境中，要根据环境自我约束、自我调控，不制造噪声，养成良好的社会习惯，培养良好的思想道德约束感和现实责任感，塑造健全人格，承担起"人人为我，我为人人"的社会责任。

第三节　超　声　波

PPT

一、超声波的特性

　　超声波具有声波的通性，由于超声波频率高（可达 10^9 Hz）、波长短、衍射现象不严重，因而具有良好的定向传播特性。超声波易于聚焦，所以超声波是近似直线传播的。它的频率高，因此超声波的声强比一般声波大得多。超声波在遇到两种介质的分界面时，可产生反射和折射现象。超声在介质中衰减情况与超声波的频率和介质性质有关，超声波在气体中被吸收的能量要比在液体或固体中大得多，它在固体和液体中具有很强的贯穿本领，超声波可以穿透几十米长的金属。

　　超声波由于频率高、声强大，通过介质时，介质中粒子将做受迫高频振动，产生**机械效应**（mechanical effect），这种强烈的机械振动会破坏物质的力学结构，具有强烈的振动和击碎作用，可以将物体打成极为细小的颗粒。超声波的机械作用常被用来切削、焊接、钻孔、液体的乳化和凝胶的液化。当高强度超声波在人体中传播时，超声振动引起组织细胞内物质运动可引起容积变化，产生细胞质的流动，使得扩散速度和膜渗透性改变，加强血液和淋巴循环，改善组织营养。

　　高频大功率超声波通过液体时介质内将产生疏密变化，在受拉时，对液体产生一定的负压，液体承受拉力的能力很差，特别是在含有杂质和气泡处液体将被拉断，内部出现细小的空腔，空腔存在的时间极短；随之而来的是正声压，则会对液体产生正压，使空腔受到冲击而迅速闭合，空腔在闭合的瞬间产生局部高压、高温和放电现象，称为**空化作用**（cavitation）。空化作用常用在清洗、雾化、乳化以及促进化学反应等方面。超声波清洗技术就是利用空化作用将物体表面的污物剥离，从而达到清洗的目的，常被用于形状复杂零件的清洗、玻璃器皿及内、外科器械的清洗。

　　由于超声波频率高，能量大，被介质吸收后将使介质的温度升高，能产生显著的**热效应**（thermal

effects）。在医学上，超声波治疗已成为常规的理疗方法之一。

超声波具有**化学效应**（chemistry effect），它可促使发生或加速某些化学反应，超声波对电化学、光化学过程也有明显影响。

二、超声波的产生

产生超声波有多种方法，目前常用的方法是压电式超声波发生器，它是根据压电效应的原理制成的。压电晶体在电场的作用下，能按照电场的变化规律伸长或缩短，称为逆压电效应。当给压电晶体两极施加一高频脉冲电压时，由于逆压电效应，晶体就随着交变电场频率而周期性地改变其厚度（压缩与伸展，称为电致伸缩），由此形成超声振动，超声振动向周围介质传播发射超声波。如图 8 – 3（a）所示，电路由高频脉冲发生器和压电式换能器两部分组成，利用压电晶体的电致伸缩效应来产生超声波。

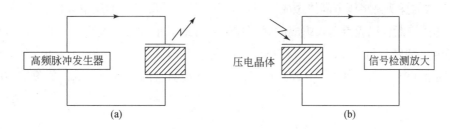

图 8 – 3　超声波发射与接收示意图
（a）逆压电效应发射超声波　（b）正压电效应接收超声波

反过来当压电晶体的两端受到压力或拉力作用，它的厚度会发生变化，随着形变的产生，这两个面上将出现等量异性电荷。受压或受拉时，在表面上出现的电荷极性相反。在一定范围内，受力越大，所产生的电荷越多。当压电晶体受到变化的压力和拉力交替作用时，晶体两表面上将产生同样规律的电压变化，这种现象称为正压电效应，利用正压电效应可以接收超声波，原理如图 8 – 3（b）所示。

三、超声波在医学中的应用

超声波在临床医学诊断中应用十分广泛。人体不同组织的声阻抗不同，其反射、折射以及吸收超声波的程度也就不同，超声波在人体组织和脏器界面上形成的反射波称为回波（echo）。脏器发生形变或有异物时，由于声阻抗和形状的变化，回波的位置和强弱也发生改变，临床上就可以根据超声回波图像进行疾病诊断。超声检查由于具有简便、有效、无创、安全等优点而深受临床医生和患者的欢迎。根据不同的成像原理，超声波诊断方法可以分 A 型超声诊断仪、B 型超声诊断仪、M 型超声诊断仪、超声多普勒血流仪和彩色多普勒血流成像仪。

1. A 型超声诊断仪　A 型超声诊断仪是属于一维超声成像诊断仪（简称 A 超），也叫幅度调制型（amplitude modulated mode）的超声诊断仪，图 8 – 4 荧光屏的横轴代表被测物体的深度，纵轴代表回波脉冲的幅度。当超声束在人体内传播时遇到声阻抗不同的界面将出现反射回波，A 型超声诊断仪将接收到的回波信号经放大处理后加于示波管（或显像管）垂直偏转板上，纵轴根据回波强弱显示反射波的幅度，横轴显示时间，它体现了脏器反射面与体表的距离，这样就可以把始波和各界面的回波信号以脉冲幅度形式按时间先后在荧光屏上显示出来，如图 8 – 4 所示。

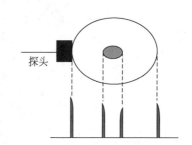

图 8 – 4　A 型超声波诊断仪示意图

回波脉冲幅度提供了反射界面种类的信息，人体内两介质的声阻抗相差越大，反射越强。各回波脉冲与始波的时间间隔反映了各反射面的深度信息，这样依据回波出现的位置以及回波幅度的高低、大小来诊断受检查者的病变信息。A 型超声诊断仪提供的仅是体内器官的一维信息，由于不能显示器官的形状，目前 A 型超声诊断仪已被 B 型超声诊断仪取代。

2. B 型超声诊断仪　B 型超声（简称 B 超）为辉度调制型（brightness modulation mode），是在 A 超基础上发展起来的，它的工作原理与 A 超相似，也是利用脉冲回波成像技术。它是由探头、发射电路、接收电路和显示系统组成。B 超采用亮度调制方式来显示深度方向所有界面的反射回波信息，它以明暗不同的光点反映回声变化，在屏幕上显示不同等级的辉度图像，强回声光点亮，弱回声光点暗。当探头的位置移动或者扫描方位发生变化，探头逐次发射和接收超声回波，接收器按扫描线逐行显示随深度变化的回波信号，以辉度调制方式显示深度方向所有界面的反射回波；并将不同位置的信号组合构成人体组织的二维切面超声图像。

图 8-5 超声波的探头是将压电晶体做成阵列式排列，探头中阵列式的压电晶体由电子开关控制发射、接收信号。B 型超声诊断仪以光点形式组成截面图像能直观地显示脏器的大小、形态。B 型超声诊断仪可探测人体内部脏器，如肝、胆、脾、肾、胰和膀胱等外形及其内部结构并区分肿块的性质；在妇产科中的超声探测可以显示胎体和盆腔肿块等；B 超还可以做人体表浅器官内部组织探测，如眼睛、甲状腺等内部结构探查和线度的测量。

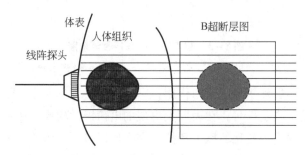

图 8-5　B 型超声波诊断仪示意图

3. M 型超声诊断仪　又称为超声心动图，它采用辉度调制的方法，使深度方向所有界面的反射回波，用亮点形式在显示器垂直扫描线上显示。以固定的位置对人体发射超声束，由于心脏规律性地收缩和舒张，心脏的各层组织和探头之间的距离也随之改变，将来自不同深度的回波信号加在显示器的阴极做辉度调制，代表深度的时基线加在显示器垂直偏转板上，水平偏转板上加一慢扫描锯齿波电压，当扫描线从左到右匀速移动时，在显示屏上将按时间顺序横向展开随心脏的搏动而上下摆动的一系列亮点，把心脏各层组织的回声信号显示为运动的曲线。M 型超声心动仪主要用于心脏血管疾病的诊断，可用于分析心壁厚度、运动速度、心脏瓣膜的运动速度等。

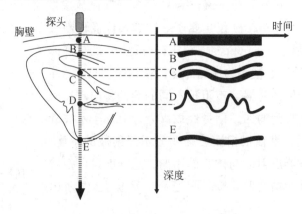

图 8-6　M 型超声波诊断仪示意图

4. 超声多普勒血流仪 超声多普勒血流仪目前被广泛应用于临床。在超声多普勒血流诊断仪中，声源与接收器通常固定不动，而探测目标相对声源与接收器存在运动，实际应用中发射与接收装置通常固定在一个探头中。图 8-7 是利用多普勒效应测量血流速度的原理图。假设 v 是待测的血流速度，ν 是静止声源探头发射超声波的频率，ν' 是运动着的红细胞接收到的频率。

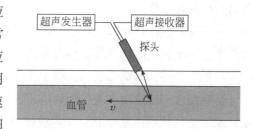

图 8-7 超声多普勒血流仪原理图

在此探测过程中存在两次多普勒频移现象。第一次多普勒频移，声源（探头）不动，目标（红细胞）运动，运动着的红细胞接收到的超声频率为 ν'；第二次频移，接收器（探头）不动，探头接收运动血流（红细胞）反射回波频率为 ν''。探头接收的回波频率 ν'' 与发射频率 ν 出现频率差，频移量的大小与血流速度成正比。根据多普勒频移的大小，可测出血流速度 v。

多普勒血流仪探测的只是一维声束上超声多普勒血流信息，一维多普勒在测定某一位置的血流时还是比较方便的，但目前更为实用的系统是彩色多普勒成像仪。它将脉冲多普勒与 B 超显像仪进行组合，用前者检查血流状态，用 B 超探测解剖结构，这样就可得到准确的彩色血流分布状态图像。

⇒ 案例引导

案例 彩色多普勒超声诊断仪（彩超）是利用多普勒效应采集到电子信号，经处理获得血流信号并进行彩色编码后，实时地叠加在二维图像上，形成彩色多普勒超声血流图像。适用于全身各部位脏器超声检查，尤其适用于心脏、肢体血管和浅表器官以及腹部等的检查诊断。

讨论 下肢静脉的静脉瓣功能不全，可否用彩超观察有无反流及其速度快慢？

5. 彩色多普勒血流成像仪 彩色多普勒血流成像仪（简称彩超）是采用多普勒技术和 B 超混合成像的系统，又称二维多普勒。仪器用一高速相控阵扫描探头进行平面扫查，探头接收到的回波信号分为两路：一路信号经放大处理后以二维黑白 B 超图显示脏器的解剖图像，另一路信号进行多普勒频移检测，以彩色显示血流情况，血流图像是叠加在二维 B 超图像上的。

多普勒血流成像技术是以彩色显示血流信号。它有红、绿、蓝 3 种基本颜色。一般规定红色表示血流流向探头，蓝色表示血流流离探头，而湍流用绿色表示。正向湍流的颜色接近黄色，反向湍流的颜色接近深青色。彩色的亮度（辉度）与血流速度的大小成正比，速度越高，色彩越亮；速度越低，色彩越暗；故由图像色彩的颜色、色彩的鲜亮程度即可了解血流速度的状况。

超声多普勒成像技术被应用于临床以来，其应用范围日益扩大，其诊断应用价值愈加明显。超声多普勒诊断成像仪可显示血流的方向、速度及湍流程度，为临床提供了实时血流分析的资料。目前它已成为心血管疾病的有力诊断工具。

第四节 次 声 波

次声波又称为亚声波，是频率低于 20Hz 的声波。次声波频率很低，故波长较长，不容易衰减，传播距离远。研究发现，次声波在大气中传播数千公里，它的能量衰减才万分之几分贝。次声波还具有很强的穿透能力，可以穿透建筑物墙体、坦克等障碍物。

次声源有火山爆发、台风、地震、电离层扰动等；人们在呼吸时肺部也会发出频率在 0.25～0.3Hz 的次声波，人的心脏可发出频率为 1.2Hz 左右的次声波；利用人工的方法也能产生次声波，例如，火箭发射、化学爆炸等。

次声波对人体作用的研究受到越来越多的关注。次声波虽不能引起人的听觉，但它对人的生理、心理会产生一定影响。次声波可与人体器官发生共振，若外界的次声波频率接近某一器官的固有频率，将产生共振，会使人感觉耳鸣、头痛、烦躁、失眠、恶心，甚至可使人休克、昏厥。

可利用次声波造福人类。因为次声波传播远、速度快，所以能利用它及早探测到各种有害的自然现象的发生。气象预报上，由于次声波的传播速度远快于台风移动速度，可以依据监测风暴发出的次声波，提前发出预警。军事上，通过接收核试验、导弹发射产生的次声波去探测这些次声波源的有关参量。次声波在疾病诊断和治疗方面也有很大的开发潜力。通过测定人的某些器官发出的微弱次声波的特性，可以了解人体相应器官的活动情况，如次声波诊断骨质疏松。

目标检测

答案解析

一、选择题

1. 下列关于声波的说法中正确的是（　　）

    A. 声波在真空中也能传播　　　　　　B. 声波是横波

    C. 声波是纵波　　　　　　　　　　　D. 人听不见的声音都叫超声波

    E. 有声源的振动就有声波

2. 下面关于声阻抗说法错误的是（　　）

    A. 声阻抗是用来表征介质传播声波能力特性的一个物理量

    B. 人体正常组织中骨骼的声阻抗最小

    C. 超声成像即是通过人体组织声阻抗的不同诊断病变

    D. 声阻抗（Z）等于介质的密度（ρ）和声速（u）的乘积

    E. 不同软组织间声阻抗差别不大

3. 一噪声的声强级为120dB，它的声强等于（　　）

    A. $10^{-12}\mathrm{W}\cdot\mathrm{m}^{-2}$　　　　　　B. $10^{-5}\mathrm{W}\cdot\mathrm{m}^{-2}$　　　　　　C. $1\mathrm{W}\cdot\mathrm{m}^{-2}$

    D. $10\mathrm{W}\cdot\mathrm{m}^{-2}$　　　　　　E. $100\mathrm{W}\cdot\mathrm{m}^{-2}$

4. 某车间里一台机器产生的噪音为100分贝，2台机器产生的噪音是（　　）

    A. 0dB　　　　　　　　　　B. 50dB　　　　　　　　　　C. 100dB

    D. 103dB　　　　　　　　　E. 200dB

5. 两个音叉在空气中产生同样振幅的声波，它们的频率分别为256Hz和512Hz，二者声强比为（　　）

    A. 1:4　　　　　　　　　　B. 4:1　　　　　　　　　　C. 2:1

    D. 1:2　　　　　　　　　　E. 1:1

二、计算题

6. 一声波它的声强级为60dB，它的能流密度是多少，单位时间内通过垂直于声波传播方向的单位面积上的平均能量是多少？

7. 某一声音的声强为$6.0\times10^{-3}\mathrm{W}\cdot\mathrm{m}^{-2}$，另一声音的声强级比它高10dB，求另一声音的声强。

8. 两声波在同一介质中传播，若它们的声强级相差30dB，则它们的声强之比为多少？

9. 教室里有4位学生，每一位学生说话的声强为 $10^{-7}\mathrm{W}\cdot\mathrm{m}^{-2}$，试问4位学生同时说话的声强和声强级，4位学生同时说话的声强级是一位学生说话时声强级的几倍？

10. 用多普勒原理测量汽车行驶速度，从测速仪发出频率为100kHz的超声波，当汽车向波源行驶时，接收器接收到从汽车反射回来的波的频率为110kHz，已知声速为 $330\mathrm{m}\cdot\mathrm{s}^{-1}$，求汽车行驶速度。

（王　勤）

书网融合······

本章小结　　　　题库

第九章　波动光学

📖 **学习目标** -

　　1. 掌握　波动光学的基本概念：光程、光程差、干涉、衍射和偏振；杨氏双缝干涉和夫琅禾费衍射装置的方程和内容；马吕斯定律。

　　2. 熟悉　布儒斯特定律、双折射、半波损失、旋光性等概念。

　　3. 了解　薄膜干涉、圆孔衍射和劳埃德镜实验装置。

　　4. 学会波动光学相关理论知识；在临床工作中具备以此来评价光学仪器检测结果的能力。

　　现代物理学认为光同时是光子又同时是电磁波，即波粒二象性。在本章中波动光学将研究其波动性，即仅把光看作是电磁波。电磁波的波长范围很广，波长在 $400 \sim 760$ nm 范围内的电磁波可引起人的视觉感受，即：可见光。不同波长的可见光会给人以不同颜色的视觉感受。光是一种波，因此，它应遵循波动的一般规律。本章我们主要学习光的干涉、衍射、偏振等物理现象，并讨论其波动性质和基本规律，光的这些性质和规律不仅在理论研究上具有重要的意义，而且是现代科学技术中绕不开的基本理论。

第一节　光　的　干　涉

PPT

　　光的干涉（interference of light）是指满足一定条件的两束光相遇时，在叠加区域内，光的强度呈现出或明或暗稳定分布的现象。干涉现象是波动的基本特征之一。只有波动的叠加才能产生干涉，因此，干涉现象是证实和讨论其波动性的理想模型。

⇨ **案例引导** -

　　案例　根据波动理论，两列波相遇时要产生干涉现象，要求相遇的两列波必须满足相干条件，即频率相同、振动方向相同、初相位相同或相位差恒定。对机械波而言，相干条件比较容易满足，所以容易观察到干涉现象。但对于普通光源来说，这样的条件却很难满足，在一般情况下，两个独立的普通光源发出的光叠加时，是观察不到干涉现象的。

　　讨论　1. 一间房间用几盏相同的灯泡照明，然而墙壁上并不会出现光强不均匀分布的明暗相间的条纹，为什么？

　　　　　2. 如何利用普通光源获得相干光？

一、相干光源

　　普通光源的发光过程实际上是组成光源的大量原子（或分子）在不同的能级间跃迁的自发辐射过程。单个原子（或分子）的电磁辐射是不连续的，每个原子（或分子）发光的持续时间非常短（约为 10^{-8} s），因此，一个原子（或分子）每一次所发出的电磁波的长度是有限的，称为一个波列，如图 $9-1$（a）所示。一般来说，每个原子或分子的发光是随机的，不同原子（或分子）发出的光波波列不仅初相位没有固定关系，频率和振动方向也不尽相同。因此，我们所看到的光波是由一系列间断的、相互独立的波列组成的，如图 9 - 1 （b） 所示。这样的光源是无法满足相干条件的。

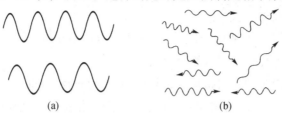

图 9 - 1　普通光源的发光

（a） 光波波列　（b） 普通光源的波列

要观察光的干涉现象，首先应设法让相遇叠加的光波满足相干条件。要利用普通光源获得相干光，可以设法将同一光源同一点、同一次发出的光波分成两束，让它们经过不同的路经后再相遇。这样，由于这两列波是从同一点、同一次发出的光波分离出来的，它们的频率和振动方向完全相同，在相遇点有恒定的相位差，因而满足相干条件，在相遇区域可以产生干涉现象。

我们把频率相同、振动方向相同、初相位相同或相位差恒定的光称为**相干光**（coherent light）；发出相干光的光源称为**相干光源**（coherent source）。

在实验室中，从同一普通光源获得相干光源的方法一般有两种：一种是分波阵面法；另一种是分振幅法（如薄膜干涉）。1801 年，英国物理学家托马斯·杨采用分波阵面的方法首次观察到了光的干涉现象，证实了光是一种波动。

⊕ **知识链接**

波粒二象性

马克思指出，事物的发展过程符合否定之否定的规律。由肯定进入否定，再由否定进入更高层次的肯定。在物理学中，任何一个理论都具有其适用范围。理论的范围内为肯定，范围外为否定，在否定中发展出新的理论，从而达到更高级的肯定。例如人类从几何光学开始认识光：但，人们发现，只有在波面的线度远比波长大时几何光学才适用，其实际上是波动光学的极限近似。当人类科学进入量子时代后，人们将从光子的角度研究光的行为。从几何光学到波动光学，再到波粒二象性。光本质的认识体现了真理的绝对性和相对性，即任何真理都只能是主观对客观事物近似正确的描述。探究物理学的过程可以培养出敢于提出质疑、不迷信权威等品质，并逐步形成独立思考和创新的能力。

二、光程和光程差

光波在折射率不同的均匀介质中传播时，其频率是恒定不变的。由于介质性质的不同，传播速度不同，因此，在相同时间内，光传播的几何路程也不相同。例如一束频率为 ν 的单色光在真空中的传播速度为 c，则其在真空中的波长为 $\lambda = c/\nu$；当它在折射率为 n 的介质中传播时，传播速度为 $u = c/n$，波长 $\lambda' = u/\nu = c/n\nu = \lambda/n$。这说明，光在折射率为 n 的介质中传播时，其波长为真空中波长的 $1/n$。波传播一个波长的距离时，其相位变化了 2π，所以光波在折射率为 n 的介质中传播几何路程 L 时，相位的变化为

$$\Delta\varphi = 2\pi \frac{L}{\lambda'} = 2\pi \frac{n \cdot L}{\lambda}$$

上式表明，光在介质中传播时，其相位的变化不仅与光传播的几何路程及其在真空中的波长有关，还与介质的折射率有关。就相位变化而言，光在折射率为 n 的介质中通过长度为 L 的几何路程，相当于它在真空中通过了 nL 的几何路程。

相位差的计算在分析光的叠加现象时十分重要。为了方便地比较、计算光通过折射率不同的介质时所引起的相位变化，可引入光程和光程差的概念。

我们把折射率 n 与光所通过的几何路程 L 的乘积 nL 称为**光程**（optical path）。两束光的光程之差称为**光程差**（optical path difference），通常用 δ 来表示光程差。相位差与光程差的关系为

$$\Delta\varphi = \frac{2\pi}{\lambda}\delta$$

即决定光波相位变化的不再是几何路程，而是光程和光程差。光程的本质是将光速因折射率的变化统一到距离变化中来

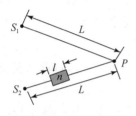

图 9 - 2　光程和光程差

在图 9 - 2 中，从光源 S_1 和 S_2 发出的两束同相位的相干光波，在与 S_1、S_2 等距离的 P 点相遇，其中一束光波经过空气直接到达 P 点，而另一束光波途中要经过厚度为 l、折射率为 n 的介质。很显然，两束光波的几何路程都是 L，但光程却不相同。

光波 S_1P 的光程就是几何路程 L，而光波 S_2P 的光程却是 $(L - l) + nl$，两者的光程差为

$$\delta = (L - l) + nl - L = (n - 1)l$$

相位差变化为

$$\Delta\varphi = \frac{2\pi}{\lambda}\delta = \frac{2\pi}{\lambda}(n - 1)l$$

在光学实验中，常常会用到薄透镜，它可以改变光的传播方向。我们常用薄透镜对光进行会聚、发散或产生平行光。那么薄透镜的引入是否会产生附加的光程差呢？实验显示，从物点发出的光经透镜后会会聚成一个明亮的像点，平行光通过透镜后，各光线要会聚在焦点处，形成一个亮点。这说明尽管对于通过透镜不同部位的光线而言，物像间的几何路程并不相等，但同相位的光经过透镜后到达会聚点时仍然是同相位的。因此，薄透镜只改变光的传播方向，对近轴光线不会产生附加的光程差，薄透镜的这种性质称为**薄透镜的等光程性**。

三、杨氏双缝实验

1801 年，英国物理学家、医生托马斯·杨（Thomas Young）首先用分波阵面法观察到了光的干涉现象，为光的波动学说提供了有力的实验基础。这就是历史上有名的杨氏双缝干涉实验，该实验使人类在历史上首次完成了对光波波长的测量。

杨氏双缝干涉实验原理如图 9 - 3 所示。狭缝 S 后放有两条与 S 平行且等距的平行狭缝 S_1 和 S_2。根据惠更斯原理，单色平行光投射到狭缝 S 上时，其后面的两平行狭缝 S_1、S_2 将形成两个新的子波波源。由于 S_1 和 S_2 在 S 发出的同一波面上，具有完全相同的振动特征，相当于两个相干光源。因此，由 S_1 和 S_2 发出的光波在空间相遇时将产生干涉现象，在像屏上形成稳定的明暗相间的干涉条纹。

下面根据波的干涉理论来分析像屏上出现明、暗条纹应满足的条件。如图 9 - 4 所示，设 S_1、S_2 间的距离为 d，双缝到像屏的距离为 D，而且 $D \gg d$。在像屏上任意取一点 P，P 与 S_1 和 S_2 间的距离分别为 l_1 和 l_2，P 到像屏中心点 O 的距离为 x，则由 S_1、S_2 所发出的光波到 P 点的光程差为

$$\delta = l_2 - l_1 \approx d\sin\theta \approx d\tan\theta \approx d\frac{x}{D}$$

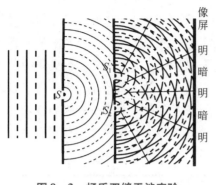

图9-3 杨氏双缝干涉实验

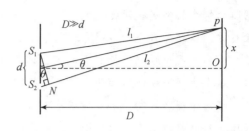

图9-4 双缝干涉条纹的推导

如果入射光的波长为 λ ，根据波动理论，当

$$\delta = d \cdot \frac{x}{D} = \pm 2k \frac{\lambda}{2}$$

即

$$x = \pm k \frac{D}{d} \lambda \qquad (k = 0, 1, 2, \cdots) \qquad (9-1)$$

时，两光波在 P 点相互加强，P 点处出现明条纹。$k = 0$ 时，$x = 0$（即 O 点处），该明条纹称为中央明纹或称零级明纹；与 $k = 1, 2, 3, \cdots$ 对应的明条纹分别称为第一级、第二级、第三级……明纹，式中的正、负号表示条纹在中央明纹两侧对称分布。

而当

$$\delta = d \cdot \frac{x}{D} = \pm (2k - 1) \frac{\lambda}{2}$$

即

$$x = \pm (2k - 1) \frac{D}{d} \frac{\lambda}{2} \qquad (k = 0, 1, 2, \cdots) \qquad (9-2)$$

时，两光波在 P 点互相削弱，P 点处出现暗条纹。与 $k = 1, 2, 3, \cdots$ 对应的暗条纹分别称为第一级、第二级、第三级……暗纹。两相邻明条纹或暗条纹中心间的距离，即条纹间距为

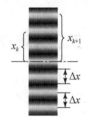

图9-5 干涉
条纹特点

$$\Delta x = x_{k+1} \quad x_k = \frac{D}{d} \lambda \qquad (9-3)$$

式（9-3）表明条纹间距 Δx 与 k 无关，即干涉条纹是等间距分布的，如图9-5所示；Δx 与波长 λ 有关，波长短的条纹间距小，波长长的条纹间距大。若用白光做实验，除中央明纹是白色的外，其他各级都是由紫到红的彩色条纹。

⊕ 知识链接

激光干涉条纹视力

激光干涉条纹视力（laser interference fringes visual acuity, IVA）检查又称视网膜视力检查法，是利用激光干涉条纹来测定视网膜视敏度的一种新方法。准确了解屈光介质浑浊时眼的视网膜功能，对于进行视生理研究、选择适当的治疗手段以及判断疾病预后均有重要意义。视力检查是测定视功能的最基本的检测方法，传统的 E 视力检查无法测得屈光介质浑浊时病眼视网膜的准确信息。激光干涉条纹视力计采用两束高度相干的 He - Ne 激光作为光源，因其在组织中穿透能力较大，所以能够透过浑浊屈光介质到达眼底，在视网膜上形成红、黑相间的干涉条纹。检测时，通

过调节干涉条纹的粗细及数量，测定病眼的视网膜分辨力（每度视角能分辨的条纹数），再将视网膜分辨力转换成视网膜视力，即可客观地反映视网膜到大脑的视觉功能，该检测比传统 E 视力检查更为敏感。激光干涉视力测定基本上不受屈光状态的影响，对无法用视力表检查视力的眼外伤、白内障及角膜病进行 IVA 测定，以判断其视网膜功能，有很大的实用价值。结合激光散斑方法，激光干涉条纹视力计还可以测量熟期白内障及角膜病等屈光介质严重浑浊时眼的视功能。因此，可用于辅助诊断，对各类屈光不正及无晶状体眼的光学矫正效果进行评价；预测白内障、玻璃体、角膜移植术后视力。检查方法简便，患者易接受。

例 9 - 1 在图 9 - 6 所示杨氏双缝实验中，已知双缝间的距离为 0.50mm，双缝到像屏的距离为 1.00m。现测得相邻明条纹间的距离为 1.20mm。求：①入射光的波长；②如果用折射率为 1.30，厚度为 0.01mm 的透明薄膜遮住其中一缝，原来的中央明纹处将变为什么条纹？

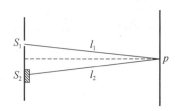

图 9 - 6　例 9 - 1

解　①由 $\Delta x = \dfrac{D}{d}\lambda$ 得

$$\lambda = \frac{\Delta x d}{D} = \frac{1.20 \times 10^{-3} \times 0.50 \times 10^{-3}}{1.00}$$

$$= 6.00 \times 10^{-7}(\text{m}) = 600(\text{nm})$$

②未遮薄膜时，中央明纹处的光程差为 $\delta = l_2 - l_1 = 0$

遮上薄膜后，光程差变为

$$\delta = (l_2 - l + nl) - l_1 = (n - 1)l$$

$$= (1.30 - 1) \times 0.01 \times 10^{-3} = 3000(\text{nm}) = 5\lambda$$

即光程差为波长的整数倍。所以原来的中央明纹处将变为第 5 级明条纹。

四、劳埃德镜实验

1832 年，劳埃德（H. Lloyd）设计出了另一种更为简单的、可以观察光的干涉现象的实验装置——劳埃德镜（Lloyd mirror），其本质就是一块平面镜。如图 9 - 7 所示，从狭缝 S_1 射出的光，一部分经劳埃德镜 MN 的玻璃面反射后到达屏幕 E_1 上，另一部分直接射到屏幕 E_1 上。反射光可看成是由虚光源 S_2 发出的，S_1、S_2 构成一对相干光源。图中画有阴影的区域表示两光束相遇叠加的区域，在这片叠加区域中，相遇的两束光将发生干涉，在屏幕 E_1 上的 ab 部分，可以观察到明暗相间的干涉条纹。

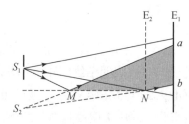

图 9 - 7　劳埃德镜实验

在劳埃德镜实验中，当把屏幕移到和劳埃德镜 MN 的 N 端相接触的位置（即图 9 - 7 中 E_2）上时，由于 S_1 和 S_2 到 N 的光程相等，根据干涉理论，N 处应该出现明条纹，然而实验显示在屏幕和镜面的接触处出现的是一暗条纹。这表明直接射到屏幕上的光与由镜面反射出来的光在 N 处的相位相反，即相位差为 π。直接射到屏幕上的光是不可能有这个变化的，因此只能认为光从空气射向玻璃发生反射时，反射光产生了 π 的相位突变，这相当于反射光多走（或少走）了半个波长的距离，这个现象称为**半波损失**（half - wave loss）。

劳埃德镜实验干涉图样与杨氏双缝实验干涉条纹对称地分布在中央明纹两侧的特点明显不同。其的特点为：①N 处为暗纹；②只在 N 点的一侧有干涉条纹。劳埃德镜实验的重要意义在于：它用实验证实了光由光疏介质射向光密介质表面发生反射时，在掠射（入射角 $i \approx 90°$）或正射（入射角 $i \approx 0°$）两种情况下，反射光会发生半波损失。

五、薄膜干涉

⇒ 案例引导

案例 人们常常看到肥皂泡表面、水面上的油膜和 CD 光盘在太阳光的照射下，会出现五彩斑斓的彩色条纹。

讨论 不同薄膜在太阳光的照射下所呈现的彩色条纹是怎样产生的？

如图 9-8 所示，厚度为 d、折射率为 n 的平行平面薄膜置于空气中。波长为 λ 的入射光射向薄膜，到达薄膜的前表面时，一部分被反射形成光束 a，另一部分进入薄膜，在膜的后表面被反射回来，再经前表面折射而出形成光束 b。光束 a 和 b 均来自于同一入射光线，只是经历了不同的路径，从而具有恒定的相位差，因此它们是相干光，将在无限远处相遇而发生干涉。如果用透镜使光线会聚，干涉条纹将呈现在透镜的焦平面上。在这种干涉现象中，产生干涉的相干光束来源于薄膜的上下两个表面，因此称为薄膜干涉（film interference）。

图 9-8 薄膜干涉

根据干涉理论，不同波长的光波干涉加强的位置不同。太阳光中包含多种颜色的光波，不同颜色的光波其波长也不同，所以在薄膜上某一地方，某一波长的反射光互相加强，就出现与这种波长对应颜色的亮纹；在薄膜上另一地方，另一波长的反射光互相加强，就出现另一种颜色的亮纹。这样，在薄膜上就出现了不同颜色的彩色条纹。

为了减少光在光学元件表面上的反射损失，提高成像的质量，常在玻璃元件表面镀上一层透明薄膜（一般用氟化镁）来减少反射，达到增加透射光的目的。这种薄膜叫作增透膜。

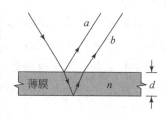

PPT

第二节 光 的 衍 射

光的衍射（diffraction of light）是指光波绕过障碍物传播的现象。衍射现象也是波动的基本特性之一。衍射所形成的明暗相间的图样称为衍射图样。

在一般情况下，光总是沿直线传播，遇到障碍物后会投射出障碍物的影子，观察不到明暗相间的衍射图样。要看到明显的衍射现象，障碍物的线度必须与光波波长在数量级上相近。观察衍射现象的装置一般由光源、衍射屏和像屏三部分组成。按观察方式的不同，光的衍射现象可分为两类：一类是**菲涅耳衍射**（Fresnel diffraction），其特点是光源和像屏（或两者之一）与衍射屏之间的距离是有限的，如图 9-9 (a)；另一类为光源和像屏与衍射屏之间的距离都是无限远或相当于无限远的，称为**夫琅禾费衍射**（Fraunhofer diffraction），如图 9-9 (b)。本节中我们以夫琅禾费衍射为例来讨论光的衍射现象。

一、单缝衍射

在实验室中，观察夫琅禾费单缝衍射可以借助两块凸透镜来实现，实验装置如图 9-10 所示。光源 S 放在透镜 L_1 的前焦点上，狭缝 A 后放置另一块透镜 L_2，像屏 M 放在透镜 L_2 的后焦平面上。点光源 S 发出的光通过透镜 L_1 后变成平行光照射到狭缝 A 上，当狭缝 A 的宽度满足条件时，在像屏 M 上将出现

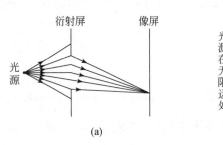 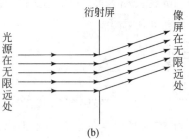

图 9 - 9 光的衍射

（a）菲涅耳衍射 （b）夫琅禾费衍射

衍射图样。

实验显示，若 S 是单色光源，像屏上得到的衍射图样是一组与狭缝平行的明暗相间的条纹。正对狭缝的是一条较宽的明条纹，称为中央明纹，其两侧对称分布着各级明、暗条纹。条纹的分布是不均匀的，中央明条纹最亮也最宽；其他明条纹的光强急剧下降，而且随着级数的增大逐渐减小。如图 9 - 11 所示，图中的曲线表示光强的分布。光强的极大值和极小值分别与各级明、暗条纹的中心相对应。

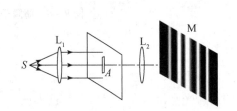 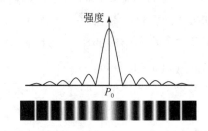

图 9 - 10 单缝衍射实验装置   图 9 - 11 单缝衍射图样

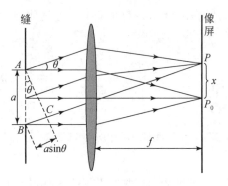

图 9 - 12 单缝衍射条纹的形成

根据惠更斯原理，单色平行光垂直照射图 9 - 12 中的狭缝时，位于狭缝所在处的波面 AB 上的每一点都是一个子波源，它们各自向各个方向发射子波。我们把沿某一方向传播的平行子波束与衍射屏的法线之间的夹角 θ 称为衍射角。在狭缝的后面，空间任意一点的光振动就是这些子波在该点引起的振动的叠加，而这些子波到达该点时的光程差，决定了其振动加强或减弱的情况。

如图 9 - 12 所示，设单缝的宽度为 a，入射光的波长为 λ。当衍射角 θ = 0 时，各子波沿原入射方向传播，这些平行于光轴的子波经过透镜会聚于像屏的中央位置 P_0，从波面 AB 上各点发出的子波到达 P_0 时的光程相等，因此各光线在 P_0 处相互干涉加强形成明条纹，称中央明纹。该处光强最大。

当衍射角 θ ≠ 0 时，沿任意衍射角 θ 方向入射的平行子波经透镜会聚在像屏上的某点 P，在同一束平行光中，从 AB 面上不同的点发出的光到达会聚点 P 的光程是不同的。由图 9 - 12 可知，这束平行子波两边缘光线之间的光程差（最大光程差）为

$$BC = a\sin\theta$$

P 点的明暗程度完全决定于光程差 BC 的大小。随着衍射角的增大，BC 也增加，即最大光程差也增大。

下面用半波带法（half wave zone method）来分析单缝衍射的条纹分布情况。如图 9 - 13 所示，可做一些平行于 AC 的平面，使两相邻平面之间的距离都等于 λ/2，如果光程差 BC 刚好等于入射光半波长的整数倍，那么这些平面将把单缝处的波面 AB 分为整数个面积相等的部分，则每一个部分称为一个半

波带。由于各个半波带的面积相等（半波带上子波源的数目相同），而且相邻两半波带上的任何两个对应点发出的所有子波到达 P 点时光振幅接近相等，光程差都是 $\lambda/2$（相差为 π），因此相邻两半波带发出的所有子波在 P 点合成时将互相干涉抵消。

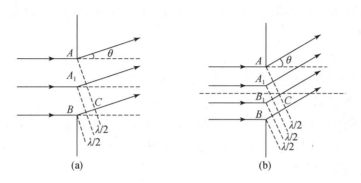

图 9-13　半波带

（a）偶数个半波带　（b）奇数个半波带

这样，对于单缝而言，在某些特定的衍射角 θ 方向上，BC 恰好等于半波长的偶数倍，如图 9-13（a）所示，单缝处的波面 AB 可分为偶数个半波带，由于相邻的半波带发出的光分别在 P 处相互干涉抵消，所以合振幅为零，P 为暗条纹的中心；而在另一些特定的衍射角 θ 方向上，BC 恰好等于半波长的奇数倍，如图 9-13（b）所示，单缝处的波面 AB 可分为奇数个半波带，相邻的半波带发出的光分别在 P 处两两相互干涉抵消后，还剩一个半波带发的光到达 P 处合成，这时 P 处为明条纹的中心。衍射角 θ 越大，狭缝可分的半波带数目越多，单个半波带的面积就越小，明条纹的光强也就越小。

在其他的衍射角 θ 方向上，BC 不等于半波长的整数倍，AB 不能分成整数个半波带，衍射光束在像屏上形成亮度介于明条纹和暗条纹之间的过渡区域。

综上所述，单缝衍射条纹的明、暗条件分别为

$$a\sin\theta = \pm(2k+1)\frac{\lambda}{2} \quad (k=1,2,3,\cdots \text{明纹中心}) \tag{9-4}$$

$$a\sin\theta = \pm 2k\frac{\lambda}{2} \quad (k=1,2,3,\cdots \text{暗纹中心}) \tag{9-5}$$

$$\theta = 0 \quad (\text{中央明纹中心}) \tag{9-6}$$

式中，k 为衍射级数，$k=1,2,3\cdots$ 分别称为第一级、第二级、第三级…明纹或暗纹；正、负号表示条纹在中央明纹的两侧对称分布。

设透镜 L_2 的焦距为 f，则屏上各级条纹中心的坐标 $x = f\tan\theta$，考虑到一般 θ 角较小，$\sin\theta \approx \tan\theta$，各级明纹中心的坐标为

$$x_k = \pm(2k+1)\frac{f}{a}\cdot\frac{\lambda}{2} \quad (k=1,2,3,\cdots) \tag{9-7}$$

各级暗纹中心的坐标为

$$x_k = \pm 2k\frac{f}{a}\cdot\frac{\lambda}{2} \quad (k=1,2,3,\cdots) \tag{9-8}$$

如果把相邻暗条纹中心之间的距离 $\Delta x = f\dfrac{\lambda}{a}$ 定义为一条明条纹的宽度，则中央明纹的宽度是其他明纹宽度的两倍，也就是两个对称的第一级暗纹中心之间的距离，即屏上中央明纹的宽度为

$$\Delta x = 2f\frac{\lambda}{a} \tag{9-9}$$

由式（9-9）可知，中央明纹的宽度与波长 λ 成正比，与单缝宽度 a 成反比。因此，缝越窄，衍射越显著。随着单缝宽度 a 的增大，各级衍射条纹逐渐向中央靠拢，当缝宽 $a \gg \lambda$ 时，衍射条纹密集到无法分辨，只能观察到一条亮纹，它就是透镜所形成的单缝的像。因此，要观察到光的衍射现象，障碍物的尺寸必须与光波波长在数量级上相近，而光的直线传播现象就是障碍物的线度比光的波长大很多时，衍射现象不显著的情形。

若以白光照射单缝，在像屏中央 P_0，因白光中各种波长的光到达 P_0 时的光程相同而干涉加强形成白色的中央明纹，但在中央明纹两侧，由式（9-7）可知，对同一级明纹而言，波长不同 x 不同，像屏上将呈现一系列由紫到红的彩色条纹，即衍射光谱。

例 9-2 用波长为 500nm 的单色平行光垂直照射宽度为 0.5mm 的狭缝，在缝后放置一焦距为 0.8m 的凸透镜，将衍射光会聚于像屏上，现观察到像屏上距离中央明纹的中心 2.8mm 处有一明纹。求：①中央明纹的宽度；②该明纹的级数。

解 ①据题意 $\lambda = 500\text{nm} = 500 \times 10^{-9}\text{m}$，$a = 0.5\text{mm} = 0.5 \times 10^{-3}\text{m}$，$f = 0.8\text{m}$，中央明纹的宽度为

$$\Delta x = 2f\frac{\lambda}{a} = 2 \times 0.80 \times \frac{500 \times 10^{-9}}{0.5 \times 10^{-3}} = 1.6 \times 10^{-3}(\text{m})$$

因为中央明纹的宽度是其他明纹宽度的两倍，所以其他明纹的宽度为 $8 \times 10^{-4}\text{m}$。

② $x_k = (2k+1)\frac{f}{a} \cdot \frac{\lambda}{2}$

$$2k + 1 = \frac{2x_k \cdot a}{f\lambda} = 7$$

$$k = 3$$

中央明纹宽度为 $1.6 \times 10^{-3}\text{m}$，该明纹为第三级明纹。

二、圆孔衍射

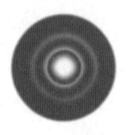

图 9-14　圆孔衍射图样

如果将图 9-10 所示的单缝衍射装置中的狭缝用一个直径为 D 的小圆孔代替，当圆孔直径与光波波长的大小可比拟时，在像屏上就可得到如图 9-14 所示的衍射图样。图样中央是一个明亮的圆斑，称为艾里斑（Airy disk），周围是一组明暗相间的同心圆环。艾里斑集中了大约 84% 的衍射光能量。若入射光的波长为 λ，透镜 L_2 的焦距为 f，理论上可以计算出第一暗环的衍射角为

$$\theta \approx \sin\theta = 1.22\frac{\lambda}{D} \tag{9-10}$$

艾里斑的半径为

$$r = f\theta = 1.22f\frac{\lambda}{D} \tag{9-11}$$

由此可见，艾里斑的大小与入射光的波长成正比，与衍射孔的孔径成反比，λ 愈大或 D 愈小，衍射现象越明显。

在光学仪器成像中，圆孔衍射现象是不可避免的。艾里斑的中心就是物点的几何光学像点。每个物点经过光学系统的光阑或透镜后将形成衍射斑，两个相邻物点形成的衍射斑重叠在一起，将导致两个物点的像不能被分辨，直接影响到了光学仪器的分辨本领。

三、光栅衍射

双缝干涉和单缝衍射实验表明，可以利用单色光通过双缝或单缝时产生的干涉或衍射条纹来测定光

波的波长。只不过这两个实验得到的明条纹都不够明亮和清晰，很难精确地测定入射光波的波长。利用衍射光栅产生的衍射条纹就可以解决这个问题。

光栅（grating）是一种利用衍射原理制成的光学元件。在一块平整的玻璃片上，用精密刻线机刻出一系列等宽等间距的平行刻痕，就制成了透射光栅。刻痕处因漫反射不透光，未刻过的地方相当于透光的狭缝。普通的光栅每毫米内有几十条到几百条刻痕，较精密的光栅每毫米内的刻痕数多达千条。若光栅每条狭缝的宽度为 a，缝间不透光部分的宽度为 b，则相邻两狭缝间的距离为（$a+b$），用 d 表示，称为光栅常量（grating constant），即 $d = a + b$。

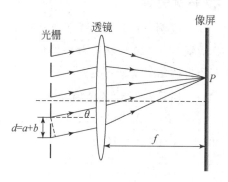

图 9 – 15　光栅衍射

图 9 – 15 是光栅的衍射原理示意图。当平行光垂直照射到光栅上时，光栅上的每一条狭缝都将产生单缝衍射，而各条狭缝发出的衍射光相遇又将产生相干叠加，因此，最终在像屏上得到的光栅衍射图样是单缝衍射和多缝干涉的总效果。

在任意衍射角 θ 方向上，由任意相邻两狭缝的对应点发出的光到达 P 点的光程差都是 $d\sin\theta$。当 θ 满足式（9 – 12）时，所有狭缝发出的衍射光到达 P 点时的相位都是相同的，它们彼此加强，形成一系列细窄、明亮而又分的很开的衍射条纹。

$$d\sin\theta = \pm k\lambda \quad (k = 0, 1, 2, \cdots) \qquad (9 – 12)$$

式（9 – 12）称为**光栅方程**（grating equation）。式中，k 表示明纹的级数，$k = 0$ 为中央明条纹；$k = 1$，2，…时分别为第一级、第二级…明纹；正、负号表示各级明纹对称分布在中央明纹的两侧。

在一些特定的 θ 角方向，相邻单缝在满足光栅方程 $d\sin\theta = \pm k\lambda$ 的同时，每一单缝又满足单缝衍射形成的暗纹条件 $a\sin\theta = \pm k'\lambda$，则在此位置本该出现的明条纹将缺失，这一现象称为光栅的缺级现象（missing order）。在缺级处有

$$d\sin\theta = \pm k\lambda \quad (k = 1, 2, 3, \cdots)$$
$$a\sin\theta = \pm k'\lambda \quad (k' = 1, 2, 3, \cdots)$$

所缺级数 k 为

$$k = \pm \frac{d}{a}k' \quad (k' = 1, 2, 3, \cdots) \qquad (9 – 13)$$

例如，当 $d/a = 2$ 时，则缺级的级数为 ± 2，± 4，…

由光栅方程可知，光栅常量越小，各级明条纹的衍射角就越大，即各级明条纹分得越开。光栅常量一定时，入射光波长越大，各级明条纹的衍射角也越大。若是白光（或复色光）入射，除中央明条纹外，白光（或复色光）中不同波长的谱线将在不同的位置出现，形成光栅光谱（grating spectrum）。

不同元素或化合物都有自己特定的光谱，通过光栅光谱的谱线特征，可以分析发光物质所含的物质成分，还可以通过光谱线的强度定量地分析出各成分的含量。目前，光栅已成为光谱分析仪器的核心部件。

例 9 – 3　一束单色平行光垂直入射到每厘米 5000 条缝的光栅上，用分光计观察其光栅光谱，现测得所成二级光谱与原入射方向成 30°角，求此光波的波长。

解　据题意　$d = \dfrac{1 \times 10^{-2}}{5000}$m，$\theta = 30°$，$k = 2$

由光栅方程 $d\sin\theta = \pm k\lambda$ 得

$$\lambda = \frac{d\sin\theta}{k} = \frac{1 \times 10^{-2} \times \sin30°}{5000 \times 2} = 5 \times 10^{-7}(\mathrm{m}) = 500(\mathrm{nm})$$

PPT

第三节 光的偏振

→ 案例引导

案例 在拍摄水面下或玻璃陈列橱柜内的物品时，被摄物体的图像常因出现耀斑或反光而不清晰，如果在拍摄时加用偏振镜，并适当地旋转偏振镜片，就可以减弱反射光而使水下或玻璃后物体的图像清晰可见。

讨论 1. 什么是偏振镜？

　　2. 为什么加用偏振镜后，拍摄水面下的物体或陈列橱柜内的物品时，能得到清晰的图像？

光的干涉和衍射现象证实了光是一种波动，但还不能确定光是横波还是纵波，而光的偏振现象则进一步证实了光的横波性质。

一、自然光和偏振光

光的电磁理论指出，光是电磁波。在传播过程中，其电场强度 E 和磁场强度 H 相互垂直，两者都垂直于光的传播方向，即电磁波是横波。实验表明，光波引起感光作用和生理作用的主要是 E 矢量，因此一般把 E 矢量称为**光矢量**（light vector），并以它的振动代表光的振动，称为**光振动**。

光是横波只表明光矢量与光的传播方向垂直，在与传播方向垂直的平面内，光矢量的振幅还可能有各种不同的方向，光矢量的这些振动状态称为光的偏振态。

普通光源发出的光波是由光源中大量原子或分子彼此独立辐射的电磁波波列杂乱组合而成的。从宏观上来看，光矢量 E 的振幅在与传播方向垂直的二维空间里所有可能的方向上都是相等的，这样的光称为**自然光**（natural light）。自然光可以用振动方向相互垂直、取向任意的两个光振动来表示，这两个光振动的振幅相等，其强度各等于自然光强度的一半，即将各方向的振动投影至这两个相互垂直的方向，如图 9 – 16 所示。

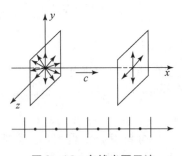

图 9 – 16 自然光图示法

若在垂直于光波传播方向的平面内，光矢量 E 只沿着一个固定的方向振动，这样的光称为**线偏振光**或**平面偏振光**，简称**偏振光**（polarized light），如图 9 – 17 所示。偏振光的振动方向与光的传播方向构成的平面称为**振动面**（plane of vibration）；与振动面垂直、包含有传播方向的平面称为**偏振面**（plane of polarization）。

若光波在不同振动方向的振幅各不相同，这样的光称为**部分偏振光**（partial polarized light），如图 9 – 18 所示。

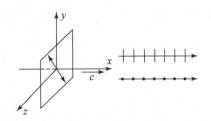

图 9 – 17 偏振光图示法

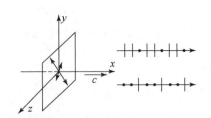

图 9 – 18 部分偏振光的图示法

有一种偏振光，光矢量 E 的末端在垂直于传播方向的平面上的轨迹随时间的变化呈现出椭圆或圆，这样的光称为**椭圆偏振光**（elliptically polarized light）或**圆偏振光**（circularly polarized light）。若迎着光线看时，光矢量顺时针旋转，称为右旋椭圆（或圆）偏振光；光矢量若逆时针旋转，称为左旋椭圆（或圆）偏振光。

普通光源发出的光波都是自然光，我们可以通过光的反射和折射、光的双折射以及晶体的二向色性等途径，从自然光中获取偏振光。

二、布儒斯特定律

实验表明，自然光在两种各向同性介质的分界面发生反射和折射时，不仅光的传播方向要发生改变，而且光的偏振状态也会发生改变。一般情况下，反射光和折射光都是部分偏振光。在反射光中，垂直于入射面的光振动偏多；而在折射光中，平行于入射面的光振动偏多，如图 9-19 所示。

1812 年，布儒斯特（D. Brewster）在实验中发现，光从折射率为 n_1 的介质射向折射率为 n_2 的介质时，若入射角 i_0 满足

$$\tan i_0 = \frac{n_2}{n_1} \tag{9-14}$$

则反射光中只有垂直于入射面的光振动，式（9-14）称为**布儒斯特定律**。此时的入射角 i_0 称为**布儒斯特角**（Brewster angle）或**起偏角**。根据折射定律有 $n_1 \sin i_0 = n_2 \sin \gamma$，结合式（9-14）可知 $\sin \gamma = \cos i_0$，即 $i_0 + \gamma = \frac{\pi}{2}$，如图 9-20 所示。

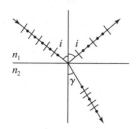

图 9-19　反射光和折射光的偏振

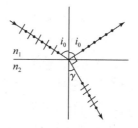

图 9-20　布儒斯特定律

综上所述，当自然光以布儒斯特角入射时，反射光和折射光垂直，反射光成为光振动垂直于入射面的偏振光。反射光虽然是偏振光，但它在入射光中所占的分量很小，例如，当自然光从空气以布儒斯特角射向玻璃时，由反射获得的偏振光能量仅占入射光的 7%；折射光虽然是部分偏振的，光强却很强。若让折射光连续通过由许多表面相互平行的玻璃片组成的玻片堆，在经过玻片堆的每一个分界面时，垂直于入射面的光振动都要被反射掉一部分，而与入射面平行的光振动都不被反射。当玻片的数量足够多时，最后从玻片堆透射出的光就非常接近偏振光，其振动方向与入射面平行。

三、光的双折射

光在各向同性介质的分界面上产生反射和折射时，折射光只有一束，其方向遵循折射定律。但当我们透过透明的各向异性介质方解石晶体（CaCO$_3$）观察书上的字迹时，可以看到字迹的双重像，如图 9-21 所示，这表明折射光线有两束。

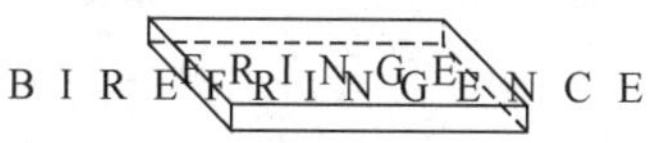

BIREFRINGENCE

图 9-21　双折射现象

一束光线射入各向异性的介质后产生两束折射光线的现象称为**双折射**（birefringence）。

通过对双折射现象的进一步观察发现，在双折射产生的两束折射光中，其中一束始终遵守折射定

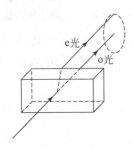

图 9 - 22　o 光和 e 光

律，称为**寻常光**（ordinary light），简称 o 光；另一束不一定在入射面内，因而不遵守折射定律，称为**非（寻）常光**（extraordinary light），简称 e 光。当入射光垂直于晶体表面（即入射角 $i = 0$）时，o 光一般沿着原方向传播，e 光则不沿原方向传播。此时，若让晶体绕着光的入射方向慢慢转动，o 光沿着原方向传播，而 e 光则随着晶体的转动而转动，如图 9 - 22 所示。

　　研究表明，在各向异性晶体内存在一些特殊的方向，当光沿着这些特殊方向传播时不会发生双折射。这些特殊方向称为晶体的**光轴**（optical axis）。只有一个光轴的晶体称为**单轴晶体**（uniaxial crystal），如方解石、石英、红宝石、冰等；有两个光轴的晶体称为**双轴晶体**（biaxial crystal），如云母、硫黄、蓝宝石等。需要注意的是，光轴表示的是双折射晶体内的一个特定方向，任何平行于这个方向的直线都是晶体的光轴。

　　如果用检偏器来检测 o 光和 e 光，就会发现，它们都是偏振光。当光轴在入射面内时，o 光和 e 光的振动方向互相垂直，但在一般情况下，它们的振动方向只是近似垂直。

⊕ 知识链接

光弹效应

　　光弹效应，亦称应力双折射效应。某些透明的各向同性的介质如玻璃、塑料等，在机械力的作用下发生形变时会变为各向异性，从而使光产生双折射，这种现象就称为光弹效应（photoelastic effect），其有效光轴就在应力的方向上。

　　如果把这些介质制作成一定的形状，并对它施力作用时，将产生双折射现象。双折射所产生的 o 光和 e 光都是偏振光，而且频率相同、相差恒定，只是振动方向不同。让这两束光通过一偏振片，因通过同一偏振片后的偏振光振动方向相同，因此通过偏振片后的这两束光满足频率相同、振动方向相同、相差恒定的干涉条件，将产生干涉现象。实验结果显示，如果形变介质受力均匀，那么观察到的干涉条纹是均匀的。如果形变介质受力不均匀，则观察到的干涉条纹是不均匀的。应力变化大的地方条纹密集，应力变化小的地方条纹稀疏。

　　光弹性效应可以用来研究材料内部的应力情况。在工程技术中，常用透明塑料制成各种工件的模型，然后模拟工件受力情况，观察、分析偏振光干涉的色彩和条纹分布，从而判断工件内部的应力分布，这种方法称为光弹方法。在医学研究中，光弹方法被用于骨骼应力应变的测量。

四、二向色性和偏振片

　　部分单轴晶体除了能产生双折射外，还有对 o 光和 e 光选择性吸收的特性。例如电气石晶体，它对 o 光有强烈的吸收作用，一般只需 1mm 厚的电气石晶体几乎就能把 o 光全部吸收掉，而 e 光只有少量被吸收。晶体对相互垂直的两个光振动具有选择性吸收的特性，称为晶体的**二向色性**（dichroism）。可以用具有二向色性的晶体来制作各种偏振片（polaroid）。

　　偏振片只允许沿某一特定方向振动的光振动通过，这个方向称为偏振片的透射轴或偏振化方向。自然光通过偏振片后即成为振动方向平行于偏振片透射轴方向的偏振光，其强度为入射自然光强度的一半，如图 9 - 23 所示。

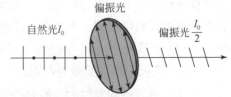

图 9 - 23　偏振片的作用

五、起偏和检偏

将自然光变成偏振光的过程称为起偏，而能够把自然光变成偏振光的光学器件称为**起偏器**（polarizer）。起偏器的作用就像是一块滤板，只让光波中沿透射轴方向振动的光矢量通过。

人的眼睛不能分辨光波的振动方向，因此也无法辨别自然光和偏振光。用于检测光波是否是偏振光并确定其振动方向的装置称为**检偏器**（analyzer）。起偏器与检偏器并没有本质的区别，只是达到的目的不同而已。偏振片用于产生偏振光时称为起偏器，用于检测偏振光时则称为检偏器。

在图 9－24 中，P_1 和 P_2 分别为起偏器和检偏器。自然光通过 P_1 后成为偏振光。若 P_1 和 P_2 的透射轴方向一致，通过 P_1 的光振动能完全通过 P_2，在 P_2 的后面透射光强最强，视场最亮；若让 P_2 绕光波传播方向旋转 90°（即 P_1 和 P_2 的透射轴方向相互垂直），则通过 P_1 的偏振光完全不能通过 P_2，此时 P_2 后的视场将完全变暗，这种现象称为消光现象。

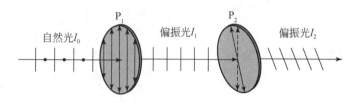

图 9－24　起偏和检偏

六、马吕斯定律

在图 9－25 中，设入射偏振光的光强为 I_0，光振动的振幅为 E_0，检偏器 P 的透射轴与入射光的光振动方向成一任意 θ 角。E_0 可以分解为沿检偏器 P 的透射轴方向和垂直于透射轴方向的两个分量 E_1 和 E_2。显然，只有分量 E_1 可以通过检偏器 P。在不考虑 P 的反射和吸收的情况下，通过检偏器 P 的透射光的振幅为

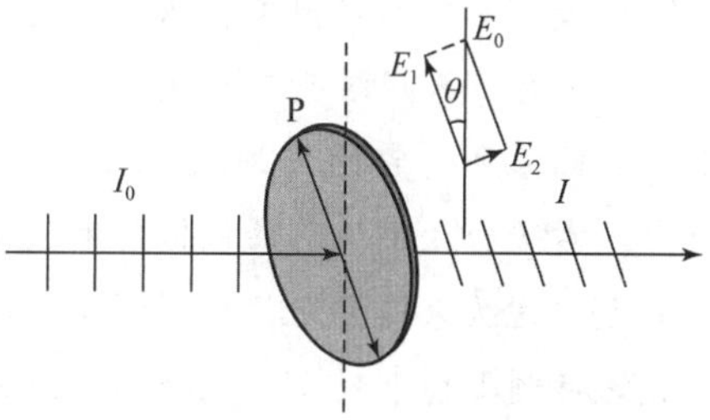

$$E_1 = E_0 \cos\theta$$

图 9－25　马吕斯定律

根据波动理论，光的强度与光振幅的平方成正比，因此，通过 P 的偏振光的强度 I 和通过前的强度 I_0 有如下关系

$$\frac{I}{I_0} = \frac{E_1^2}{E_0^2} = \cos^2\theta$$

由此可得

$$I = I_0 \cos^2\theta \tag{9-15}$$

式（9－15）表明，**通过检偏器的偏振光的强度与检偏器的透射轴的方向有关，如果透射轴方向与入射偏振光振动方向之间的夹角为 θ，则通过它的光强与 $\cos^2\theta$ 成正比**。式（9－15）称为**马吕斯定律**（Malus law）。

由式（9－15）可知，当 $\theta=0°$ 或 180°，即入射偏振光的振动方向平行于透射轴方向时 $I = I_0$，透射光强最大；当 $\theta=90°$ 或 270°，即入射偏振光的振动方向垂直于透射轴方向时，$I = 0$，透射光强为 0，没有光从检偏器射出；当 θ 为其他值时，透射光强 I 介于 0 和 I_0 之间。

例 9－4　有两块偏振片，其透射轴互相垂直，在它们之间插入另外两块偏振片，使相邻两偏振片

透射轴之间的夹角都为30°。如果入射的自然光强度为 I_0，在不考虑吸收的情况下，通过所有偏振片后光的强度为多少？

解 设通过各偏振片后的光强依次为 I_1、I_2、I_3、I_4，

根据马吕斯定律可得

$$I_1 = \frac{1}{2}I_0$$

$$I_2 = I_1 \cos^2 30°$$

$$I_3 = I_2 \cos^2 30°$$

则

$$I_4 = I_3 \cos^2 \theta$$

$$= \frac{1}{2}I_0 \cos^2 30° \cos^2 30° \cos^2 30°$$

$$= \frac{1}{2}I_0 \times \left(\frac{\sqrt{3}}{2}\right)^6 \approx 0.21I_0$$

通过所有偏振片后的光强为 $0.21I_0$。

⊕ 知识链接

立体电影与偏振光

　　立体电影是利用人双眼的视角差和会聚功能制作的可产生立体效果的电影，亦称"3D 立体电影"。这种电影是利用双镜头摄影机拍摄的。拍摄时，用两台拍摄装置像人眼看物体那样，分别拍摄下景物的双视点图像。观看时，通过两台放映机，分别把两个视点的图像同步显示在银幕上，这时如果用眼睛直接观看，看到的画面是重叠的，有些模糊不清。如果在每台放影机前各装一块偏振片（它的作用相当于起偏器），从放映机射出的光通过偏振片后，就成了偏振光，让左、右两台放映机前的偏振片的透射轴方向互相垂直，因而产生的两束偏振光的偏振方向也互相垂直，这两束偏振光投射到银幕上再反射到观众眼中，偏振光方向不改变。观众通过用偏振片制成的特制眼镜来观看，左眼只能看到从左视角拍摄的画面，右眼只能看到从右视角拍摄的画面，通过双眼的会聚功能，人们就看到了具有立体视觉的影像。

七、物质的旋光性

　　当偏振光沿光轴方向通过某些晶体或某些物质的溶液时，其振动面以光的传播方向为轴线发生旋转的现象，称为**旋光现象**（roto - optical phenomena）。这种现象最早是在石英晶体中发现的，后来发现在糖溶液、松节油、硫化汞、氯化钠等溶液和其他一些晶体中也有此现象存在。能够产生旋光现象的物质称为**旋光物质**。旋光物质能使偏振光的振动面发生旋转的性质，称为**旋光性**（optical activity）。

　　实验发现，在旋光现象中，振动面的旋转具有方向性。按其振动面旋转方向的不同，旋光物质可分为左旋和右旋两大类。迎着光的入射方向看，振动面沿顺时针方向旋转的称为**右旋**（right - handed），沿逆时针方向旋转的称为**左旋**（left - handed）。右旋葡萄糖是人体新陈代谢中的一种重要的化合物，天然的蔗糖和天然的葡萄糖都是右旋的；某些具有旋光性的药物也有左、右旋之分，而且左旋药和右旋药疗效是不同的；氨基酸和 DNA 等生物物质也有左、右旋的不同。令人费解的是，生物总是选择右旋糖消化吸收。

　　实验结果表明，对旋光晶体，当入射光是单色偏振光时，旋光物质使振动面旋转的角度 φ 与偏振光

在物质中通过的距离 L 成正比，即

$$\varphi = \alpha L \tag{9-16}$$

式（9-16）中，比例系数 α 称为物质的**旋光率**（specific rotation），它的大小与旋光物质的性质和入射光的波长有关。

若旋光物质为溶液，振动面旋转的角度 φ 除与 L 成正比外，还与溶液的浓度 c 成正比，即

$$\varphi = \alpha c L \tag{9-17}$$

由于旋光率与旋光物质的性质和入射光的波长有关，而溶液的性质又受温度的影响，因此旋光率一般记为 $[\alpha]_\lambda^t$，t 表示温度，λ 表示偏振光的波长。式（9-17）常写为

$$\varphi = [\alpha]_\lambda^t \frac{c}{100} L \tag{9-18}$$

式（9-18）中，浓度 c 以 100ml 溶液中溶质的克数为单位；L 以 dm 为单位。式（9-18）常用于测定旋光性溶液的浓度。在医学和制糖工业中，用来测定旋光溶液旋光率和浓度的旋光仪或糖量计就是根据这个原理设计的。

目标检测

答案解析

一、选择题

1. 在相同的时间内，一束波长为 λ 的单色光在真空中和在水中（　）

 A. 传播的路程相等，走过的光程相等

 B. 传播的路程相等，走过的光程不相等

 C. 传播的路程不相等，走过的光程相等

 D. 传播的路程不相等，走过的光程不相等

 E. 传播的路程不相等，走过的光程无法确定

2. 以下五种颜色的光分别照射同一双缝，则在屏上产生的干涉条纹中，任意两相邻条纹最宽的是（　）

 A. 紫光   B. 绿光   C. 蓝光   D. 橙光   E. 红光

3. 在单缝夫琅禾费衍射实验中，波长为 λ 的单色光垂直入射在宽度为 $a = 4\lambda$ 的单缝上，对应于衍射角为 30°的方向，单缝处波阵面可分成的半波带数目为（　）

 A. 1   B. 2   C. 3   D. 4   E. 6

4. 一束平行单色光垂直入射在光栅上，当光栅常数（$a+b$）为下列哪种情况时（a 代表每条缝的宽度），$k=3$、6、9 等级次的主极大均不出现（　）

 A. $a+b=2a$ B. $a+b=3a$ C. $a+b=4a$

 D. $a+b=5a$ E. $a+b=6a$

5. 在双缝干涉实验中，用自然光入射，在屏上形成干涉条纹，若在两缝后放一个偏振片，则（　）

 A. 涉条纹的间距不变，但明纹的亮度加强

 B. 涉条纹的间距不变，但明纹的亮度减弱

 C. 涉条纹的间距变窄，且明纹的亮度加强

 D. 涉条纹的间距变窄，且明纹的亮度减弱

 E. 涉条纹消失

二、计算题

6. 在杨氏双缝干涉实验中，如果屏幕与双缝相距 1m，两狭缝相距 0.2mm，第四级明纹到中央明纹的距离为 9mm，求此光波波长。

7. 在杨氏双缝干涉实验中，如果用波长为 630nm 的单色光照射双缝，在距离双缝 1m 远处放置一个屏幕。现测得 10 条明暗条纹的宽度为 1.5cm，则双缝间距是多少？

8. 在单缝衍射实验中，若用钠光（598nm）灯做光源，单缝后透镜的焦距为 1m，两个第一级暗纹之间的距离为 2mm，求单缝宽度。

9. 用一束单色光垂直照射到每厘米具有 4500 条痕的光栅上，现测得其所成三级明纹与入射方向成 45°角，求该单色光波长。

10. 已知两个偏振片的透射轴互成 90°角，现在它们之间插入另一块偏振片，使其透射轴与第一块偏振片的夹角为 30°角。若射向第一块偏振片的自然光强为 I_0，求

（1）未插入第三块偏振片前通过前两个偏振片的光强

（2）插入第三块偏振片后，通过第三块偏振片后的光强。

（杨翰男）

书网融合……

本章小结　　　　　题库

第十章　几何光学

📖 **学习目标**

1. **掌握**　单球面折射成像公式应用、屈光不正及其矫正。
2. **熟悉**　共轴球面系统及其焦度、焦距、像差、分辨本领等的概念。
3. **了解**　光学显微镜、电子显微镜、荧光显微镜。
4. 学会在实际工作中使用几何光学基本理论，例如，眼屈光不正的矫正与评价。

几何光学是光学中最早发展起来的一门学科。其主要内容是以光的直线传播、独立传播及光的反射和折射定律为基础研究光在透明介质中的传播规律，是许多光学仪器设计的理论依据。本章主要讨论光通过单球面和透镜的成像规律及其应用。

第一节　球面折射

PPT

一、单球面折射成像 📱微课1

当两种折射率不同的透明介质，其分界面为球面的一部分时，光所产生的折射现象称为**单球面折射**。

1. 单球面折射成像公式　图10-1中有两种均匀透明介质，折射球面的半径为 r，过球心 C 的直线称为光轴，光轴与球面的交点为顶点 P。球面两边介质折射率分别为 n_1 和 n_2（设 $n_1 < n_2$），MN 为球形折射面，α 比较小，且满足 $\alpha \approx \sin\alpha \approx \tan\alpha$，则此入射光线称为近轴光线，则近轴光线成像（paraxial rays）可用下面公式。

由于 OA 是近轴光线，i_1、i_2 很小，因此折射定律 $n_1\sin i_1 = n_2\sin i_2$，可写为

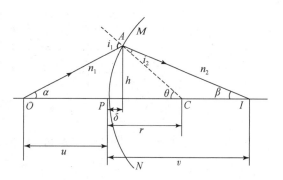

图10-1　单球面折射成像

$$\frac{n_1}{u} + \frac{n_2}{v} = \frac{n_2 - n_1}{r} \qquad (10-1)$$

式（10-1）称为单球面折射成像公式，它适用于一切凸、凹球面。应用此公式，须遵守如下符号规则：实物物距 u 和实像像距 v 均取正值；虚物物距 u 和虚像像距 v 均取负值；凸球面对着入射光线，曲率半径 r 为正，反之为负。

说明：实像是由实际光线会聚而成，可以用光屏承接；而虚像是由实际光线的反向延长线会聚而成，不能用光屏承接。

2. 焦度　式（10-1）的右端 $\dfrac{n_2 - n_1}{r}$ 表示球面的折射光线的本领，称为折射面的**焦度**（dioptrics strength），一般用 ϕ 表示。

$$\phi = \frac{n_2 - n_1}{r} \qquad (10-2)$$

规定 r 以米（m）为单位，ϕ 的单位为 m^{-1}，称为屈光度（diopter），以 D 表示。例如 $n_2 = 1.5$、$n_1 = 1.0$、$r = 0.1m$ 的单球面，其焦度等于 5 屈光度，记为 5D。

3. 焦点与焦距 当点光源位于主光轴某点 F_1 时，若由该点发出的光线经单球面折射后成为平行光线，即 $v = \infty$，点 F_1 称为该折射面的第一焦点即物方焦点，从第一焦点，到折射面顶点的距离称为**第一焦距**，以 f_1 表示（图 10-2）。由式（10-1）得

$$f_1 = \frac{n_1}{n_2 - n_1} r \qquad (10-3)$$

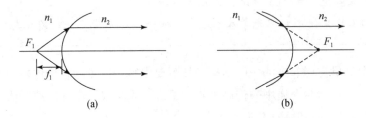

图 10-2　单球面的物方焦点与焦距

（a）实焦点　（b）虚焦点

如果平行于主光轴的近轴光线经单球面折射后成像于主光轴上一点 F_2，则点 F_2 称为折射面的第二焦点即像方焦点，从点 F_2 到折射面顶点的距离称为**第二焦距**，以 f_2 表示（图 10-3）。将 $u = \infty$ 代入式（10-1）得

$$f_2 = \frac{n_2}{n_2 - n_1} r \qquad (10-4)$$

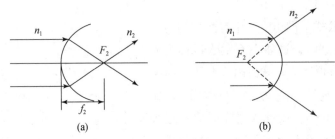

图 10-3　单球面的像方焦点与焦距

（a）实焦点　（b）虚焦点

焦距 f_1、f_2 可正可负，当 f_1、f_2 为正值时，F_1、F_2 是实焦点，折射面有会聚光线作用；当 f_1、f_2 为负值时，F_1、F_2 是虚焦点，折射面有发散光线作用。

由式（10-3）和式（10-4）可知，折射面两个焦距是不相等的，但其比值等于折射面两侧媒质的折射率之比，即

$$\frac{f_1}{f_2} = \frac{n_1}{n_2} \qquad (10-5)$$

由式（10-2）和式（10-5）可得到折射面的两个焦距与焦度之间关系如下

$$\phi = \frac{n_1}{f_1} = \frac{n_2}{f_2} \qquad (10-6)$$

可见，对同一折射面，尽管其两侧的焦距不相等，但是 n 与 f 的比值相等，即对同一折射面，焦度是一定的。

单球面的焦距表征单球面的折射光线的本领，焦距越短，折射光线本领越强，反之越弱。由式（10-6）可知 ϕ 与 f 成反比关系，所以单球面的焦度亦是直接反映单球面折射光线本领的物理量，且焦度越大，折射光线的本领越强，反之越弱。

例 10-1　圆柱形玻璃棒的一端是半径为 4cm 的凸球面。求：①棒置于空气中时，在棒的轴线上距离棒端外 10cm 处物点所成像的位置。②若将此棒放入水中，物距不变，求水中像距。已知玻璃折射率 $n=1.5$，水折射率 $n=1.33$，且设此玻璃棒足够长。

解　①当棒置于空气中时，将 $n_2=1.5$、$n_1=1.0$、$r=4$cm、$u=10$cm 代入式（10-1）得

$$\frac{1}{10}+\frac{1.5}{v}=\frac{1.5-1.0}{4}$$

解得　$v=60$cm

即所成像在玻璃棒内轴线上离棒顶点 60cm 处为实像。

②当棒置于水中时，将 $n_2=1.5$、$n_1=1.33$、$r=4$cm、$u=10$cm 代入式（10-1）得

$$\frac{1.33}{10}+\frac{1.5}{v}=\frac{1.5-1.33}{4}$$

解得　$v=-16.57$cm

可见，在水中成像点在离玻璃棒顶点 16.57cm 处为虚像。

二、共轴球面系统

单透镜是最简单的共轴球面系统，由曲率中心在同一直线上的两个或两个以上折射球面组成的系统，即为**共轴球面系统**（coaxial spherical system），例如常见的透镜即为共轴球面系统。构成系统的各球心所在直线为共轴球面系统的主光轴。

共轴球面系统成像，多采用逐次成像法，即先求出物体经第一个折射球面所成的像 I_1，然后以此像作为第二个折射球面的物，接着求它经第二个折射球面所成的像 I_2，以此类推，直到求出最后一个折射球面所成的像。

例 10-2　如图 10-4 所示，一玻璃球半径为 5cm，一个点光源放在球前 20cm 处。试计算近轴光线通过玻璃球后成像位置（玻璃折射率 $n=1.5$）。

解　对第一个折射面即前球面，$n_2=1.5$、$n_1=1.0$、$r=5$cm、$u_1=20$cm，代入式（10-1）得

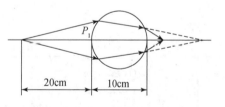

图 10-4　玻璃球成像图

$$\frac{1.0}{20}+\frac{1.5}{v_1}=\frac{1.5-1.0}{5}$$

解得　$v_1=30$cm

如果没有后球面即第二个折射面，I_1 应在 P_1 后面 30cm 处。由于 I_1 在第二个折射面的后面，因此 I_1 对第二个折射面而言是一个虚物，物距 $u_2-(30-10)$cm $=-20$cm，注意对第二个折射面而言，$n_2=1.0$、$n_1=1.5$、$r=-5$cm，代入式（10-1）得

$$-\frac{1.5}{20}+\frac{1}{v_2}=\frac{1.0-1.5}{-5}$$

解得　$v_2=5.7$cm

即最后成像在玻璃球后面 5.7cm 处。

PPT

第二节　透　镜

透镜是由透明物质（如玻璃等）制成的一种折射镜，生活中照相机、幻灯机、显微镜、放大镜及我们的眼睛、眼镜等都用到透镜知识。

一、透镜的分类

透镜折射面一般是两个球面，或一个球面加一个平面。透镜按结构可以分为凸透镜和凹透镜两种。中央部分比边缘部分厚的为凸透镜，中央部分比边缘部分薄的为凹透镜。根据凸、凹透镜的前后两面的形状，球面透镜可分为六种类型，分别为双凸透镜、平凸透镜、正新月透镜、双凹透镜、平凹透镜、负新月透镜，如图 10 - 5 所示。

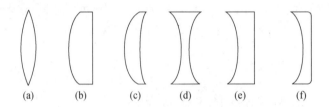

（a）　　　（b）　　　（c）　　　（d）　　　（e）　　　（f）

图 10 - 5　各种类型透镜

（a）双凸透镜　（b）平凸透镜　（c）正新月透镜　（d）双凹透镜　（e）平凹透镜　（f）负新月透镜

如果从透镜的厚度区分，可分为薄透镜与厚透镜，薄透镜指构成透镜的两个球面顶点之间距离与透镜的焦距相比很小，厚度可以被忽略不计的透镜；相反，厚度不能被忽略的透镜，即为厚透镜。

透镜的前、后两个球面都有各自的曲率中心，通过两曲率中心的连线叫作主光轴，简称主轴。对于薄透镜，主轴跟透镜两面的交点可以看作重合于一点，这一点叫作透镜的光心，一般用 O 表示。

二、薄透镜成像公式

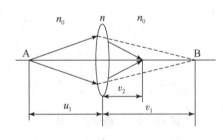

图 10 - 6　薄透镜成像

设一折射率为 n 的薄透镜（thin lens）置于折射率为 n_0 的介质中，如图 10 -6 所示，透镜的第一、第二折射面的曲率半径分别为 r_1、r_2，置于主光轴上的点光源 A 发的光经透镜会聚后在 B 处成像。u_1、v_1 表示第一折射面的物距和像距，u_2、v_2 表示第二折射面的物距和像距。因为是薄透镜，则 $u_1 \approx u$，$v_1 \approx -u_2$，$v_2 \approx v$。将它们分别代入单球面折射公式（10 -1），可得

$$\frac{n_0}{u} + \frac{n}{v_1} = \frac{n - n_0}{r_1} \quad \text{和} \quad \frac{n}{-v_1} + \frac{n_0}{v} = \frac{n_0 - n}{r_2}$$

整理上述两式，可得

$$\frac{1}{u} + \frac{1}{v} = \frac{n - n_0}{n_0}\left(\frac{1}{r_1} - \frac{1}{r_2}\right) \tag{10 - 7}$$

若透镜置于空气中，即 $n_0 = 1$，式（10 -7）可简化为

$$\frac{1}{u} + \frac{1}{v} = (n - 1)\left(\frac{1}{r_1} - \frac{1}{r_2}\right) \tag{10 - 8}$$

式（10 -7）和式（10 -8）为**薄透镜成像公式**，式中 u、v、r_1、r_2 的正、负号仍然遵循球面镜中的符号法则，且适用于各种凹、凸薄透镜。

透镜有两个焦点，对薄透镜来说，当透镜前后的介质相同时，由式（10－7）可以证明两个焦距是相等的，可表示为

$$f_1 = f_2 = f = \left[\frac{n - n_0}{n_0} \left(\frac{1}{r_1} - \frac{1}{r_2} \right) \right]^{-1} \tag{10-9}$$

将 f 值代入薄透镜成像公式，可得到

$$\frac{1}{u} + \frac{1}{v} = \frac{1}{f} \tag{10-10}$$

式（10－10）称为**薄透镜成像公式的高斯形式**。

透镜的焦距表征透镜的折射光线的本领，焦距越短，折射光线本领越强，即对光的会聚或发散本领越强，反之越弱。

通常也用 $\frac{1}{f}$ 表示透镜对光线的会聚或发散的本领，称为**焦度**，即 $\phi = \frac{1}{f}$。会聚透镜的焦度为正，发散透镜的焦度为负。当焦距以"米"作单位时，焦度的单位是"屈光度"，用 D 表示。配制眼镜时人们常将透镜的焦度以"度"为单位，其换算关系为：1 屈光度 = 100 度。

三、薄透镜组合

两个或两个以上薄透镜组成的共轴系统，称为薄透镜组合，简称透镜组。物体通过透镜组后成像，可以利用薄透镜成像公式，采用透镜逐次成像法求出。如图 10－7 所示，两个在空气中焦距分别为 f_1、f_2 的薄透镜紧密贴合在一起，其像距和物距分别为 u 和 v。对第一个透镜 L_1，由式（10－10），可得

$$\frac{1}{u} + \frac{1}{v_1} = \frac{1}{f_1}$$

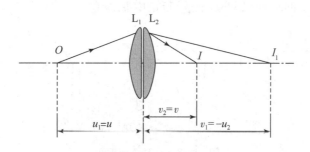

图 10－7　薄透镜组合

对透镜 L_2，$u_2 = -v_1$，由式（10－10）得

$$-\frac{1}{v_1} + \frac{1}{v} = \frac{1}{f_2}$$

将以上两式相加，并整理可得

$$\frac{1}{u} + \frac{1}{v} = \frac{1}{f_1} + \frac{1}{f_2} \tag{10-11}$$

当 $v = \infty$ 时对应的 u 值，或 $u = \infty$ 对应的 v 值，即为透镜组的**等效焦距**，用 f 表示，即

$$\frac{1}{f} = \frac{1}{f_1} + \frac{1}{f_2} \tag{10-12}$$

若用 ϕ、ϕ_1 和 ϕ_2 分别表示透镜组、第一透镜和第二透镜的焦度，则得

$$\phi = \phi_1 + \phi_2 \tag{10-13}$$

这一关系常被用来测量透镜的焦度。如要测定一个近视镜片（凹透镜）的焦度，可以用已知焦度的凸透镜和它紧密贴合，使得贴合后的等效焦度为零，即光线通过透镜组后既不发散也不会聚，光线的方向不改变。这时 $\phi_1 + \phi_2 = 0$，可知两个薄透镜的焦度值相等，但是符号相反，这样即可得知凹透镜的焦度。

例 10 - 3 凸透镜焦距为 $f_1 = 2\mathrm{cm}$，凹透镜焦距 $f_2 = -10\mathrm{cm}$，两透镜相距 5cm 组成共轴系统，在凸透镜前 10cm 处放一物体，求最后成像的位置。

解 共轴系统中凸透镜放在凹透镜前面，两透镜相距 5cm，光线先进入凸透镜。

凸透镜成像：将 $u_1 = 10\mathrm{cm}$，$f_1 = 2\mathrm{cm}$ 代入式（10 - 10）有

$$\frac{1}{10} + \frac{1}{v_1} = \frac{1}{2}$$

解得 $v_1 = 2.5\mathrm{cm}$

由两透镜的位置关系可知，凹透镜成像：$u_2 = -(2.5 - 5) = 2.5\mathrm{cm}$，$f_2 = -10\mathrm{cm}$，代入式（10 - 10）有

$$\frac{1}{2.5} + \frac{1}{v_2} = \frac{1}{-10}$$

解得 $v_2 = -2\mathrm{cm}$

所以透镜组最后成像在凸透镜和凹透镜之间距离凹透镜 2cm 处为一虚像。

四、柱面透镜

如果薄透镜的两个折射面不是球面，而是圆柱面的一部分，这种透镜称为**柱面透镜**（cylindrical lens），如图 10 - 8 所示。柱面透镜的两个折射面可以都是圆柱面，也可以一面为圆柱面，另一面为平面，同时它与透镜一样，可以有凸、凹两种，即凸柱面透镜和凹柱面透镜。

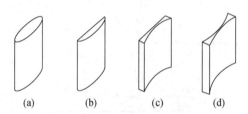

(a)　(b)　(c)　(d)

图 10 - 8　几种柱面透镜

（a）（b）凸柱面透镜　（c）（d）凹柱面透镜

在光学系统中，将含有主光轴的平面称为**子午面**，子午面与折射面之间的交线称为**子午线**。如果折射面在各个方向上的子午线曲率半径不相同，这种折射面为**非对称折射面**，由这种折射面组成的共轴系统称为**非对称折射系统**。非对称折射系统通过各子午面光线的折射本领不同，也即折射面在不同方向曲率半径不同。所以主光轴上点光源发出的光束经此系统折射后不能形成一个清晰点像，而是一条直线段。利用这一特点可以调整某些子午面上焦度的不足。如图 10 - 9 所示，此柱面透镜水平剖面与凸透镜的剖面相同，在这个平面内，对光线有会聚作用；而竖直剖面与平板玻璃剖面相同，对光线没有会聚作用，所以点光源经过此柱面透镜所成的像便为一条竖向直线。凸柱面透镜使光线会聚，凹柱面透镜会使光线发散。

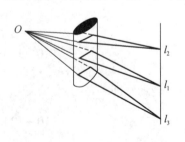

图 10 - 9　柱面透镜成像

五、透镜像差

一个物点经过一个简单透镜所成的像，由于各种原因往往不是一个理想的点，而是一个亮斑，即对物而言，像出现了偏差，这种现象称为**像差**（aberration）。像差主要有球面像差、彗差、像散、像面弯曲、畸变和色像差等，这里仅介绍球面像差（spherical aberration）和色像差（chromatic aberration）。

1. 球面像差　主光轴上点状物体发出的远轴光线和近轴光线经透镜折射后不能会聚于主光轴上某一点，如图 10－10（a）所示，这种现象即为**球面像差**，简称**球差**。实际是一种宽光束成像。产生球差的原因是通过透镜边缘部分的远轴光线比通过透镜中央部分的近轴光线偏折得多些。或者说，透镜边缘部分比中央部分折光本领强。减小球差最简单的方法是把远轴光线滤掉，如在透镜前加一光阑，如图 10－10（b）所示，光阑只让近轴光线通过透镜，因此可以生成一个清晰的点像。但由于遮住了一部分入射光，此方法会使像的亮度要减弱一些。减少球差的另一方法是在会聚透镜后面放置一发散透镜。因为发散透镜对远轴光线的发散作用比对近轴光线的发散作用强，因而可减少会聚透镜的球面像差。这样组成的透镜组会降低焦度。

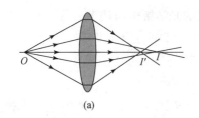 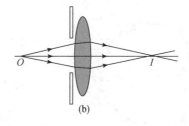

图 10－10　球面像差及其矫正

（a）球面像差　（b）球面像差的矫正

2. 色像差　白光是不同波长单色光的组合，透镜对不同波长光的折射率不一样。波长短的光折射率大，波长长的光折射率小，所以白色光通过透镜后，短波的光偏折较多。一物点发出的复色光通过透镜后不能形成一清晰的点像，而是一个带有彩色边缘的小亮斑。这种物点发出复色光经透镜后不能形成清晰点像的现象称为**色像差**，色像差因性质不同又分为位置色差和倍率色差。如图 10－11（a）所示，透镜越厚，色像差越明显。

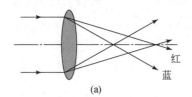 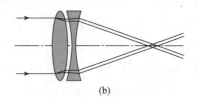

图 10－11　色像差及其矫正

（a）色像差　（b）色像差的矫正

纠正色像差的方法是将折射率不同的会聚透镜和发散透镜适当地组合起来，使一个透镜的色像差为另一个透镜所抵消，如图 10－11（b）所示。在光学仪器中，透镜系统都是由多个透镜组合而成的，这样可以减小色像差。

PPT

第三节　几何光学在医学中的应用

一、眼睛与视力矫正

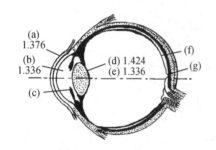

图 10 - 12　眼的结构

（a）角膜　（b）水状液　（c）虹膜　（d）晶状体

（e）玻璃体　（f）视网膜　（g）黄斑

　　1. 眼的光学结构与调节　图 10 - 12 所示为眼球的水平剖面图。眼睛的主体是眼球，最前面凸出的是角膜（折射率 1.376），光线通过它进入房水穿入瞳孔，依次由晶状体、玻璃体成像在视网膜上。

　　从几何光学的角度看，人眼是由多种介质组成的较为复杂的共轴球面系统，因为空气和角膜的折射率的差值比眼内任何相邻的两种介质折射率之间的差值都大，所以光线从空气进入角膜时，将发生最大折射。人眼的焦度可以在一定范围内改变，使远、近不同的物体均能在视网膜上成清晰的像。眼睛具有这种改变自身焦度的本领叫作眼的

调节（accommodation）。眼的调节是通过睫状肌的收缩改变晶状体表面的曲率半径来实现，这种调节具有一定限度，我们把眼睛通过调节能够看清物体的最近位置叫作**近点**（near point），此时眼睛处于最大调节状态（晶状体曲率半径最小）。视力正常人的近点为 10～12cm，近视眼的近点要更近一些，而远视眼的近点则较正常人远一些。眼睛在完全不调节时能看清物体的最远位置叫作**远点**（far point）。正常视力人的远点在无穷远处，近视眼的远点在眼前一定距离处，所以他看不清远处物体。总之，远视眼是近点变远，近视眼是远点变近。在日常生活中，不易引起眼睛过度疲劳的最适宜的距离约为 25cm，称其为**明视距离**（comfortable visual distance）。

　　2. 眼睛的分辨本领及视力　从物体两端射入到眼中节点的光线所夹的角度称为**视角**（visualangle），如图 10 - 13 所示。

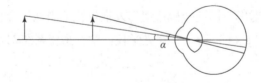

图 10 - 13　视角

　　视角决定了物体在视网膜成像的大小，视角越大，成像越大，眼睛越能看清物体细节。视角与物体的大小、物体与眼睛间的距离有关。实验证明，视力正常的眼睛能分辨两物点的最小视角约为 1 分

（1'），与之对应在明视距离处眼睛能分辨两物点之间的最短距离约为 0.1mm。
通常用眼睛分辨的最小视角 α 的倒数表示眼睛的分辨本领，称为**视力**（visuala-
cuity）。

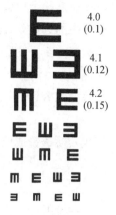

$$\text{视力} = 1/\text{能分辨的最小视角}$$

应用上式计算视力时，最小分辨视角以"分"（1'）为单位。例如，最小视角
为 10' 和 1' 时，对应的视力分别为 0.1 和 1.0。由这种视力记录法所绘视力表称为
国际标准视力表。还有一种视力表为国家标准对数视力表，即五分法视力表，其
视力用 L 表示，与最小视角 α 的关系为

$$L = 5 - \lg\alpha \qquad (10-14)$$

式（10-14）中最小分辨视角同样以"分"为单位。若最小视角为 10' 和 1' 时，
其 5 分记录的视力 L 分别为 4.0 和 5.0。视力表见图 10-14。

图 10-14   视力表示意图

☯ 知识链接

对数视力表

在眼视光的工作中，使用频率最多的工具是视力表。视力表自 1862 年发明以来，在视力检
查领域一直发挥着重要作用，先后出现了很多不同种类的视力表。在实践中，人们发现各类视力
表均存在不同程度的缺陷，会导致检查结果出现误差。针对这一问题，我国著名眼科专家缪天荣
教授经过 3 年的苦心研究，终于在 1958 年，成功研制出"对数视力表"及"五分记录法"。缪
天荣教授以符合人眼生理的规律来排列视标大小和位置，以视角的对数值来记录视力，既具备了
视力检查的科学性，也使检查结果的记录和统计更为方便实用。从 20 世纪 60 年代开始，世界各
国也逐渐开始采用视角的对数来设计视力表。

3. 眼屈光不正及其矫正   眼睛不调节时，若平行光进入眼内，经折射后正好在视网膜上形成一个
清晰的像，这种屈光正常的眼睛称为**正视眼**，如图 10-15 所示，否
则称为非正视眼或屈光不正。屈光不正包括近视眼（near sight）、远
视眼（far sight）和散光眼（astigmatism）等。以下对三种屈光不正
分别予以讨论。

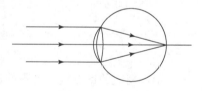

图 10-15   正视眼

（1）**近视眼**   眼睛不调节时，平行光进入眼睛，经折射后会聚
于视网膜前面，在视网膜上成像模糊不清，这种眼睛称为**近视眼**，
如图 10-16（a）所示。近视眼看不清远处的物体，必须将物体移近到眼前某一位置上才能看清物体。
可见近视眼的远点不在无限远处，相对正视眼要近。

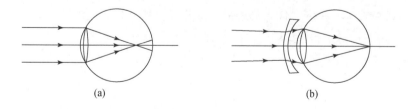

（a）   （b）

图 10-16   近视眼及其矫正

（a）近视眼   （b）近视眼的矫正

近视产生的原因可能是角膜或晶状体的曲率半径太小，对光线偏折太强；或者眼球的前后直径太
长。近视眼的矫正方法是配戴一副适当焦度的凹透镜，使光线经凹透镜适当发散后，再经眼睛折射刚好

可以在视网膜上形成清晰的像。如图 10 – 16（b）所示，来自无穷远处的平行光经凹透镜后，成虚像于该近视眼的远点处，这样近视眼在眼睛不调节的情况下即可看清无穷远处的物体。

例 10 – 4 一近视眼患者的远点在眼前 40cm 处，如今要使它能看清远方的物体，问应配多少度的凹透镜片？

解 无穷远的物体经镜片后应在近视眼的远点处成一虚像，即

$$u = \infty, \quad v = 40\text{cm} = 0.4\text{m}$$

代入薄透镜成像公式（10 – 10），得

$$\frac{1}{\infty} + \frac{1}{-0.4} = \frac{1}{f}$$

由 $\phi = \dfrac{1}{f}$ 得出

$$\phi = \frac{1}{-0.4} = -2.5\text{D} = -250 \text{ 度}$$

此近视眼患者应配戴 250 度的凹透镜。

（2）**远视眼** 若眼睛不调节时，平行光射入眼内会聚视网膜之后，如图 10 – 17（a）。此类眼睛称为**远视眼**。远视眼在不调节时既看不清远处物体，也看不清较近的物体。只有在调节时才能看清楚远处的物体，而要看近处的物体时需要更高程度的调节。远视眼近点距离大于正视眼。

远视的原因可能是角膜或晶状体折射面的曲率半径太大，焦度太小；或者是眼球前后直径太短，使物体的像成在视网膜之后。远视眼矫正的方法是配戴一副适当焦度的凸透镜，让平行光线进入眼睛之前先经凸透镜会聚，再经眼睛折射后会聚于视网膜上，如图 10 – 17（b）。

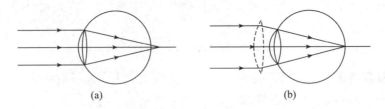

图 10 – 17 远视眼及其矫正

（a）远视眼 （b）远视眼的矫正

由于远视眼的近点较正视眼的远一些，因此，远视眼在看眼前较近的物体时，所选择的凸透镜必须将此物体的虚像成在远视眼的近点处。

例 10 – 5 某人看不清 2.0m 以内的物体，欲使其能看清眼前 40cm 处的物体，问应配戴怎样的眼镜？

解 此患者要配戴的眼镜应使物距 $u = 40\text{cm} = 0.4\text{m}$ 处的物体成像在近点 2.0m 处。物与像在眼镜的同侧，故 $u = 40\text{cm} = 0.4\text{m}$，$v = -2\text{m}$，代入薄透镜成像公式（10 – 10），得

$$\frac{1}{0.4} + \frac{1}{-2} = \frac{1}{f}$$

由 $\phi = \dfrac{1}{f}$ 得出

$$\phi = 2\text{D} = 200 \text{ 度}$$

此远视眼患者应配戴 200 度的凸透镜。

（3）**散光眼** 前面所述近视眼和远视眼都属于角膜的球面屈光不正，角膜在各个方向子午线的曲率半径皆相等，即各个方位的弯曲程度都相同。而散光眼的角膜在各个方向子午线的曲率半径不完全相

同，不同方位弯曲程度不同，使进入眼睛不同方位的光线不能同时聚焦在视网膜上，造成图像模糊不清。散光眼属于非对称折射系统。如图 10 - 18 所示，此散光眼的角膜纵向曲率半径最短，横向曲率半径最长，其他方位的曲率半径介于两者之间。由此可见，散光眼对任何位置的点物均不能产生点像。因此，散光眼的人常把一点物看成一条很短的线条，故看物体时模糊不清。

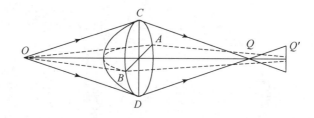

图 10 - 18　散光眼

散光眼的矫正方法是配戴适当焦度的柱面透镜，以矫正屈光不正子午线的焦度。散光有近视散光和远视散光之分，因此可以配戴凹柱面透镜和凸柱面透镜来分别对应矫正。

二、放大镜

为了看清微小物体的细节，常将物体移近眼睛，以增加视角。但是人眼的调节是有一定限度的，单纯地靠近眼睛，增大视角，反而会看不清物体。因此常常借助于会聚透镜来增大视角，即**放大镜**（magnifier）。使用放大镜观察物体时，应把物体放在它的焦点内侧靠近焦点处，使光线通过透镜折射变成平行光线进入眼内，使物体经放大镜折射后形成正立放大虚像，这样眼睛不需要调节就能在视网膜上得到清晰的像，如图 10 - 19 所示。

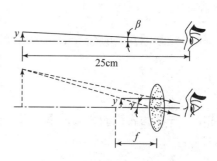

图 10 - 19　放大镜原理

如图 10 - 19 所示，把物体放在明视距离 25cm 处，用眼睛直接观察物体时的视角为 β；利用放大镜观察同一物体时的视角为 γ，通常用这两个视角的比值来表示放大镜的放大率，称为**角放大率**（angular magnification），用 α 表示。即

$$\alpha = \frac{\gamma}{\beta} \qquad (10 - 15)$$

一般用放大镜观察的物体的线度 y 很小，故 γ、β 视角都很小，因此

$$\gamma \approx \operatorname{tg}\gamma = \frac{y}{f}, \quad \beta \approx \operatorname{tg}\beta = \frac{y}{25}$$

将其代入式（10 - 15），得

$$\alpha = \frac{y}{f} \times \frac{25}{y} = \frac{25}{f} \qquad (10 - 16)$$

式中，f 代表放大镜的焦距，单位为厘米（cm）。由式（10 - 16）可知，放大镜的角放大率与它的焦距成反比，即放大镜的焦距越短，角放大率越大。实际上，焦距 f 很短时，透镜的表面就很弯曲，会出现各种像差，效果反而不好。单一放大镜通常只放大几倍，若是一个由透镜组构成的放大镜，可以放大几十倍，且像差减小。通常用的放大镜，焦距为 1 ~ 10cm，相当于 2.5 ~ 25 倍的放大率。

三、光学显微镜　📱 微课 2

显微镜是生物学和医学中广泛使用的仪器，在观察微小结构的物体时，常常需要借助比放大镜放大率更高的仪器——显微镜。

1. 显微镜的放大原理　普通光学显微镜由会聚透镜组成，其光路如图10 – 20所示。L_1为物镜（objective），是焦距较短的透镜组；L_2为目镜（eyepiece），是焦距较长的透镜组，使用透镜组是为了消除像差、成像清晰。将被观察的物体放在L_1的焦点外侧且靠近焦点处，使物体通过L_1成一个放大的倒立实像y'，实像y'应落在目镜L_2焦点内靠近焦点处或焦点上，再通过目镜成一个放大的虚像，虚像相对人眼张开的角度为γ。

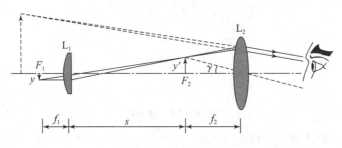

图 10 – 20　光学显微镜光路图

根据光学仪器放大率的定义，显微镜的放大率M为

$$M = \frac{\gamma}{\beta} \approx \frac{\text{tg}\gamma}{\text{tg}\beta}$$

由光路图知，$\text{tg}\gamma \approx \dfrac{y'}{f_2}$，$f_2$为目镜的焦距；$\text{tg}\beta = \dfrac{y}{25}$，代入上式得

$$M = \frac{y'}{f_2} \times \frac{25}{y} = \frac{y'}{y} \times \frac{25}{f_2}$$

式中，$\dfrac{y'}{y}$称为**物镜的线放大率**，用m表示；$\dfrac{25}{f_2}$为**目镜的角放大率**，用α表示，则**显微镜的放大率**M为

$$M = m\alpha \tag{10 – 17}$$

由式（10 – 17）可见，**显微镜的放大率等于物镜的线放大率与目镜的角放大率的乘积**。由于被观测物体置于靠近物镜的焦点处，此时

$$\frac{y'}{y} = \frac{s}{f_1}$$

s是像y'到物镜的距离，即物镜的像距；f_1为物镜的焦距。则显微镜的放大率可写为

$$M = \frac{s}{f_1} \times \frac{25}{f_2} = \frac{25s}{f_1 f_2} \tag{10 – 18}$$

由式（10 – 18）可知，显微镜放大率与所用物镜和目镜的焦距成反比。因为物镜和目镜的焦距比物镜的像距s小很多，因此可以把s看作是镜筒的长度。因此，镜筒越长，物镜和目镜的焦距越短，显微镜的放大率就越大。

2. 显微镜的分辨本领　当我们用光学仪器去观察一个较复杂的物体时，如一张显微切片，画面可以看成是由许多不同颜色、不同亮度、不同位置的物点的像所组成。由于每个物点成的像实际上都是一个有一定大小的衍射斑（艾里斑），当物点靠得太近，艾里斑彼此重叠太多，物体的细节将变得模糊不清，使画面的细节变得模糊不清。因此，衍射现象限制了光学系统分辨物体细节的能力。

光学系统能分辨两物点间最短距离的倒数，称为光学系统的**分辨本领**（resolving power）。

瑞利给出了分辨物体细节的依据，即**瑞利判据**（Rayleign criterion）：**当一个物点衍射亮斑的第一暗环与另一个衍射亮斑的中央点重合时，这两个点恰好处于可以分辨的极限位置**。

图10 – 21给出了两个物点成像光强度的叠加情况。图10 – 21（a）表示两个最大光强之间存在有一最小光强，因此很容易分辨出是两个物点所成的像；图10 – 21（b）表示随着两个物点的靠近，衍射

像也在逐渐靠近，开始重叠。若其中一个衍射像的第一暗环恰好与另一个衍射像的中央最大光强重合，它们合成的总光强曲线中最小强度是每个最大强度的80%，刚好满足瑞利判据，人眼就可以分辨出是两个物点的像；图10－21（c）两个点的像大部分重叠，无法分辨两个物点的像，总体以为是一个大亮斑。

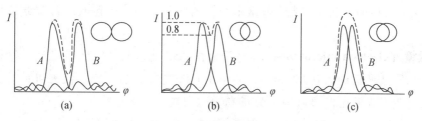

图10－21　两个衍射像的光强度叠加曲线

（a）能分辨　（b）恰能分辨　（c）不能分辨

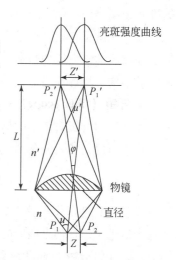

显微镜能分辨两点之间的最短距离称为**最小分辨距离**，一般用 Z 表示，如图10－22所示，最小分辨距离的倒数称为**显微镜的分辨本领**。对显微镜阿贝（Abbe. E）指出：物镜所能分辨两点之间的最短距离为

$$Z = \frac{1.22\lambda}{2n\sin u} \qquad (10-19)$$

式中，λ 为入射光的波长；n 为物镜与标本之间介质折射率；u 为物点发射到物镜边缘光线与主光轴之间的夹角；$n\sin u$ 称为**物镜的数值孔径**（numerical aperture），用 $N.A.$ 表示。因此式（10－19）可以改写成

$$Z = \frac{0.61\lambda}{N.A.} \qquad (10-20)$$

图10－22　显微镜的分辨距离

可见物镜的数值孔径越大，照射光波波长越短，显微镜所能分辨的最短距离越小，越能看清楚物体的细节，从而显微镜的分辨本领就越强。

若想提高显微镜的分辨本领，一种方法是减小所用光的波长，直接由公式可知。另一种方法就是增大物镜的数值孔径，如利用油浸物镜，增大 n 和 u 值。通常情况下，显微镜物镜和标本之间的介质是空气时称为干物镜，如图10－23所示的左半部分，它的数值孔径 $n\sin u$ 值最大只能达到0.95，这是因为自 P 点发出的光束到达盖玻片与空气界面时，部分光线因为折射、全反射不能进入物镜，进入物镜的光束锥角较小。如果在物镜与盖玻片之间滴入折射率较大的透明液体，如香柏油（$n = 1.52$），可将物镜的数值孔径 $n\sin u$ 增大到1.5，此即油浸物镜，如图10－23所示右半部分。油浸物镜不仅提高了显微镜的分辨本领，而且避免全反射的产生，增强了像的亮度。

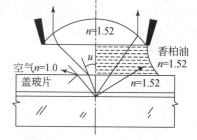

图10－23　干物镜与油浸物镜

四、荧光显微镜、电子显微镜和纤镜

显微镜的种类很多，除了前面介绍的光学显微镜，常用的还有荧光显微镜、偏光显微镜、相差显微镜、电子显微镜等，适用的对象不同，放大倍数也有很大差别。下面简单介绍其中的两种。

1. 荧光显微镜（fluorescence microscope）　荧光显微镜与普通显微镜的主要区别是所用的光源不同。荧光显微镜以紫外线作光源，激发标本中荧光物质产生荧光，以进行观察，荧光显微镜得到的是物体的荧光图像。很多物质在紫外线照射下可以发出荧光，但有些物质如细菌，本身不发荧光，对不发荧光的物质用荧光物质染色后，在紫外线照射下也可以发出荧光。

荧光显微镜的最大特点是灵敏度高，用浓度很低的荧光物质对标本染色后，其对比度约为可见光显微镜的 100 倍。标本的细节在暗视野中显得明亮，好像它本身发光一样。荧光显微镜是生物、医学中的重要工具，它将荧光分析的敏感性与光学显微术的精细性有机地结合起来，借以研究生物的某些结构、形态和物性等。

2. 电子显微镜（electron microscope）　电子显微镜就是用电子束代替光波，电子束在 100kV 的加速电压下，其物质波波长约为 0.0039nm，远小于光波波长，这一波长仅为可见光波长的十万分之一，所以用电子射线作光源可使显微镜的分辨本领达到数百万倍。

电子显微镜与光学显微镜类似，具有会聚镜、物镜和目镜，但它们不是光学透镜，而是静电透镜或电磁透镜。静电透镜是利用静电场偏转电子的行径，调节电子束的会聚或发散，其原理与电子示波管中的静电透镜类似。电磁透镜是利用磁场对运动电子施加的洛伦兹力，使得电子束会聚或发散。

电子显微镜在科学技术方面应用比较广泛，尤其对医学的发展起着极其重大的推动作用，电镜技术促使基础医学研究从细胞水平进入了分子水平。如脱氧核糖核酸（DNA）的详细结构，过滤性病毒、细菌内部结构等均可利用电镜进行观察。

3. 纤镜（fiber scope）　又称为纤维内窥镜，它使用光导纤维素束像和导光。在其表面涂上一层折射率比纤维本身折射率小的物质使其产生全反射，如图 10 - 24 所示。

发生全反射的入射角的大小由下式来决定

$$\sin i = \frac{1}{n_0}\sqrt{n_1^2 - n_2^2}$$

纤镜一般是由数万根玻璃纤维组成，主要有两个作用：一是它可以把外部光源发的强光导入人体器官内；二是可以把器官内壁的像导出体外。纤维束的两端必须粘结固定，且两端的排列完全对应，从而保证可以导出清晰正确的图像，如图 10 - 25 所示。为了减少患者的痛苦，纤维束的中间部分不粘结，以保证它可以柔软地进入患者体内。目前临床上使用的纤镜内窥镜主要有食管、胃、直肠、支气管、膀胱等内窥镜。

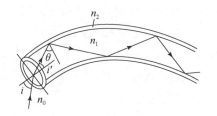

图 10 - 24　光纤导光原理

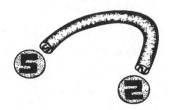

图 10 - 25　光纤导像示意图

目标检测

答案解析

一、选择题

1. 玻璃的折射率为 1.5，空气的折射率为 1，一长为 20cm 的玻璃棒放置于空气中，其中一端为半径 5cm 的半球面，此球面的两个焦距分别为（　　）

A. 空气中 5cm，玻璃中 5cm　　　　　B. 空气中 5cm，玻璃中 10cm

C. 空气中 10cm，玻璃中 5cm　　　　D. 空气中 10cm，玻璃中 15cm

E. 空气中 15cm，玻璃中 10cm

2. 近视产生的原因可能是 （ ）

A. 角膜或晶状体的曲率半径太小，或者眼球的前后直径太长

B. 角膜或晶状体的曲率半径太小，或者眼球的前后直径太短

C. 角膜或晶状体的曲率半径太大，或者眼球的左右直径太长

D. 角膜或晶状体的曲率半径太大，或者眼球的左右直径太短

E. 角膜和晶状体的曲率没有变化

二、计算题

3. 一直径为 20cm，折射率为 1.53 的球内有两个气泡，看上去一个恰好在球心，另一个从最近的方向看去，好像在球面表面和中心的中间，求两气泡的实际位置？

4. 某透镜用 $n = 1.50$ 的玻璃制成，它在空气中的焦距为 10.0cm，在水中的焦距为多少（水的折射率为 4/3）？

5. 折射率为 1.5 的平凸透镜，在空气中的焦距为 50cm，求凸面的曲率半径？

6. 使焦距为 20cm 的凸透镜与焦距为 40cm 的凹透镜密接，求密接后的焦度？

7. 一个焦距为 15cm 的凸透镜与一个焦距为 10cm 的凹透镜相隔 5cm。物体发出的光线先通过凸透镜，再通过凹透镜，最后成像于凸透镜前 15cm 处，问该物体位于凸透镜前多远？

8. 一近视眼患者的远点在眼前 2m 处，如果想要看清远处的物体，至少应配戴什么样的眼镜？

9. 检查视力时，在规定距离 5m 处看清最上一行的 "E" 字时，视力应为 0.1，某受检者需站在 3m 处才能看清最上面一行的 "E" 字，此人的视力为多少？

10. 显微镜目镜的焦距为 2.5cm，物镜的焦距为 1.6cm，物镜和目镜相距 22.1cm，最后成像于无穷远处。问：（1）标本应放在物镜前什么位置？（2）物镜的线放大率是多少？（3）显微镜的总放大倍数是多少？

11. 人眼可分辨的最短距离为 0.1mm，欲观察 0.25μm 的细节，对显微镜有什么要求？（所用光波的波长为 600nm）

（刘明芳）

书网融合……

本章小结

微课1

微课2

题库

第十一章　光的辐射和量子性

📖 **学习目标**

1. 掌握 普朗克量子假设以及它与经典理论的区别，光电效应的基本规律，爱因斯坦的光量子理论。

2. 熟悉 基尔霍夫辐射定律，黑体辐射定律，康普顿效应的实验规律，光的波粒二象性。

3. 了解 热辐射、非热辐射、光电效应的应用。

4. 学会用爱因斯坦的光电效应方程解释光电效应现象及其实验规律；具备用科学探究方法研究问题的能力。

19世纪末，经典物理学理论发展已经相当成熟，物理学家普遍认为对复杂纷纭的物理现象本质的认识已经完成，几乎一切低速宏观物理现象都可以得到圆满的解释。正当物理学家们为经典物理学所取得的辉煌成就而踌躇满志之际，一些敏锐的物理学家已认识到经典物理学理论中潜伏的危机。一些与经典物理学理论相违背的新的物理现象陆续被发现，这些现象涉及物质内部的微观过程，如黑体辐射、光电效应等。这需要人们跳出经典物理学的框架进行思考和探索，从而提出新的物理学概念和理论。正是这些新的概念和理论，构成了现代物理学的基石。在本章中，我们将讨论这些新的物理现象，学习解释这些现象的新概念、新思想，理解光的波粒二象性的本质。

第一节　热　辐　射

PPT

➡ 案例引导

案例 红外热像仪利用红外探测器和光学成像物镜接受被测目标的红外辐射能量分布，并将其反映到红外探测器的光敏元件上，从而获得红外热像图，这种热像图与物体表面的热分布场相对应。医学上，当人体某些部位患病时，特别是在接近皮肤表面的浅组织区域，发生病变、炎症等情况下，体表温度分布通常会发生变化。借助红外热像仪可以清晰、准确、及时地发现人体由于不同原因而引起的微小温度的变化。

讨论 1. 红外热像仪的基本结构和工作原理是什么？

　　　 2. 红外热像仪的优点及其临床上的应用前景如何？

一、热辐射现象

在室温下，大多数物体的辐射能分布在电磁波谱的红外波段。随着温度的升高，辐射能量也随之上升，同时辐射能的分布逐渐向高频方向移动。例如，铁块在700K左右时发出可见的光辉。随着温度的升高，不但光的强度逐渐增大，颜色也由暗红转为橙红。事实上，在任何温度下（$T>0$），物体内部的原子、离子或分子都在不停地做无规则的热运动，并向外辐射各种波长的电磁波，所辐射波谱的能量称为**辐射能**（radiant energy）。由于辐射能的大小及辐射能按波长（或频率）的分布情况与物体的温度有关，这种与温度有关的电磁辐射现象称为**热辐射**（thermal radiation）。在任一时间间隔内，如果物体向外辐射的能量正好等于它从外界吸收的能量，那么物体的热辐射达到动态平衡，此时可用一定的温度 T 来描写物体的状态，这种状态下的热辐射称为**平衡热辐射**。

在平衡热辐射下，单位时间内如果从物体表面单位面积上所辐射出的波长在 $\lambda \sim \lambda + d\lambda$ 范围内的辐射能为 $dE(\lambda)$，则 $dE(\lambda)$ 与波长间隔 $d\lambda$ 的比值称为**单色辐射出射度**（monochromatic radiant excitance），简称**单色辐出度**，用 $M(\lambda)$ 表示。

$$M(\lambda) = \frac{dE(\lambda)}{d\lambda} \tag{11-1}$$

显然，单色辐出度与温度 T 和波长 λ 有关，常写为 $M(\lambda, T)$，单位为 $W \cdot m^{-3}$。它描述了不同温度下辐射能按波长的分布情况。

单位时间内从物体单位表面积上所辐射的各种波长的辐射能总和称为物体的**辐射出射度**（radiant excitance），用 $M(T)$ 表示，单位为 $W \cdot m^{-2}$。在一定的温度 T 下，$M(T)$ 可由 $M(\lambda, T)$ 对波长的积分求得，即

$$M(T) = \int_0^\infty M(\lambda, T) d\lambda \tag{11-2}$$

辐射出射度 $M(T)$ 是反映物体在温度 T 时向外辐射能量本领的物理量。实验表明，不同的物体，$M(T)$ 的量值是不同的。特别是表面情况（如颜色、粗糙程度）不同时，$M(\lambda, T)$ 的量值不同，相应地 $M(T)$ 的量值也是不同的。

任何物体向周围辐射能量的同时，也在不断地吸收周围物体辐射的能量。当辐射能入射到物体表面时，一部分能量被物体反射或透射，另一部分能量则被物体吸收。在一定的温度下单位时间内物体单位表面积吸收的能量与入射能量的比值，称为该物体的**吸收率**（absorptance），可用 $a(\lambda)$ 表示。温度为 T 的物体，吸收波长在 $\lambda \sim \lambda + d\lambda$ 范围内辐射能与该波长范围内入射的入射辐射能的比值，称为该物体的**单色吸收率**（monochromatic absorptance），常用 $a(\lambda, T)$ 表示。一般来说，物体的 $a(\lambda, T)$ 总是小于1 的。在任何温度下，如果对任何波长的入射辐射能都能全部吸收，这种物体称为**绝对黑体**，简称**黑体**（black body）。黑体是一个理想化模型，自然界中并不真实存在，如比较接近黑体的煤烟和黑色珐琅质对太阳光的吸收率不会超过 99% 。

二、基尔霍夫定律

不同物体，辐射出射度和吸收率都可能存在很大差异。如果将若干个不同的物体放在一个真空容器中，若是各物体之间以及各物体与容器壁之间仅能通过辐射能的发射与吸收方式来交换能量，经过一段时间后这个系统将处于热平衡态。实验指出，对某一物体而言，比值 $\frac{M(\lambda, T)}{a(\lambda, T)}$ 之间存在着简单的关系，即单色辐出度较大的物体，其单色吸收率也一定较大，两者是成正比的。1859 年，德国物理学家基尔霍夫（Kirchhoff）将这个关系用定律的形式表达出来：**物体的单色辐出度和单色吸收率的比值与物体本身的性质无关，对于所有物体，这个比值是波长和温度的普适函数**。如果用 $\varphi(\lambda, T)$ 表示此普适函数，则基尔霍夫辐射定律（Kirchhoff law of radiation）的数学表达式如下

$$\frac{M(\lambda, T)}{a(\lambda, T)} = \varphi(\lambda, T) \tag{11-3}$$

当物体的单色吸收率 $a(\lambda, T) = 1$ 时，$\varphi(\lambda, T)$ 就是该物体的单色辐出度。基尔霍夫将 $a(\lambda, T) = 1$ 的理想物体定义为"绝对黑体"。绝对黑体的单色辐出度用 $M_0(\lambda, T)$ 表示，根据基尔霍夫定律可知，$M_0(\lambda, T) = \varphi(\lambda, T)$。因此，在相同的温度下，任何物体的单色辐出度等于黑体单色辐出度

与该物体在此温度的单色吸收率的乘积,即 $M(\lambda, T) = M_0(\lambda, T) a(\lambda, T)$。如果知道了绝对黑体的单色辐出度 $M_0(\lambda, T)$,也就知道了一般物体的辐射性质。因此对黑体辐射的理论探索成为热辐射研究的中心问题。

三、黑体辐射定律

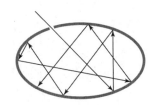

图 11 - 1   等温空腔模型

在自然界中绝对黑体是不存在的,绝对黑体像质点、刚体、理想气体一样,也是理想化模型。因此,研究黑体辐射的实验规律首先要建立黑体的实验模型。实验上,人们常用耐高温不透明材料制成如图 11 - 1 所示的开有小孔的等温空腔模型用于研究绝对黑体。当一束强度为 I_0 的任意波长的光波从空腔壁上的小孔入射后,在空腔内壁经多次反射后才有可能从小孔射出,每反射一次空腔内壁将吸收部分能量。设空腔内壁的吸收率为 a,经 n 次反射后,辐射强度就变为 $(1-a)^n I_0$。当 n 足够大时,$(1-a)^n I_0$ 数值很小,入射的能量几乎 100% 被吸收,从小孔出射的能量可以忽略不计。

在等温空腔模型中,小孔的吸收与绝对黑体等效,因此可以将开有小孔的空腔看作绝对黑体模型,而空腔中的电磁辐射可以认为是黑体辐射(black - body radiation)。利用上述模型,可用实验方法测定绝对黑体的单色出射度 $M_0(\lambda, T)$。图 11 - 2 所示的实验装置中,从黑体的小孔所发出的辐射能,经过透镜及平行光管 1 后成为平行光束入射在三棱镜上。不同波长的辐射线将在棱镜内发生不同角度的偏转。如果平行光管 2 对准某一方向,在此方向上具有一定波长的射线将聚焦在热电偶 C 上。根据单位时间内入射到热电偶上的能量,可算出这一波长的辐射线的功率。调节平行光管 2 的方向,可相应地测出不同波长的功率。图 11 - 3 为所测得的 $M_0(\lambda, T)$ 随 λ 和 T 变化的实验曲线。从实验曲线可得出下述两条有关黑体辐射的实验定律。

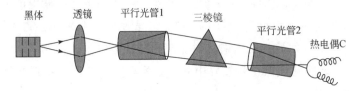

图 11 - 2   测定黑体辐射出射度的实验简图

1. 斯特藩 - 玻尔兹曼定律   图 11 - 3 中的每条曲线反映了一定温度下黑体的单色辐出度随波长的变化情况。每条曲线下的面积等于黑体在该温度下的辐射出射度,即

$$M_0(T) = \int_0^\infty M_0(\lambda, T)\, d\lambda \qquad (11 - 4)$$

由图 11 - 3 可知,$M_0(T)$ 随温度升高而迅速增加。1879 年,斯特藩(J. Stefan)从实验数据的分析中发现,$M_0(T)$ 和绝对温度 T 的关系为

$$M_0(T) = \sigma T^4 \qquad (11 - 5)$$

1884 年,玻尔兹曼(L. Boltzman)利用热力学理论严

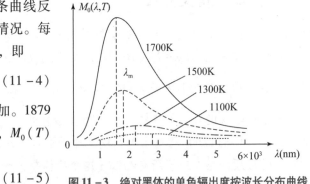

图 11 - 3   绝对黑体的单色辐出度按波长分布曲线

格推导出相同的结果。因此式(11 - 5)称为**斯特藩 - 玻尔兹曼定律**(Stefan - Boltzmann law),σ 称为斯特藩 - 玻尔兹曼常数,其值为 $\sigma = 5.67 \times 10^{-8} J \cdot s^{-1} \cdot m^{-2} \cdot K^{-4}$。

2. 维恩位移定律   图 11 - 3 中的每条曲线都存在着 $M_0(\lambda, T)$ 的一个峰值,即最大的单色辐出度。这个峰值所对应的波长称为峰值波长,用 λ_m 表示。随着温度 T 的增高,λ_m 向短波方向移动,实验数据表明，两者之间满足如下关系。

$$\lambda_m T = b \qquad\qquad (11-6)$$

式中，$b = 2.898 \times 10^{-3}\,\mathrm{m \cdot K}$。这一结果是维恩（W. Wien）在 1893 年用热力学理论推导出来的，称为**维恩位移定律**（Wien displacement law）。

例 11-1　已知在红外线（$\lambda = 1 \sim 14\,\mu\mathrm{m}$）范围内，对人体辐射的红外线来说，人体几乎可以看成是一个黑体。假设成人表面积的平均值为 $1.73\,\mathrm{m}^2$，表面温度为 $33\,^\circ\mathrm{C}$，假定周边环境的温度为 $20\,^\circ\mathrm{C}$，求此时人体辐射的红外线的峰值波长 λ_m 和人体辐射的总能量。

解　由维恩位移定律知　$\lambda_m T = b$，得

$$\lambda_m = \frac{b}{T} = \frac{2.898 \times 10^{-3}}{273 + 33} = 9.47\,\mu\mathrm{m}$$

由斯特藩 – 玻耳兹曼定律 $M_0(T) = \sigma T^4$ 可知，人体的温度 T 和周边的温度 T_s 不相等时，人体单位表面积会向周边环境辐射热量，其辐射功率为 $M_0(T) = \sigma(T^4 - T_s^4)$

人体表面在单位时间内向外辐射的总能量（辐射总功率）为

$$P(T) = M_0(T)S = 1.73 \times 5.67 \times 10^{-8} \times \left[(273+33)^4 - (273+20)^4\right] = 137\,(\mathrm{W})$$

热辐射不一定需要高温，任何温度（室温或是更低的）的物体都会发出一定的热辐射，只不过低温下辐射不强，辐射出的主要是波长较长的红外线。红外热像仪的工作原理是以斯特藩 – 玻尔兹曼定律为依据的。红外热像技术发展相当迅速，最新的红外热像仪的温度分辨率可达到 $0.01\,^\circ\mathrm{C}$，因而它在临床诊断上具有非常广泛的应用。例如由于生理或病理的原因，人体体表温度并不一致，浅表静脉的温度是 $35\,^\circ\mathrm{C}$，外侧胸动脉的温度是 $34\,^\circ\mathrm{C}$，内乳动脉的温度是 $32\,^\circ\mathrm{C}$，而乳癌组织的温度可达 $36.5\,^\circ\mathrm{C}$。利用灵敏的红外线探测器扫描相应体表的方法常被用于乳腺癌的普查。现已确认的各种适应病症包括血液循环障碍、新陈代谢障碍、慢性疼痛、自主神经障碍、炎症、肿瘤等各类疾病。

⊕ **知识链接**

非热辐射现象与荧光技术

在生活中，我们常观察到许多与发光体温度无关的辐射现象。我们将此类现象统称为**非温度辐射**或**发光现象**（luminescence）。非温度辐射的光谱与热辐射的光谱完全不同，它与发光物体的性质以及激发的方式有关。气体的发光光谱是由一序列的分立谱线构成的，而液体和固体的发光光谱则包含若干宽窄不等的连续区域。发光常根据余辉存在的时间长短分为荧光（fluorescence）和**磷光**（phosphorescence）两类。不同的荧光物质有不同的激发光谱和发射光谱，可用荧光进行物质的鉴别。荧光技术在生物化学和生物分子学领域有重要的应用前景。例如，在较低浓度下利用荧光强度与样品浓度成正比这一关系可以定量分析样品中荧光组分的含量，常用于测定氨基酸、蛋白质、核酸的含量。目前荧光技术中应用的主要仪器有荧光分光光度计和毫微秒荧光计。

第二节　光的量子性

PPT

一、普朗克量子假设

关于黑体辐射规律的理论解释是当时经典物理遇到的巨大难题。1900 年，德国物理学家普朗克

（M. Planck）提出了一个和实验完全相符的黑体辐射公式，称为**普朗克公式**（Planck formula）

$$M_0(\lambda, T) = 2\pi hc^2 \lambda^{-5} (e^{hc/\lambda kT} - 1)^{-1} \tag{11-7}$$

式中，c 是光速；k 为玻尔兹曼常量；e 是自然对数的底；h 为普适恒量，称为普朗克常量（Planck constant），其值为 6.626×10^{-34} J·s。

为了从理论上推导出式（11-7），普朗克提出了与经典物理学格格不入的假设，称为普朗克量子假设。

（1）辐射体被认为是由带电的谐振子（如振动的分子、原子都可看成是带电谐振子）构成，它们振动时会向外辐射电磁波并与周围电磁场进行能量交换。

（2）谐振子的能量只能处于某些特殊能量状态，即它们的能量只能是某一最小能量 ε（ε 称为能量子）的整数倍，即

$$E = n\varepsilon \quad (n = 1, 2, 3, \cdots)$$

式中，n 为正整数，称为量子数。当谐振子辐射或吸收能量时，振子由某一确定状态跃迁到其他的状态。换句话说，谐振子在与外界发生能量交换时，只能以能量子的形式进行。

（3）能量子 ε 与振子的频率 ν 成正比

$$\varepsilon = h\nu$$

普朗克的量子假设，不仅圆满解释了热辐射现象，而且对近代物理的发展产生了深远的影响。在普朗克量子假设的推动下，很多与经典物理学相违背的微观现象逐步得到了正确的解释，最终建立了量子力学理论体系。普朗克是在 1900 年首次提出此假设的，因此 1900 年也就被认为是近代物理学发展的开端。他因发现能量量子化而对物理学做出了重要贡献，荣获 1918 年诺贝尔物理学奖。

二、光电效应

某些金属在受到适当的电磁辐射照射时，金属中的自由电子获得足够的能量而逃逸出金属表面的现象称为**光电效应**（photoelectric effect），逃逸出的电子称为**光电子**（photoelectron）。光电子在电场作用下所形成的电流称为光电流。光电效应的实验装置如图 11-4 所示。图中阴极 K 和阳极 A 封闭在高真空容器内，电势差 U 的正、负极性及大小均可调节。光经石英小窗照射到阴极 K 上，在阴极 K 受光照射时，将有光电子发射并在电场加速下向阳极 A 运动形成光电流。光电效应的实验规律归纳如下。

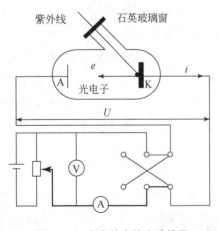

图 11-4 光电效应的实验简图

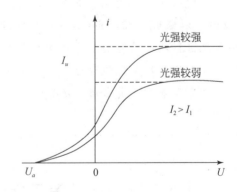

图 11-5 光电效应的伏-安特性曲线

1. 光电效应的基本规律

（1）光电子与入射光强之间的关系　图 11-5 为光电效应的伏安特性曲线。在一定频率的入射光照射下，光电流 i 随电势差 U 的增大而增大，当电势差 U 足够大时，光电流 i 趋于一定的饱和值 I_H，这是

因为从金属电极 K 逃逸出的光电子全部被阳极 A 收集。在相同的 U 值下，增加入射光强度，光电流增加，相应的 I_H 也增大。这表明单位时间从金属电极 K 逃逸出的光电子数目与入射光强成正比。

（2）光电子的初动能和入射光频率之间的关系　由图 11 – 5 可见，当电势差 U 减小至零时，光电流 i 并不为零，这表明从金属电极 K 逃逸出的光电子具有一定的初动能。若要使光电流降至零，需要改变 U 的极性，使 $U < 0$，并逐渐增大该反向电压。实验发现，当电势差的绝对值为 U_a 时，光电流可降至零，U_a 称为**遏止电势差**（cut – off voltage）。

实验表明（图 11 – 6），U_a 的绝对值与入射光的频率有如下关系

$$|U_a| = K\nu - U_0 \tag{11 – 8}$$

式中，K 是与金属材料无关的光电效应普适恒量。对不同种类金属，U_0 的量值是不同的，对同一种金属，U_0 的量值为一恒定值。

由于 U_a 与电子电量 e 的乘积应等于反抗遏止电场所做的功，由功能关系可以知道，电子的初动能为

$$\frac{1}{2}mv^2 = e|U_a| = eK\nu - eU_0 \tag{11 – 9}$$

式中，m、e、ν 分别为光电子的质量、电量、初速度。此式表明，光电子的初动能随入射光的频率线性地改变，而与入射光的强度无关。

（3）红限频率　实验发现改变入射光的频率 ν，遏止电势差 U_a 也随之改变。从式（11 – 9）可知，光电子的初动能必须是正值，即

$$\frac{1}{2}mv^2 = e|U_a| = eK\nu - eU_0 \geqslant 0$$

由此可得

$$\nu \geqslant U_0/K \tag{11 – 10}$$

$\nu_0 = U_0/K$ 时的频率称为**红限频率**（threshold frequency），或称为**截止频率**，相应的波长称为**红限波长**。当入射光的频率小于红限频率时，无论入射光的强度多大，照射时间多长，都不会有光电子逸出；只有当入射光的频率大于红限频率时，才会发生光电效应。由于 U_0 是与阴极材料有关的量，所以不同的阴极材料就有不同的 ν_0 值，图 11 – 6 为对钠的实验结果，从图中可以看出 U_a 随 ν 线性变化。

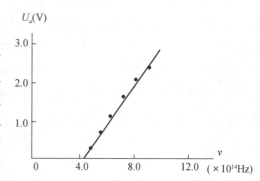

图 11 – 6　金属钠的遏止电势差与
频率的关系曲线

一些金属的红限频率和逸出功的具体数据见表 11 – 1。

表 11 – 1　一些金属的红限频率和逸出功

金属	截止频率（10^{14} Hz）	逸出功（eV）	金属	截止频率（10^{14} Hz）	逸出功（eV）
铯 Cs	4.69	1.94	铝 Al	9.03	3.74
铷 Rb	5.15	2.13	硅 Si	9.90	4.10
钾 K	5.43	2.25	铜 Cu	10.80	4.47
钠 Na	5.53	2.29	钨 W	10.97	4.54
锑 Sb	5.68	2.35	锗 Ge	11.01	4.56
钙 Ca	6.55	2.71	硒 Se	11.40	4.72
锌 Zn	8.06	3.34	银 Ag	11.55	4.78
铀 U	8.76	3.63	铂 Pt	15.28	6.33

（4）光电效应与时间的关系　当光照射到金属上时，不论光的强度多微弱，只要入射光频率大于红限频率，就会立即观测到光电子，时间一般不超过 10^{-9}s。

2. 爱因斯坦的光子量子理论

（1）光的波动说的缺陷　上述光电效应实验结果与经典的电磁理论有着深刻的矛盾。根据经典电磁理论，当金属受光照时，金属内部电子将做受迫振动，其振幅应与光波的振幅成正比。振动电子从光波中吸收能量，只要入射的光强足够大或者照射时间足够长，振动的电子可以积累足够的能量，从而逸出金属表面。

按照经典电磁理论，光电子的初动能应随入射光强度的增大而增加；然而实验结果却表明，任何金属所释出的光电子的初动能都随入射光的频率线性地增加，而与入射光的强度无关。

按照经典电磁理论，如果光强足够提供从金属表面释出光电子所需的能量，那么对任何频率的光波，光电效应都会发生；然而实验事实却表明，每种金属都存在一个红限频率 ν_0，对于频率小于 ν_0 的入射光，不管入射光强多大，都不能发生光电效应。

按照经典电磁理论，金属中的电子从入射光中吸收的能量必须积累到一定的量值（至少等于电子从金属表面逸出时所需的功，称为逸出功），才能脱离金属表面。当入射光愈弱，能量积累时间就越长；然而实验结果却表明，只要入射光的频率高于红限频率，光电子几乎立即被观测到。

（2）爱因斯坦光电效应方程　1905 年，爱因斯坦受普朗克能量量子化概念的启发，提出了著名的光量子学说，成功地解释了光电效应。爱因斯坦认为，不仅像普朗克已经指出的那样，辐射能在发射或吸收时是量子化的，而且辐射能在传递过程中也是量子化。光是一束以光速 c 运动着的粒子流，这些粒子称为**光子**（photon）。不同频率的光子具有不同的能量。每一个光子的能量都与频率成正比，$\varepsilon = h\nu$。光的能流密度 I（单位时间内通过垂直光的传播方向的单位面积的光能，即**光强**）决定于单位时间内通过该单位面积的光子数 N 和频率 ν。如频率为 ν 的单色光的能流密度为 $I = Nh\nu$。

按照爱因斯坦的光子假说，光电效应可做如下解释：金属中的自由电子从入射光中吸收一个光子能量 $h\nu$（一个电子只能吸收一个光子），一部分能量用于电子从金属表面逸出时需克服的逸出功 A，另一部分能量则变为逃逸金属表面后的光电子所获得的初动能 $\frac{1}{2}mv^2$，根据能量守恒定律，应有

$$h\nu = \frac{1}{2}mv^2 + A \qquad (11-11)$$

这个方程称为**爱因斯坦光电效应方程**（Einstein's photoelectric equation）。式（11-11）表明了光电子的初动能与入射光频率之间的线性关系。入射光强增加时，光子数目增多，单位时间内产生的光电子数目也随之增加，这就很自然地解释了饱和光电流即光电子数与光强之间的正比关系。假定 $\frac{1}{2}mv^2 = 0$，由式（11-11）可得

$$h\nu_0 = A$$

对照式（11-9）和式（11-11）可得

$$A = eU_0$$
$$h = eK \qquad (11-12)$$

式（11-12）表明普朗克恒量与光电效应恒量的关系。实验上可以通过测量常量 K 来确定普朗克常量（h）的值。式（11-12）中，电子电量 e 值是已知的，通过测定遏止电势差计算出常量 K 的值。将这些数值代入式（11-12），可求出普朗克常量（h）的值。这与用其他方法（例如热辐射）所确定的值相当准确地符合。另外，如果我们可测定频率为 ν 的入射光照射在金属表面时的遏止电势差，就可确定 U_0，从而计算出金属的电子逸出功 A。这与用其他方法（例如热电子发射）所得到的结果也是一致的。

所有这些事实都说明了爱因斯坦的光子假设是正确的。

例 11 - 2 波长为200nm 的光照射到金属铝的表面上，已知铝的逸出功是4.2eV。试求：①由此产生的光电子的最大动能是多少？②遏止电压是多少？③铝的红限波长是多少？④若入射光强为1.0W·m^2，则单位时间内射到铝板单位面积上的光子数是多少？

解 ①根据光子理论，波长为200nm 的光子的能量为

$$\varepsilon = h\nu = h\frac{c}{\lambda} = 6.626 \times 10^{-34} \times \frac{3.0 \times 10^8}{200 \times 10^{-9}} = 9.94 \times 10^{-19}(\text{J}) = 6.2(\text{eV})$$

应用光电效应方程 $h\nu = \frac{1}{2}mv^2 + A$，光电子的最大动能为

$$\frac{1}{2}mv_{\max}^2 = h\nu - A = 6.2 - 4.2 = 2.0(\text{eV})$$

②由 $e|U_a| = \frac{1}{2}mv_{\max}^2$，铝的遏止电压为

$$U_a = \frac{1}{2}mv_{\max}^2/e = 2.0(\text{V})$$

③当两极间反向电压为遏止电势时，光电子初动能为零，此时 $h\nu_0 = A$，又因为 $\nu_0 = \frac{c}{\lambda_0}$，可以得到铝的红限波长为

$$\lambda_0 = \frac{hc}{A} = \frac{6.626 \times 10^{-34} \times 3 \times 10^8}{4.2 \times 1.6 \times 10^{-19}} = 3.0 \times 10^{-7}(\text{m})$$

④光强 $I = Nh\nu$，单位时间内射到铝板单位面积上的光子数为

$$N = \frac{I}{h\nu} = \frac{1.0}{6.2 \times 1.6 \times 10^{-19}} = 1.0 \times 10^{18}(\text{m}^{-2} \cdot \text{s}^{-1})$$

从上述计算结果看出，光子能量大于铝片的逸出功，光电效应就会发生，并且电子将获得一个最大的动能，从金属的表面逃逸出去。同时看到，即使照射面上光强很弱，光束中仍包含着大量光子。每个光子能量很小，以致人们很难用仪器测到单个光子的能量。

3. 光电效应的应用   光电效应不仅对理论研究上有重大意义，而且在科学技术的一些领域中也得到了广泛应用。光电管和光电倍增管就是根据光电效应原理制成的，被广泛用于光功率的测量和记录以及光信号、电影、电视、自动控制等诸多方面。

一些高灵敏度和高精确度的光探测仪器中，常用光电倍增管来放大光电流，通常用10 ~ 15 个金属表面作为阴极，其结构如图11 - 7 所示。当光照射在阴极上时，逃逸出的光电子在外电场的作用下加速，高速轰击相邻的金属表面（涂有很灵敏的可以发射次级电子的物质）。金属表面被高速运动的光电子轰击后可产生若干次级电子，如此继续下去，可使光电流放大数百万倍。

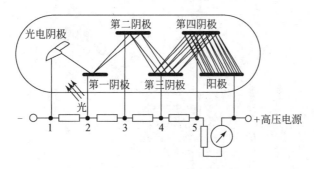

图 11 - 7   光电倍增管示意图

硒光电池是光电效应的另一种应用元件。如图 11-8 所示，硒光电池是在铁片上面涂硒，利用溅射方法，在硒层上覆盖半透明的氧化镉薄层，在正、反两面喷上低融合金银作为电极。硒有很强的吸收光的能力。当入射光透过氧化镉照射到硒上时，硒中处在束缚态的电子吸收光子后变为自由电子。这些自由电子可以到达硒与氧化镉界面，在电场驱使下进入氧化镉层，再由外电路回到硒中，形成光电流。光电流可以用微安计测定。硒光电池可运用于可见光，对黄绿色光（555nm）最为敏感。当外电阻不高和光强不太大时，光电流与光照强度成正比，光电比色法测透光率或吸光度就是以此作为理论依据。

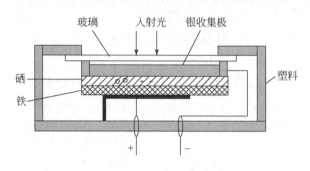

图 11-8　硒光电池结构图

在医学上，根据光电效应原理制成的影像增强管被用于 X 线机的透视显示，大大提高了 X 线机的透视条件和效果。应用光电效应原理制成的光电池、光电二极管等器件也在光电比色、CT 图像检测等方面获得了广泛的应用。

三、康普顿效应

当入射光线通过不均匀物质时，在各方向上会产生散射光。1922—1923 年，美国物理学家康普顿（A. H. Compton）首先观察到 X 射线被物质散射后，在不同方向的散射线中除了有与入射波长 λ_0 相同的射线外，还出现了比原入射波长 λ_0 更长的谱线。这一现象后来被称为**康普顿效应**（Compton effect）。康普顿运用光的量子理论，对此现象做出了理论解释，继光电效应后进一步证实了光具有粒子性。

1. 康普顿散射实验　图 11-9 是康普顿效应实验装置示意图。图 11-9 中 X 射线入射到作为散射体的石墨上，探测器在不同散射角上测量散射波的强度按波长的分布。实验测得的散射波强度按波长的分布如图 11-10 所示。假设入射光的波长为 λ_0，从图 11-10 中可以看出在不同方向的散射线中，除原有波长 λ_0 外都出现了波长 $\lambda > \lambda_0$ 的谱线。两者之差 $\Delta\lambda = \lambda - \lambda_0$，称为康普顿偏移，其值随散射角的增加而增大。同时，波长为 λ 的散射光强度随散射角的增加而增大，但是波长与原波长相同的散射光强度却是减弱的。此外，实验还发现，若用不同元素作为散射物质，散射效应还与散射体的原子序数有关，原子序数越大，散射效应越弱。

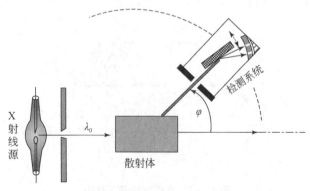

图 11-9　康普顿效应实验装置

2. 康普顿散射的理论解释　从经典的波动理论来看，散射靶中的自由电子受频率为 ν 的入射波辐射后将做受迫振动而向四周辐射电磁波，是一种共振吸收和再发射的过程，散射波的频率应与入射波的频率相同。因此，康普顿实验中散射 X 射线的频率（波长）应与入射 X 射线的频率（波长）相同。而实验结果却出现了不同波长的散射峰。这是经典理论无法解释的。

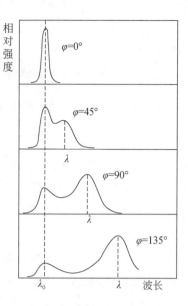

利用光的量子理论，康普顿成功地解释了他自己的实验结果。设想单个光子和实物粒子一样可与电子等实物粒子发生弹性碰撞，碰撞后光子将向着某一方向发生散射，这一方向即为康普顿散射方向。在原子中，原子核对外层电子的束缚不强，当光子和外层电子发生弹性碰撞时，外层电子从光子中获得一部分能量而从原子中逃逸出来成为反冲电子，散射光的能量就比入射光的能量低，而光子的能量与频率有关，$\varepsilon = h\nu$，因此散射光的波长比入射光的波长长。若光子与原子中内层电子碰撞时，原子核对内层电子的束缚较大，光子与结合强固的电子发生碰撞时，相当于与质量很大的原子发生弹性碰撞，碰撞后

图 11-10　不同散射角下的散射光强分布

光子损失的能量很少，不能被检测出来，因此散射光子的波长与入射光子的波长相同。

利用光的量子理论可以推导出与实验曲线相同的康普顿散射规律，即

$$\Delta\lambda = 2\frac{h}{m_0 c}\sin^2\frac{\varphi}{2} = 2\lambda_c \sin^2\frac{\varphi}{2} \tag{11-13}$$

式中，$\lambda_c = \dfrac{h}{m_0 c} = 0.00243\text{nm}$，称之为康普顿波长。式（11-13）表明：康普顿偏移 $\Delta\lambda$ 与散射物质及入射光的波长无关，仅决定于散射方向。当散射角 φ 增大时，$\Delta\lambda$ 也随之增大，计算结果和实验结果完全一致。

⊕ 知识链接

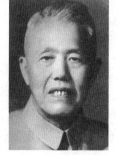

　　吴有训（1897—1977），男，江西高安人，中国近代物理学奠基人，科学家，教育家。开创了 X 射线散射光谱等方面的实验和理论研究，创造性地发展了多原子气体散射 X 射线的普遍理论，是中国近代物理学研究的开拓者和奠基人之一。

　　康普顿最初发表的论文只涉及一种散射物质（石墨），为了证明这一效应的普遍性，吴有训在康普顿的指导下，做了 7 种物质的 X 射线散射曲线，证明只要散射角相同，不同物质散射的效果都一样。他们在 1924 年联名发表题为《经轻元素散射后的钼 K_α 射线的波长》一文，论文刊登于《美国科学院通报》（Proc. Nat. Acad. Sci.）第 10 卷上。文中写道："这些实验无可置疑地证明了散射量子理论所预言的光谱位移的真实性。"

光子是具有一定的质量、能量和动能的。康普顿散射现象在理论和实验上的一致性，有力地证实了光的量子理论。在康普顿散射中，单个光子和单个电子发生碰撞充分显示了光的粒子性，同时也说明微观粒子服从能量守恒定律和动量守恒定律。每个光子的能量 $\varepsilon = h\nu$，根据相对论质能关系 $\varepsilon = mc^2$，计算出光子的质量为

$$m = \frac{h\nu}{c^2} \quad\quad (11-14)$$

光子在任何参照系中以速度 c 传播，由式（11-14）可知，光子的质量应是有限的，与其能量有关。然而根据相对论质量和速度的关系式 $m = \dfrac{m_0}{\sqrt{1 - \dfrac{v^2}{c^2}}}$，必须假设光子的"静止质量"为零。这个假设是合理的，这是因为光子在任何参照系下都是以速度 c 传播的，不存在静止状态，自然不会具有静止质量。也就是说，光子是具有一定的质量 m 和速度 c 的，因此光子所具有的动量为

$$P = mc = \frac{h\nu}{c} = \frac{h}{\lambda} \quad\quad (11-15)$$

式（11-14）和式（11-15）表明，光子具有一定的质量、能量和动量。这说明了光子本身也是一种特殊形式的物质。

根据光子具有动量这一性质，可很好地解释实验观察和测量到的光作用于物体表面时的压强（光压）。它和实物粒子（电子、原子等）的不同处在于光子永远是以光速运动的，没有静止质量。

上述关于光的各种现象，当光被物质吸收（如光电效应）或与实物粒子相互作用（如康普顿效应）时，必须从光的粒子性的角度来加以解释；而在讨论光传播过程中产生的一些现象（如光的干涉、衍射、偏振等）时，则需要从光的波动性质加以理解。可以说，光是一种具有电磁本质的特殊物质，具有粒子性和波动性这两重性质，即具有**波粒二象性**（wave-particle duality）。

光子的能量和动量可以表达为

$$\varepsilon = h\nu, \quad p = \frac{h}{\lambda} \quad\quad (11-16)$$

式（11-16）中，等号左边是表示微粒性质的能量（ε）和动量（p），等号右边是表示波动性质的频率（ν）和波长（λ），这两种性质通过普朗克常量（h）定量地联系起来了。显然，这种联系不是偶然的，表达了这两种性质的内在联系。

第三节　微观粒子的波动性

在普朗克-爱因斯坦光量子理论的启发下，法国的物理学家路易·德布罗意（L. De Broglie）仔细地分析了光的微粒学说与波动说的发展历史，并注意到几何光学和经典粒子力学的相似性。根据类比的方法，他认为实物粒子也可能具有波动性，也就是说，运动着的粒子也表现为波动性。这种与运动粒子相联系的波称为**物质波**（matter wave）或**德布罗意波**（De Broglie wave）。

德布罗意将对光的波粒二象性的描述，创造性地运用到了实物粒子上。一个质量为 m 以速度 v 做匀速运动的实物粒子，既具有以能量 ε 和动量 p 所描述的粒子性，也具有以频率 ν 和波长 λ 描述的波动性，和光子的能量、动量公式相类似，这些量之间的关系为

$$\varepsilon = h\nu, \quad p = \frac{h}{\lambda} \quad\quad (11-17)$$

按照德布罗意假设，以动量为 p 运动的实物粒子的波的波长为

$$\lambda = \frac{h}{p} \quad\quad (11-18)$$

式中，h 为普朗克常量。式（11-18）称为德布罗意公式，它体现了实物粒子的波动及体现实物粒子动

量之间的关系。

德布罗意的假设已被许多的实验精确地验证。1927 年戴维逊和革末率先采用电子束射到镍晶体上的衍射（散射）实验证实了电子的波动性。同年，G·P·汤姆逊独立地从实验中观察到电子透过多晶薄片时的电子衍射现象。图 11 – 11 中可以清晰地看到衍射图样中心有一亮斑外，在亮斑周围还有若干圆环。这些圆环可以认为是物质波受到金属晶体的结晶格子衍射所产生的。根据衍射环的距离以及金属晶格的大小，可以计算出物质波的波长 λ，得到的结果和利用式（11 – 18）的计算结果是一致的。

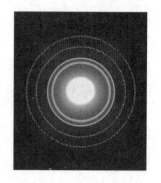

图 11 – 11　电子射线的衍射

例 11 – 3　在一电子束中，电子的动能为 200eV，求电子的德布罗意波长。

解　在不考虑相对论的情况下，根据 $p = h / \lambda$，电子的德布罗意波长为

$$\lambda = \frac{h}{p} = \frac{h}{\sqrt{2m_0 E}} = \frac{6.626 \times 10^{-34}}{\sqrt{2 \times 9.109 \times 10^{-31} \times 200 \times 1.6 \times 10^{-19}}} (\text{m}) = 8.68 \times 10^{-2} (\text{nm})$$

⇒ 案例引导

案例　1933 年，德国人鲁斯卡（E. Ruska）等人研制成功第一台透射式电子显微镜。透射式电子显微镜的分辨率比光学显微镜高很多，可以达到 0.1 ~ 0.2nm，放大倍数为几万至百万倍。因此，透射式电子显微镜可以用于观察样品的精细结构，甚至可以用于观察仅仅一列原子的结构，比光学显微镜所能够观察到的最小结构小数万倍。

讨论　1. 为什么透射式电子显微镜的分辨本领比光学显微镜高得多？

　　　　2. 透射式电子显微镜的工作原理是什么？

微观粒子的波动性已经在现代科学技术上得到应用，一个常见的例子是电子显微镜。其分辨率较光学显微镜高很多，这是因为电子束的波长较可见光的波长要短得多的缘故。光学显微镜的分辨本领和波长成反比，波长越短，分辨率越高。普通显微镜由于受到可见光波长的限制，分辨率不可能很高，而电子的德布罗意波长要比可见光波长短很多。根据德布罗意理论，微观粒子具有波动性，其波长为 $\lambda = h/mv$，为了获得极短的电子波长，必须使用很高的电压使电子加速，从而具有极大的速度。当电子通过 100kV 的加速电压时，其物质波长为 0.0039nm，这一波长仅为可见光波长的十万分之一。若用这种电子射线作光源，就可以大大提高显微镜的分辨本领。由于技术上的原因，直到 1933 年电子显微镜才由德国人鲁斯卡（E. Ruska）研制成功。目前我国制成的电子显微镜的放大倍数可达 80 万 ~ 100 万倍，能分辨的最小距离可达 0.144nm。

电子显微镜就是利用波长远小于可见光的电子射线做成的显微镜，简称电镜。常用的电子显微镜有两种：一种是透射式电子显微镜，主要用于观察标本内部的结构，比如 JEM – 3100F 型透射式电子显微镜，最高的加速电压可达到 300kV；最大放大倍数约 150 万倍；线分辨率为 0.1nm；点分辨率为 0.17nm；另一种是扫描式电子显微镜，主要用于显示标本的表面微观形貌。比如 JSM – 6700F 型场发射式扫描电子显微镜，可分辨的细节达到 1.0nm(15kV) ~ 2.2nm(1kV)。

透射式电子显微镜的结构与光学显微镜很相似，如图 11 – 12 所示。电子显微镜中的光源是电子枪，电子在数万伏电压加速下，成为高速电子射线。电场和磁场可以改变电子射线的行进方向，利用此性质可制成静电透镜和磁透镜来对电子射线进行会聚或发散。电子透镜对电子射线的作用类似光学透镜对光

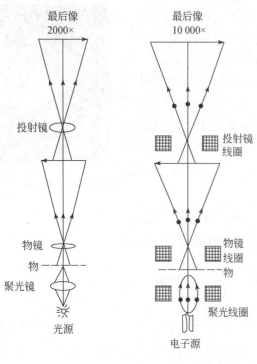

图 11 – 12　光学显微镜和透射式电子显微镜的对照图

线的作用。在用电子显微镜观察标本时，电子射线在碰到标本后会发生散射，即标本使电子行进方向发生改变。标本中密度大或是愈厚的部分，电子散射较强，被散射后的电子不能透过光阑，在最后成像上相应部分就愈暗；反之，最后成像部分就愈强。因此对于不同密度、不同厚度的物质，在荧光屏上形成明暗程度不同的黑白影像。

扫描式电子透镜，简称扫描电镜，用来观察标本的表面结构。工作原理：用一束极细电子束扫描样品，在样品表面激发出次级电子，次级电子的多少与电子束入射角有关，即与样品表面结构有关；次级电子由探测体收集，并被探测体的闪烁器转变为光信号，再经光电倍增管和放大器转变为电信号来控制荧光屏上电子束强度，显示出与电子束同步的扫描图像。图 11 – 13 所示为电子显微镜下的人体血细胞的图像。图像为立体形象，反映了标本的表面结构。

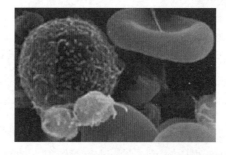

图 11 – 13　电子显微镜下的人体血细胞的图样

电子显微镜对医学、生物学及现代科学技术的发展起着重要作用，使基础医学研究从细胞水平进入到分子水平，可以研究光学显微镜下所不能分辨的微小细节，迅速确定生物分子及脱氧核糖核酸（DNA）的详细结构，也可以看到病毒和细菌的内部结构等。

⊕ 知识链接

姚俊恩（1932— ），男，上海市嘉定区人，应用物理专家，师从两院院士王大珩先生。长期从事我国的电子显微镜和原子力显微镜等超显微成像分析仪器的研制、应用及生产，是我国扫描隧道显微镜研制和生产的主要开创者和我国电子显微镜研制与生产的主要开拓者之一。

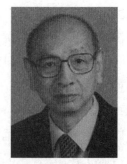

1958 年 9 月，长春光机所成立电子显微镜研究小组，决定自行设计研制 100kV 大型电子显微镜，由姚骏恩任组长和课题负责人。他参考了国外有关文献和当时世界上最先进的德国西门子公司 Elmiskop 型电子显微镜产品样本，很快就完成了电子显微镜电子光学系统和电磁透镜的设计，并提出了对机械、电子线路等的要求。1959 年 9 月末，经过 10 个月夜以继日的工作，姚骏恩率领研究小组终于研制成功我国第一台自行设计的 XD – 100 型电子显微镜。

答案解析

目标检测

一、选择题

1. 产生热辐射的必要条件是（　　）

    A. $T > 0$ 的任何物体　　　　　　B. 绝对黑体　　　　　　　　C. 高于环境温度的物体

    D. 等于环境温度的物体　　　　　　E. 处于绝对零度的物体

2. 在热辐射现象中，普朗克量子假设与经典理论不同之处是（　　）

    A. 热辐射是带电谐振子的电磁辐射　　　　B. 谐振子的能量与频率的平方成正比

    C. 谐振子的能量与振幅的平方成正比　　　D. 谐振子的能量与频率的整数倍成正比

    E. 物体向外辐射的能量是连续的

3. 对于光电效应，下列说法正确的是（　　）

    A. 用单色光照射时，光电子的动能不变　　　B. 照射光的波长大于红限波长时才产生光电子

    C. 光电子的数目与照射光的强度成正比　　　D. 光电子的动能与照射光的强度成正比

    E. 只要光照时间足够长，任何金属都能产生光电效应

二、计算题

4. 设恒星表面的行为和绝对黑体相同，现测得太阳和北极星辐射波谱的峰值波长 l_m 分别为 510nm 和 350nm，试估计这两个恒星的表面温度及每单位面积上所发射的功率是多少？

5. 某黑体的辐射服从斯特藩－玻耳兹曼定律，在 $l_m = 600$nm 处辐射为最强。假如该物体被加热使其 l_m 移到 500nm，求前后两种情况下辐射能之比。

6. 已知垂直射到地球表面每单位面积的日光功率（称为太阳常数）等于 1.37×10^3 W·m^{-2}，地球与太阳的平均距离为 1.5×10^8 km，太阳的半径为 6.76×10^5 km，（1）求太阳辐射的总功率；（2）把太阳当作黑体，试计算太阳表面的温度。

7. 已知铂的电子逸出功是 6.3eV，求使它产生光电效应的最长波长。

8. 钾的红限波长为 577.0nm，问光子的能量至少为多少，才能使钾中释放出电子？

9. 设光电管的阴极由逸出功为 $A = 2.2$eV 的金属制成，今用一单色光照射此光电管，阴极发射出光电子，测得遏止电势差为 $|U_a| = 5.0$V，求：（1）光电管阴极金属的红限波长；（2）入射光波长。

10. 试求波长为下列数值的光子的动量、能量和质量：（1）$l = 600$nm 的红光；（2）$l = 400$nm 的紫光；（3）$l = 1.0 \times 10^{-2}$nm 的 X 射线；（4）$l = 1.0 \times 10^{-3}$nm 的 g 射线。并计算分子运动的平均平动动能等于上述光子的能量时的温度。

（彭雯琦）

书网融合……

本章小结

题库

第十二章　激光及其医学应用

激光是受辐射激光放大（light amplification by stimulated emission of radiation）的简称，是 20 世纪 60 年代初诞生的一种新型光源。激光的产生不仅引起了现代光学应用技术的巨大变革，也促进了其他学科领域的发展，特别在医学诊断、预防、治疗和研究方面都得到了广泛的应用。本章将围绕激光的产生原理及其在医学中的应用进行简要介绍。

第一节　激光的产生原理及特性

PPT

一、粒子的能级和分布

组成物质的所有微观粒子在每一时刻都处于一个确定的能级，其中最低的能级状态称为**基态**（ground state），其余称为**激发态**（excited state）。粒子在各能级的分布遵从玻尔兹曼分布，即

$$\frac{n_1}{n_2} = e^{-\frac{E_1 - E_2}{kT}}$$

式中，n_1 和 n_2 分别为处于能级 E_1 和 E_2 的粒子数。热平衡下，粒子处于高能级的数目少于处在低能级的数目，称为正常分布。当接受外界能量后，粒子可以由基态（或低能级）跃迁到能量较高的激发态。粒子停留在激发态的时间（即激发态寿命）很短，约为 10^{-8}s，所以处于高能态的粒子总试图向低能态跃迁，这个过程称为**光辐射**（ray radiation）。有些物质存在着寿命较长（约为 10^{-3}s）的激发态，称为**亚稳态**（metstable state）。

二、光辐射的三种形式 📱 微课 1

1. 受激吸收　处于低能级的粒子吸收外来光子的能量后跃迁到高能级，这一过程称为**受激吸收**（stimulated absorption），如图 12 - 1 所示。受激吸收不是自发产生的，必须要有外来光子的激励才会发生，且外来光子的能量要严格等于原子跃迁前后两个能级间的能量差，受激吸收才会发生。

2. 自发辐射　处于激发级的粒子很不稳定，会自发从高能级跃迁至低能级，同时释放光子（即光辐射），这个过程称为**自发辐射**（spontaneous emission），如图 12 - 2 所示。

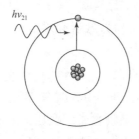

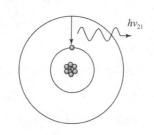

图 12 - 1 受激吸收   图 12 - 2 自发辐射

3. 受激辐射 20 世纪初，爱因斯坦在研究光辐射与原子间的相互作用时指出，粒子除了进行受激吸收和自发辐射外，还存在受激辐射，即假如有频率恰好满足 $h\nu_{21} = E_2 - E_1$ 的外来光子诱发，处于高能级 E_2 的粒子就会向低能级 E_1 跃迁，并发出一个与诱发光子特征完全相同的光子，这个过程称为**受激辐射**（stimulated radiation），如图 12 - 3（a）所示。受激辐射产生的光子与诱发光子的频率、相位、振动方向完全相同。同时，由于受激辐射出的光强等于 2 倍的入射光强，这个现象称为光放大，受激辐射是形成激光的重要基础，如图 12 - 3（b）所示。

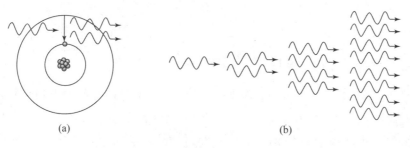

(a)   (b)

图 12 - 3 受激辐射与光放大示意图
(a) 受激辐射 （b）光放大

三、激光的产生原理 微课 2

通常，在光辐射过程中受激吸收、自发辐射和受激辐射同时存在。按照玻尔兹曼分布规律，在热平衡状态下，物质中的原子绝大多数处于低能级，自发辐射发生的概率远远大于受激辐射。为了使受激辐射占绝对优势，首先，要从外界不断地供给物质能量，使物质中有尽可能多的原子吸收能量后，不断地从低能级被激发到高能级上，使处于高能级上的原子数远远超过处于低能级上的原子数。这种状态与热平衡时原子的正常分布情况恰好相反。所以称其为**粒子数反转**（inverse distribution ofparticle）。这一能量供应过程称为**激励、抽动**或**泵浦**。

粒子处于激发态的时间（即激发态寿命）很短，极有可能在没有收到外来光子的"诱发"之前，已经通过自发辐射跃迁到低能级，而无法实现粒子数反转，也就不能实现受激辐射光放大。但如果某种物质具有亚稳态结构，当物质受到外界能源的不端激励时，物质中的大量粒子就会跃迁到亚稳态上，由于亚稳态上粒子寿命较长，粒子就会在亚稳态能级大量积累，从而实现粒子数反转。这种能实现粒子数反转的物质称为**激活介质**（active medium），或**工作物质**。

1. 实现粒子数反转 为了获得激光，就必须使物质中粒子的受激辐射比例大于受激吸收和自发辐射，即处在高能级上粒子数多于处在低能级上的粒子数，这种分布与正常分布相反，故称为**粒子数反转**（inverse distribution of particle）。正如前面提到，粒子处于激发态的时间（即激发态寿命）很短，极有可能在没有受到外来光子的"诱发"之前，已经通过自发辐射跃迁到低能级，而无法实现粒子数反转，也就不能实现受激辐射光放大。但如果某种物质具有亚稳态结构，当物质受到外界能源的不断激励时，物质中的大量粒子就会跃迁到亚稳态上，由于亚稳态上粒子寿命较长，粒子就会在亚稳态能级大量积累，从而实现粒子数反转。这种能够实现粒子数反转的物质称为**激活介质**（active medium），或**工作物质**。

下面以红宝石为例来说明粒子数反转的情况。红宝石是在三氧化二铝（Al_2O_3）中掺入少量的三氧化二铬（Cr_2O_3）晶体，在光照下呈现淡红色。红宝石中，起发光作用的是铬离子（Cr^{3+}）。当红宝石受到强光照射时，铬离子被激励，使处于基态 E_1 的大量铬离子吸收光能而跃迁到激发态 E_3，如图 12 - 4 所示。铬离子在能级 E_3 上停留时间很短，只有约 10^{-8}s，便很快以无辐射跃迁的方式移到亚稳态 E_2，铬离子在亚稳态 E_2 上停留时间较长，约有 10^{-3}s，在外界强光的不断激励下，粒子在亚稳态 E_2 上不断积累，使得亚稳态 E_2 上的粒子数大于基态 E_1 的粒子数，从而在亚稳态 E_2 和基态 E_1 之间形成了粒子数反转。

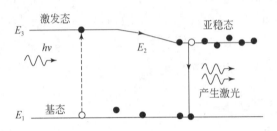

图 12 - 4　红宝石的粒子数反转分布

产生激光的另一个条件是具有谐振腔，虽然处于粒子数反转产生光放大得到激光，但得到的激光寿命较短，强度也较微弱。因此，为了获得有一定寿命和强度的激光，还必须要有一个光学谐振腔。

2. 光学谐振腔（optical resonant cavity）　是由工作物质（激活介质）的两端放置的一对互相平行且与谐振腔轴线相垂直的光学反射镜（平面或球面）组成，其中一个是全反射镜（反射率为 100%），另一个是部分透光的反射镜（反射率为 90% ~99%），如图 12 - 5 所示。

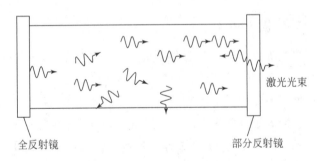

图 12 - 5　光学谐振腔示意图

光学谐振腔的工作原理是，处于粒子数反转的工作物质会产生自发辐射，向各个方向发射光子，这些光子刺激其他处于亚稳态的粒子，使其产生受激辐射。沿轴向的受激辐射光子遇到谐振腔的全反射镜时，被全部反射回来穿过工作物质，从而得到光放大；当光子遇到部分反射镜时，大部分反射回到工作物质中参与光放大；这样往返、反复的传播，使谐振腔内的光子数不断增加，从而获得很强的光。另一方面，在光学谐振腔中，受激辐射的光可以向不同的方向传播，不沿谐振腔轴线传播的光都将从腔内逸出，只有沿轴线传播的光才能从部分透光反射镜输出，所以激光的方向性很好。

四、激光的特性

由于发光原理与产生装置的不同，激光除了具有普通光源的一切特性外，还具有普通光源没有的特性，主要表现在以下几个方面。

1. 方向性好　方向性是指光能量在空间分布上的集中性，而发散角是衡量光束方向性好坏的标志。例如氦－氖激光管会发出一条红而亮、笔直前进、很少发散的激光束。若把激光束射到距地球 3.8×10^5 km 的月球上，光束扩散的直径不到 2km，而对于普通光源，即使具有抛物形聚焦反射面的探照器，它的光束在几千米之外也要扩散到几十米的直径。激光方向性好的特征，可用于定位、导向、测距等。

2. 亮度高　所谓光源的亮度，指的是单位面积光源表面在单位立体角内所发射的辐射强度。由于激光束发散很小，它照在物体上只形成很小的光斑，因此在光斑处会获得巨大的强度，并产生几万摄氏度到几十万摄氏度的高温。据此，可以对金属或非金属材料进行打孔、切割、焊接等精密机械加工。医学上，还可以利用连续发光的激光器，制成激光手术刀。此外，在激光同位素制备、激光核聚变研究和激光武器等方面也有广泛的发展前景。

3. 单色性好　通常所言的单色光其实并非是单一波长的光，而是有一定的波长或频率范围，即频谱宽度（line width）。光的单色性表明光能量在频谱分布上的集中性。而衡量单色性好坏的标志是谱线宽度，谱线宽度越窄，颜色越纯，单色性就越好。激光由于受激辐射产生的光子频率（或波长）相同，加之谐振腔的限制，使得只有确定波长的光波才能形成振荡而被输出，所以激光的单色性好。例如，普通光源中最好的单色光源是氪灯（Kr），其中心波长为 605.7nm，谱线宽度为 0.047nm；而氦－氖气体激光的中心波长为 632.8nm，谱线宽度小于 10^{-8}nm，单色性比氪灯高数万倍，故激光是目前世界上最好的单色光源。

在光纤通信中，利用激光单色性好可减少光纤传输时光信号的损耗。由于光的生物效应强烈地依赖于光的波长，故激光的良好单色特性在生物医学中也得到了广泛的应用。

4. 相干性好　普通光源的发光是自发辐射的结果，发出的光不是相干光，而激光的发光过程是受激辐射的结果，受激辐射发出光子的频率、传播方向及偏振状态都是相同的，所以激光具有很好的空间相干性和时间相干性。激光的良好相干性在干涉计量术和全息干涉计量术方面有广泛的应用。例如，用激光干涉仪进行检测，比普通干涉仪速度快、精度高，用激光作为全息照相的光源还有其独特的优点。在医学中激光全息术还可用于测定牙齿的材料性质和应变，骨骼的应力等。

第二节　激光的生物效应及其在医学中的应用

PPT

⇨ **案例引导**

　　案例　光动力疗法（photodynamic therapy，PDT）是治疗多种实体恶性肿瘤和某些良性病变的一项新技术。自 20 世纪 70 年代末 PDT 疗法问世以来，在临床治疗肿瘤中已取得了令人瞩目的成就。PDT 具有其独特的不可替代的优点和毒副作用很低微的特点。

　　讨论　光动力疗法的治疗机制是什么？

医学是激光的首批应用领域，1960 年，梅曼（Maiman）制成了世界上第一台红宝石激光器；1961 年，世界第一台医用激光器——红宝石视网膜凝固机被应用于眼科治疗。至此以后，激光技术被广泛应用于临床诊断、治疗、基础医学研究等。目前激光医学已发展成为一门体系完整、相对独立的学科，在医学科学中起着越来越重要的作用。

一、激光的生物效应

激光生物效应是指激光和生物组织相互作用后会诱发生物组织发生形态或功能的改变。激光的生物效应是激光应用于医学的理论基础。激光与生物体的相互作用既与激光的波长、功率、振荡模式、作用时间等因素有关，又与生物组织本身的生物特性及物理性质有关。

1. 热作用　生物组织在激光照射下吸收光能转化为热能，从而使组织温度升高。激光对机体的热作用可以通过碰撞生热和吸收生热两种方式来实现。低能量光子（红外激光）可使组织直接生热；高能量光子（可见光与紫外激光）则多需经过一些中间过程而使得组织生热。随着温度的升高，在皮肤与软组织上将由热致温热（38~42℃）开始，相继出现红斑、水疱、凝固、沸腾、炭化、燃烧直至5730℃以上的热致气化等反应。

临床上，热致温热与红斑被用于理疗，如治疗肩周炎、关节炎、光灸治疗等；沸腾、炭化、燃烧统称为"气化"，应用于手术治疗等，可直接破坏肿瘤细胞、检测微量元素等。温升将引起生物组织内部的热化反应及生物分子变性，对代谢率、血液循环以及神经细胞带来影响，造成热损伤。对于不同的照射时间，生物组织损伤的阈值温度不同，照射时间越短，生物组织能耐受的温度越高。当可见光或紫外激光与生物分子相互作用时，光子可以被吸收，而生物分子则被激活，被激活的生物分子和其四周分子多次碰撞而逐渐失去它所获得光能，四周分子因碰撞发热而升温，热作用使体温变化从而影响酶和神经细胞的活动。

2. 光化作用　生物大分子吸收激光光子的能量受激活而引起生物组织内一系列的化学反应称为**光化反应**。激光可直接引起生命物质的活动、生长和繁殖等所需要的化学反应，激光引起的光化反应主要有光致分解、光致异构、光致氧化、光致聚合和光致敏化等。其中，光致敏化是指生物系统中所特有的、由光引起的，在敏化剂参与下发生的化学反应。这种反应因有、无氧分子参加而分为两类，前者称为光动力学作用，常用的敏化剂有血卟啉衍生物（HPD）等；后者即无需氧分子参加的光致敏化反应，常用的敏化剂有呋喃香豆素等。敏化剂能有选择地长时间集中于体内肿瘤病变组织，并在适当波长的激光照射下发生光致敏化反应。因而，光致敏化对癌症肿瘤的治疗具有重要的意义，并有显著的临床效果。

光化作用还可以引起红斑效应、色素沉着、维生素 D 合成等生物效应。激光照射直接引起机体发生的光化反应与热化反应不同（在产生原因、产物、对光频的选择、受温度影响等方面）。光化反应分为两个过程，初级过程有光参与，产物不稳定，可进一步触发化学反应，即次级过程，生成最终的稳定产物。次级过程一般不需要光参与。

由于激光具有高度的单色性和足够的光强，使得它的光化作用被应用于杀菌、同位素分离、物质提纯、分子剪裁等方面。光化作用可由两个基本定律表达。光化学第一定律（吸收定律）的内容是：只有被分子吸收了的光子才能引起光化反应。可见光化反应具有波长选择性。光化学第二定律（量子定律）内容是：在光化反应中，每个分子只吸收一个单色光的光子而成为光化激活分子。因此，光化反应的程度，即最终产物的多少与被吸收的光子总数，亦即激光的总剂量成正比。应当指出第二定律不适用于强激光，因为生物组织对强激光可发生一个分子吸收多个光子，即多光子（或非线性）吸收的现象。即使是红外激光，只要光强足够也能引起光化反应。

3. 压强作用　生物组织受激光照射后，由于光具有波粒二象性，所以当光子和物体碰撞时会产生光压。当激光照射生物组织产生热致沸腾时，组织中的液体被气化，被照射处有气体喷出来，产生气流反冲压强，此外，还有因热效应引起的内部气化压强、热致膨胀压强以及激光强电场引起的电致伸缩压强等都属于激光对组织的二次压强，二次压强使生物组织产生机械损伤和破坏。激光打孔治疗某些疾病、激光手术刀等都利用了激光的压强效应。生物系统吸收激光能量时会产生蒸发和机械波，前者一定伴有后者，而后者不一定伴有前者发生。机械波是由一系列压强因素造成的。激光照射生物组织，可直接或间接产生对组织的压强称为激光的**压强作用**。光压是由激光本身辐射压力所形成的压强，是光子将其动量传递给被照射组织的结果。气流反冲压是当组织吸收聚焦的激光能量急剧升温，直至沸腾，从受照处喷出气流并夹有组织碎片，同时对组织形成与气流方向相反的反冲压力。此项对致密组织明显。内部气化压是发生在组织内部或封闭腔（如眼球、脑室）内部的气化所形成的类似冲击压的瞬变压强，可使其内部"爆炸"，造成的损伤是定域的。体膨胀超声压是由于被强激光照射的生物组织迅速升温形成气化和体膨胀，从而在其边区产生超声振动，发出在生物体内传播的超声波并产生压强，可造成体内远距离的损伤。强脉冲激光照射生物组织形成的等离子体强烈吸收光能引起体膨胀，并产生冲击波，破坏局部组织，此压强称为等离子体膨胀压。电致伸缩压是在强激光的强电场作用下生物体被极化而出现形变，即电致伸缩所产生的压强。它将在体内激起冲击波、超声波。这种压强显然与能量吸收无直接关系，越透明的组织此项压强越显著。光压形成一次压强，其他压强因素形成二次压强。前者一般可忽略，只有超短波激光的光压才应考虑；后者显著，尤其体膨胀超声压是形成机械波最重要的因素，它比光压大 6 ~ 7 个数量级。激光在生物组织中产生的机械波由于频率高还具有空化作用，从而引起组织发生化学变化，结果使机械能直接转化为化学能。光压的机械作用对临床治疗有利也有弊。例如在眼科利用二次压强打孔，可降低眼压，治疗青光眼、白内障。在外科手术中用于切开组织等，但在眼球与颅内由于二次压强剧升形成"爆炸"性损伤，甚至死亡。二次压强也可使被照射的肿瘤组织被压向深部或反射飞溅而造成转移等。

4. 强电磁场作用　激光是电磁波，激光对生物组织的作用就是电磁场对生物组织的作用。研究证明，激光与生物组织作用时，起作用的仅仅是电场强度，激光的电场强度与其功率密度直接有关。生物组织在激光的强电场作用下会产生电致伸缩效应。该效应可使生物组织产生电致伸缩压和超声波，从而引起细胞破裂或发生水肿。激光的强电场会使生物组织产生极化而形成等效偶极子，而偶极子的振动除产生基本波外还产生高次谐波。这些高次谐波也会对生物组织产生作用。如调 Q 激光和锁模激光，其电场强度极高。当这种强激光与生物组织作用时，可在组织内形成 $10^6 \sim 10^9 \mathrm{V} \cdot \mathrm{cm}^{-1}$ 的高强电场，从而使组织中产生光学谐振波、电致伸缩、受激拉曼散射、受激布里渊散射、等离子体等，并能导致生物组织电系统的重新分布，即可使无序的生物分子发生电离、极化，趋于有序。这又将进一步在组织内引起高温、高压，从而使组织受到破坏或损伤。关于激光的电磁场作用，目前详细的研究报道还较少。

5. 生物刺激作用　在医学上一般把功率较小、照射生物组织后不会直接造成不可逆性损伤的激光称为弱激光。它的很多生物效应无法用热作用、机械作用、光化学作用和电磁场作用解释，弱激光的刺激效应是激光特有的效应。当弱激光照射生物体时，将产生一系列生物效应，如产生兴奋或抑制，机体免疫功能改变等。生物刺激作用主要是弱激光的作用。弱激光对生物过程（例如血红蛋白的合成，糜蛋白酶的活性，细菌的生长，白细胞的噬菌作用，肠绒毛的运动，毛发的生长，皮肤、黏膜的再生，创伤、溃疡的愈合，烧伤皮片的长合，骨折再生，消炎等）、对神经、通过体液或神经体液反射而对全身、对机体免疫功能等都有刺激作用。

二、激光在医学中的应用

1. 激光诊断　激光自身具有非常良好的方向性、单色性与相干性，因此可以用于临床疾病的诊断以及相关的医学研究。

（1）激光荧光诊断技术　由于激光的单色性好、能量集中、亮度高，所以激光的荧光作用强，某些荧光物质，如血卟啉衍生物、四环素和荧光素钠盐等对癌组织有较强的亲和力，将这类物质引入患者体内后的一段时间内，用激光照射癌组织部位，滞留在癌组织中的荧光物质便发出特定波长的荧光，从而可以诊断、定位癌变组织。

（2）激光多普勒效应血流计 利用激光多普勒效应可制成皮肤血流计、视网膜血流计及光纤所能达到的任何内脏部位的血流计。激光多普勒血流计是非侵入性血流计，测量血流迅速可靠，它在微循环血流检测中有重要的应用。

（3）激光光纤内窥镜检查 利用激光方向性好的特点，可用光纤将激光导入体各种器官、管腔内，通过光纤内窥镜进行检查、诊断。

（4）激光流式细胞光度术 激光流式细胞光度术技术是将荧光色素染色的单个细胞依次通过样品细管，在激光定点照射下，收集细胞的荧光和散射光可得到细胞的多种细胞结构参数，如 DNA、RNA、蛋白质、细胞受体和抗原、细胞质中 Ca^{2+} 等方面的含量和信息。目前，激光流式细胞光度术技术已用于癌症诊断、抗癌药物的动力学研究以及细胞分类计数、细胞选择等临床和基础研究，具有广阔的发展前途。

2. 激光治疗 用激光治疗疾病的方法叫作激光治疗。激光治疗主要是利用高功率激光器的凝固、止血、融合、气化、切割作用和弱激光的刺激作用。

眼科是激光技术最早的医学应用领域。利用激光已成功地焊接视网膜，对眼底血管性疾病、糖尿病性视网膜病变、青光眼、视网膜裂孔及其他有关疾病的治疗也都取得了成功。
激光在外科学中的应用也是比较成功的。激光应用于显微外科可进行血管吻合、神经吻合及皮肤焊接，也可进行微切割。大功率激光器构造的激光手术刀用于外科手术时不仅可以切开皮肉和切除病变脏器，还可以封闭较细的血管，具有止血作用，特别是对皮肤良性和恶性肿瘤的治疗，直接、迅速、效果好。

激光在治疗肿瘤方面也有独到之处。激光光动力学治疗癌症也叫激光光敏治癌方法受到研究领域广泛关注。其原理是将血卟啉衍生物 HPD（一种对肿瘤有选择性亲和力的光敏化剂）注入人体内，利用肿瘤吸收多、排泄慢的特点，使用激光照射肿瘤后引起光敏化反应而杀死癌细胞。另一种方法是激光手术疗法治疗肿瘤，就是用强激光凝固、气化或切割肿瘤。

⊕ 知识链接

近视激光矫正手术

近视是最常见的屈光不正类型，随着现代化社会进程的发展，近视的发病率也是居高不下，甚至小学生中就出现不少近视患者，在大学生中近视的患病率更是居高不下。近视激光矫正手术，就是利用激光在眼睛角膜的中心位置进行切削，使人眼的焦距改变，从而达到治疗近视眼的目的。

近视矫正手术目前有两种形式，准分子激光近视手术和飞秒激光近视手术。

准分子激光其波长短、峰值率高，照到生物组织时，该组织的浅表层吸收激光能量，产生光化学分解，直接使组织细胞的分子键断裂，长链分子聚合物断裂成较小的挥发性碎片，断键剩余的光子能量使靶区组织部位的分子碎片以超音速喷射出来，实现组织切除。准分子激光近视手术就是在角膜表面或基质内精确地定量切除，改变角膜的曲度，改变近视眼的屈光状态，达到矫治屈光不正的目的。

飞秒激光是通过激光非线性吸收产生等离子体，极小空间上产生化学、热和机械效应从而切除组织。单个飞秒激光脉冲的蚀除深度 $0.01 \sim 1 \mu m$，因此飞秒激光手术刀能够达到非常高的精确度，能够进行细胞和亚细胞水平手术。飞秒激光近视手术就利用飞秒激光在角膜上制作一个相应厚度的角膜基质透镜和一个微小角膜切口，再通过微小的角膜切口将制作好的角膜基质透镜取出，使角膜的屈光力得到了重塑，从而达到矫正近视的目的。

激光治疗技术在妇科、口腔科、五官科、内科及神经科等方面的疾病也都取得了良好的治疗效果，弱激光照射的应用几乎渗透到临床医学的各个学科领域，在激光技术的医学应用中，激光针灸疗法是现代激光技术与传统中医技术相结合的新方法。

第三节　医用激光器

PPT

自 1960 年第一台激光器问世以来，不同类型激光器的研制和多领域激光技术的应用得到了迅猛发展。激光器主要由供能激励系统、激光工作物质和光学谐振腔三部分构成。目前，已经研制成功的激光器种类繁多，按照其所使用的工作物质来分，可以分为气体激光器、固体激光器、半导体激光器和液体激光器等；按照激光的输出方式来分，可以分为连续输出激光器和脉冲输出激光器。下面简要介绍几种典型的医用激光器。

一、氦 – 氖气体激光器

氦 – 氖激光器是最早研制成功的原子气体激光器，也是目前临床治疗应用最广泛的一种气体激光器。氦 – 氖激光管的构造如图 12 – 6 所示。激光管的外壳由硬质玻璃制成，中间有一根毛细管作为放电管，制造时先将管内抽真空，然后按 5∶1 ~ 10∶1 的比例充入氦、氖混合气，直到总压力为 2 ~ 3mmHg。硬质玻璃管的两端面为反射镜，构成光学谐振腔。激励方式采用气体放电的方式进行，发出的激光波长为 632.8nm。为了使气体放电，在阳级 A 和阴极 K 之间加上几千伏的高电压，形成的激光通过部分透光反射镜输出。

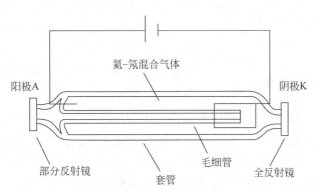

图 12 – 6　氦 – 氖气体激光器

氦、氖混合气体中粒子数的反转分布是如何形成的呢？在这两种气体的混合物中，产生受激辐射的是氖原子，氦原子只起传递能量的作用。在通常情况下，绝大多数的氦原子和氖原子都处在基态，如图 12 – 7 所示。氦原子的能级中有两个亚稳定态，氖原子有两个与氦原子的这两个亚稳态十分接近的能级 1 和 2，并存在一个寿命极短的能级 3。在激光器两电级间加上几千伏的高电压时，产生气体放电，电子在电场的作用下加速运动，与氦原子发生碰撞，使氦原子激发到两个亚稳态上，这些处于亚稳态的氦原子又与处在基态的氖原子发生碰撞，并使氖原子激发到能级 1 和 2 上，由于处在能级 3 上的氖原子数极少，这样在能级 1、2 和能级 3 之间就形成了粒子数的反转分布。当受激辐射引起氖原子在能级 1 和能级 3 之间跃迁时，即发射波长约为 632.8nm 的红色激光。

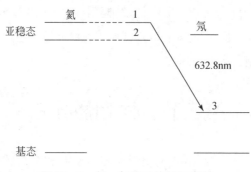

图 12-7 氦、氖原子能级示意图

氦-氖激光器的主要优点是结构简单、使用方便、便于调节、成本低，便于进行实验操作；缺点是封口较多，而且每经过一个封口就会发生两次反射，其光能的损耗在 8% 以上。氦-氖激光器的输出功率不大，输出方式是连续输出。目前，在常用的各类激光器中，氦-氖激光器输出激光的单色性最好，因此，在精密测量中常采用这种激光器。

二、红宝石激光器

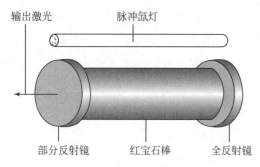

图 12-8 红宝石激光器示意图

红宝石激光器的工作物质是棒状红宝石晶体，如图 12-8 所示。红宝石棒的两端面要求很光洁并严格平等，作为谐振腔的两个反射镜可以单独制成，也可利用棒的两端面镜上反射膜。激励是利用脉冲氙灯发出强烈的光脉冲进行的，为了提高激励功率，常装有聚光器，还附有一套用于点燃氙灯的电源设备。为了防止红宝石温度升高，一般配套有冷却设备（一般采用水冷却）。

红宝石激光器发出的是脉冲激光，输出波长为 694.3nm，棒长 10cm、直径 1cm 的红宝石激光器，每次脉冲输出的能量为 10J，脉冲持续时间为 1ms，平均功率为 10kW。

在以氦-氖激光器为代表的可连续输出激光的气体激光器和以红宝石激光器为代表的脉冲输出激光固体激光器问世以来，各种类型的激光器接连不断地被研制出来，其发展趋势有以下几个特点。

（1）扩展了激光的波长范围。现在研制出了输出波长从亚毫米到极紫外波段的激光器。1997 年研制出的自由电子激光器，不仅使激光的波长可从红外延伸到紫外范围，而且峰值功率已达 1GW。

（2）激光的功率大大提高。如 CO_2 激光器的连续功率已达 10kW，脉冲的瞬时功率可达 10^{10} W。

（3）激光器已经实现小型化、微型化。由于半导体激光器的发明，目前单元激光器的长度尺寸可以小到 10^{-6} m 的数量级，波长覆盖范围宽，连续功率和瞬时功率大。小型化、微型化激光器的出现，使激光的应用领域更为广泛。

三、激光的安全与防护

随着激光技术的发展，它在医学上为临床的诊断与治疗提供了新的手段，但使用激光时，激光装置会对人体和工作环境造成一定的危害。因此，了解激光产生的危害，采取必要的防护措施，将激光对人体可能的偶然伤害控制到最低限度。

1. 激光的危害

（1）激光辐射会对人眼造成严重的伤害 由于人眼对不同波长激光的透射和吸收不同，不同波长激光对人眼伤害的部位也不同。激光辐射对眼睛的损伤主要有光致角膜炎、角膜凝固、碳化和穿孔、晶状体浑浊、视觉功能性障碍"闪光盲"，以及视网膜凝固、出血和爆裂等。

（2）激光辐射会对皮肤造成伤害　伤害程度取决于辐射剂量的大小，而辐射剂量与激光器的输出能量、工作波长和工作状态有关，其中能量是最主要的因素。激光辐射对皮肤造成的伤害主要有色素沉着、红斑和水疱等。需要注意的是，对人体和工作环境构成危害的不仅有激光的直射光，而且还有反射光和漫反射光。

（3）激光的其他危害　进行激光加工和激光治疗时，可能产生有害的烟雾、蒸气和噪声等，对环境造成辐射危害。大功率激光辐射会破坏某些精密仪器，甚至引起火灾。

2. 激光的防护

（1）对激光器本身和工作环境的监控管理　激光使用单位应认真执行安全工作制度，对于激光器运转场所（如实验室、治疗室）应具有高度的照明度，减少进入工作人员眼内的激光量；室内应采用白色或浅色粗糙墙壁，减少镜面反射面；在激光室内或门口，激光束易到达的地方设"激光危险"标志。另外，激光工作人员需经过激光安全教育和训练，提高安全意识，使用激光时应严格按照操作规程操作。

（2）针对操作人员的个人防护　工作人员应配戴与激光输出波长相匹配的激光防护眼镜；穿戴工作服和手套，戴口罩，尽量减少身体的暴露部位，使得人体接触的激光计量在国家的安全标准之内，禁止直视激光束等。

答案解析

目标检测

一、选择题

1. 处于激发态的原子，自发地从高能级跃迁回低能级，并把两能级的能量差以光子的形式向外辐射，这一过程称为（　　）

　　A. 自发辐射　　B. 受激辐射　　C. 吸收辐射　　D. 碰撞　　E. 受激吸收

2. 红宝石激光器是典型的（　　）系统

　　A. 二能级　　B. 三能级　　C. 四能级　　D. 多能级　　E. 同能级

3. 激光的产生是粒子在能级之间的哪种辐射跃迁（　　）

　　A. 自发辐射　　B. 受激吸收　　C. 受激辐射　　D. 热辐射　　E. 以上都不是

4. 世界上第一台激光器是（　　）

　　A. 氦氖激光器　　　　　　　　　　　　B. 二氧化碳激光器

　　C. 红宝石激光器　　　　　　　　　　　D. 钕玻璃激光器

　　E. 砷化镓结型激光

5. 实现激光产生的必要条件之一是（　　）

　　A. 粒子数反转　　　　　　　　　　　　B. 激光泵浦源

　　C. 自发辐射　　　　　　　　　　　　　D. 两种原子，三个能级

　　E. 激励装置

6. 激光全息技术主要是利用了激光的（　　）性质

　　A. 偏振　　B. 能量集中　　C. 单色性好　　D. 相干性好　　E. 强度高

7. 激光测距非常准确，主要利用了激光的（　　）性质

　　A. 单色性好　　　B. 能量集中　　　C. 方向性好　　　D. 相干性好　　　E. 强度高

8. 对激光生物效应的内容描述正确的是（　　）

　　①热作用；②弱激光的刺激作用；③光化作用；④强电磁场作用；⑤压强作用

　　A. 包括①③⑤　　　　　　　　　　B. 包括①④⑤

　　C. 包括①③④⑤　　　　　　　　　D. 包括①②③④⑤

　　E. 包括②③④

9. 1960 年，美国科学家梅曼制造了第一台激光器，该激光器首次应用于（　　）

　　A. 口腔科　　　B. 眼科　　　C. 消化科　　　D. 肿瘤科　　　E. 外科

二、计算题

10. 已知手术中常用激光的波长为 640nm，若某一手术过程中需要能量为 0.01J 的光脉冲，试计算此光脉冲包含的光子数目？（已知 $h = 6.626 \times 10^{-34} \mathrm{J} \cdot \mathrm{S}$；$c = 3 \times 10^8 \mathrm{m} \cdot \mathrm{s}^{-1}$）

11. 某种激光器工作物质中的原子具有如下能态：$E_0 = -3.2\mathrm{eV}$（基态），$E_1 = -11.1\mathrm{eV}$，$E_2 = -10.6\mathrm{eV}$，$E_3 = -9.8\mathrm{eV}$。其中 E_1 是亚稳态，具有激光作用；能级 E_2 主要向 E_1 态跃迁；能级 E_3 主要向基态跃迁。问可用哪种波长的光泵来抽运这一激光器（以该原子为激活介质）？该激光器发出激光的波长是多少？

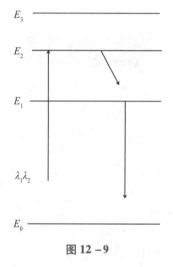

图 12 - 9

（赵占娟）

书网融合……

本章小结

微课1

微课2

题库

第十三章　X 射线

📖 学习目标

1. 掌握　X 射线强度和硬度的概念、X 射线谱的分类及其产生机制、X 射线短波极限公式、X 射线的衰减规律及应用。

2. 熟悉　X 射线机的基本组成、X 射线的基本性质。

3. 了解　X 射线在医学中的应用。

4. 学会 X 射线衰减规律的知识；具备分析 X 射线成像的能力。

　　X 射线是德国著名物理学家伦琴（W. K. Roentgen）于 1895 年在研究稀薄气体放电时发现的，由于 X 射线对各种物质都具有一定程度的穿透作用，因此不久就应用于医学影像诊断。伦琴因发现 X 射线于 1901 年获得首届诺贝尔物理学奖。1912 年德国物理学家劳厄（M. von Laue）用晶体衍射方法证明了 X 射线是波长较短的电磁波，他因此荣获 1914 年的诺贝尔物理学奖。1972 年英国 EMI 公司推出第一台适用于头颅检查的 X 射线电子计算机断层摄影机，简称 X – CT，从而使医学影像诊断技术进入以计算机重建图像为基础的新阶段，因此，美国塔夫斯大学物理学教授 A. M. Cormack 与 EMI 公司的工程师 G. N. Hounsfield 一起获得 1979 年诺贝尔医学与生理学奖。本章将介绍 X 射线的产生、X 射线的基本性质、X 射线谱、X 射线衰减规律以及 X 射线在医学上的应用。

第一节　X 射线的产生及其强度和硬度

PPT

一、X 射线的产生

1. X 射线机的组成　实验表明，当高速运动的电子受障碍物阻止时，由于它们的相互作用产生 X 射线。通常用于产生 X 射线的装置，称为 X 射线机。它由四个主要部分组成，即 X 射线管、灯丝变压器、升压变压器和整流电路。其基本结构如图 13 – 1 所示。

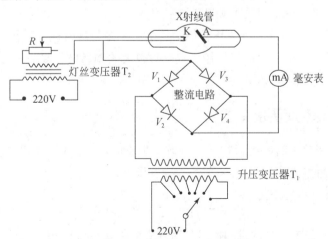

图 13 – 1　X 射线机基本结构

　　X 射线管是一个高真空的硬质玻璃管，管内封入阴极 K 和阳极 A。阴极 K 由钨丝卷绕成螺旋形灯丝，单独由低压电源（一般为 5 ~ 10V）供给电流，使其炽热而发射电子，灯丝温度愈高，单位时间内发射的电子愈多。阳极 A 在管的另一端且对着阴极 K，通常是铜制的圆柱体，在柱端斜面上嵌一小块钨板，作为接受高速电子冲击的靶。阴、阳两电极间所加的直流高压为几十千伏到几百千伏，称为**管电压**（tube voltage）。阴极发射的热电子在电场作用下高速奔向阳极所形成的电流，称为**管电流**（tube current），这些高速运动的电子突然被钨靶阻止，就产生 X 射线向四周辐射。图 13 - 1 中升压变压器 T_1 用来产生交流高压，由四个二极管组成的全波整流器，把 T_1 输出的交流高压转变为直流高压，即所需的管电压。灯丝变压器 T_2 提供的电流用于灯丝加热，变阻器 R 用来调节灯丝电流，以改变发出的电子数量，从而控制管电流。

　　2. X 射线的产生过程　高速电子轰击靶时，与靶物质的相互作用过程是很复杂的。一些高速电子进入到靶物质原子核附近，在原子核的强电场作用下，速度的量值和方向都发生变化，一部分动能转化为 X 光子的能量（$h\nu$）辐射出去。这种辐射称为**韧致辐射**（bremsstrahlung），如图 13 - 2 所示。一些高速电子进入靶物质原子内部，如果与某个原子的内层电子发生强烈相互作用，就有可能把一部分动能传递给这个电子，使它从原子中脱出，从而使原子内电子层出现一个空位，这个空位就会被更外层的电子跃迁填充，并在跃迁过程中发出一个 X 光子，而发出的 X 光子的能量等于两个能级的能量差，这种辐射称为**特征（标识）辐射**（characteristic radiation），如图 13 - 3 所示。

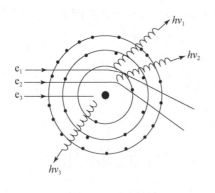

图 13 - 2　韧致辐射

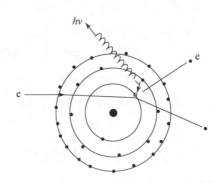

图 13 - 3　特征（标识）辐射

　　高速电子轰击阳极时，上述两种辐射，电子动能转变为 X 射线的能量不到 1%，而 99% 以上都转变为热能，从而使阳极温度升高。因此，阳极直接受到电子轰击的区域，应该选用熔点高的物质。理论和实验表明，在同样速度和数目的电子轰击下，原子序数 Z 不同的各种物质做成的靶，所辐射 X 射线的光子总数或光子总能量是不同的，光子的总能量近乎与 Z^2 成正比。所以，Z 愈大则产生 X 射线的效率愈高。因此，在兼顾熔点高、原子序数大和其他一些技术要求时，钨（$Z = 74$）和它的合金是最适当的材料。如果需要波长较长的 X 射线，则采用较低的管电压，如乳房透视，用钼（$Z = 42$）作为靶则更好一些。由于靶的发热量很大，所以阳极整体用导热系数较大的铜做成，受电子轰击的钨靶或钼靶则镶嵌在阳极上，以便更好地导出和散发热量。

二、X 射线的强度和硬度

　　1. X 射线的强度　是指单位时间内通过与射线方向垂直的单位面积的辐射能量，其单位为 $W \cdot m^{-2}$，这与波的强度概念是一致的。若用 I 表示 X 射线强度，则有

$$I = \sum_{i=1}^{n} N_i h\nu_i = N_1 h\nu_1 + N_2 h\nu_2 + \cdots + N_n h\nu_n \tag{13 - 1}$$

式中，N_1、N_2、$\cdots$、N_n 分别表示单位时间通过与射线方向垂直单位面积，能量为 $h\nu_1$、$h\nu_2$、$\cdots$、$h\nu_n$ 的光子数。由式（13 - 1）可知，有两种方法可使 X 射线强度增加，一种是增加管电流，使单位时间内轰

击阳极靶的高速电子数目增多，从而增加所产生的光子数目 N；另一种是增加管电压，可使每个光子的能量 $h\nu$ 增加。由于光子数不容易测出，通常采用管电流的毫安数（mA）来间接表示 X 射线的强度大小，称为毫安率。

管电压一定的情况下，X 射线管灯丝电流越大，灯丝温度越高，则发射的热电子数目越多，形成的管电流越大，因此，常通过调节灯丝电流的方法来改变管电流，以达到控制 X 射线强度的目的。

由于 X 射线通过任一截面积的总辐射能量不仅与管电流成正比，而且还与照射时间成正比。因此常用管电流的毫安数（mA）与辐射时间（s）的乘积表示 X 射线的总辐射能，其单位为 mA·s。

2. X 射线的硬度　是指 X 射线的贯穿本领。它由 X 射线的波长（即单个光子的能量）所决定，而与光子的数目无关。对于一定的吸收物质，X 射线被吸收愈少，则贯穿的量愈多，称 X 射线愈硬，或者说硬度愈大。X 射线管的管电压愈高，则轰击靶面的电子动能愈大，从而发射的 X 光子的能量也愈大，而 X 光子能量愈大愈不容易被物质吸收，即管电压愈高产生的 X 射线愈硬，贯穿本领愈大。同样，由于单个 X 光子的能量不易测出，所以，在医学上通常用管电压的千伏数（kV）来表示 X 射线的硬度，称为千伏率，并通过调节管电压来控制 X 射线的硬度。

医学上，根据用途把 X 射线按硬度分为极软、软、硬、极硬四类，它们的管电压、波长及用途见表 13 – 1。

表 13 – 1　X 射线按硬度分类

名称	管电压（kV）	最短波长（nm）	主要用途
极软 X 射线	5 ~ 20	0.25 ~ 0.062	软组织摄影，表皮治疗
软 X 射线	20 ~ 100	0.062 ~ 0.012	透视和摄影
硬 X 射线	100 ~ 250	0.012 ~ 0.005	较深组织治疗
极硬 X 射线	250 以上	0.005 以下	深部组织治疗

第二节　X 射线的基本性质

PPT

X 射线的本质与普通光线一样，都是电磁波。其波长比紫外线更短，波长范围为 $10 \sim 10^{-3} \text{nm}$，由于波长短，光子能量大，除了具有电磁波的共性外，还具有普通光线所没有的以下特性。

1. 电离作用　电离作用是指 X 射线能使原子或分子电离的现象。例如，气体在 X 射线照射下被电离从而导电，常通过某些技术手段收集电离电荷，根据电离电荷的多少，间接测量 X 射线的辐射强度。这就是射线强度测量的基本原理。另外，当 X 射线照射有机体时，因电离作用而诱发各种生物效应，因此，电离作用是 X 射线治疗和损伤的理论基础。

2. 荧光作用　用 X 射线照射某些物质，如磷、铂、氰化钡、硫化锌等，能使它们的原子或分子处于激发态，当它们回到基态时发出荧光。有些激发态是亚稳态，在停止照射后，能在一段时间内继续发出荧光。医疗上的 X 射线透视，就是利用 X 射线对屏上物质的荧光作用来显示 X 射线透过人体后所成的像。

3. 感光作用　X 射线能使很多物质发生光化学反应，例如，X 射线能使照相胶片感光，医学上利用这一特性来进行 X 射线摄影。

4. 生物效应　X 射线照射生物体时，与生物体内的细胞、分子、原子发生相互作用，从而使生物体产生各种生物效应，如导致细胞损伤、生长受到抑制甚至坏死等。由于人体各种组织细胞对 X 射线的敏感性不同，受到损伤程度也各有差异。利用这种性质可用 X 射线杀死某些敏感性强、分裂旺盛的癌细胞，以达到治疗的目的。X 射线对正常组织也有损害作用，所以从事射线工作者要注意防护。

5. 贯穿本领 X 射线对各种物质都有一定的穿透作用。研究表明：物质对 X 射线的吸收程度与 X 射线的波长有关，也与物质的原子序数或密度有关。X 射线波长越短，物质对它的吸收越小，它的贯穿本领越大。医学上利用 X 射线的贯穿本领和不同物质对它的吸收程度的不同进行 X 射线透视、摄影和防护。根据 X 射线对人体组织的穿透作用可分为三类：一类是易透性组织，如人体内气体、脂肪、一些脏器和肌肉等；另一类是中等透射性组织，如结缔组织、软骨等；第三类是不易透射性组织，如骨骼、盐类等。

知识链接

X 射线荧光分析

X 射线荧光分析是确定物质中微量元素的种类和含量的一种方法，又称 X 射线次级发射光谱分析，是利用原级 X 射线光子或其他微观粒子激发待测物质中的原子，使之产生次级的特征 X 射线（X 光荧光）而进行物质成分分析和化学态研究。X 射线荧光分析技术已广泛用于冶金、地质、矿物、石油、化工、生物、医疗、刑侦、考古等诸多部门和领域。

第三节 X 射线谱

PPT

X 射线管发出的 X 射线，包含各种不同的波长成分，将其强度按波长顺序排列形成的图谱，称为 X **射线谱**（X - ray spectrum）。钨靶 X 射线管所发射的 X 射线谱如图 13 - 4 所示，上部是谱线强度与波长关系曲线，下部是照在胶片上射线谱。从该图可以看出，X 射线谱包含两个部分：曲线下面阴影的部分对应于照片的背景，它包含各种不同波长的射线，称为**连续 X 射线**（continuous X - rays）或连续谱；另一部分是曲线上凸出的尖峰，具有较大的强度，对应照片上的明显谱线，这相当于可见光中的明线光谱，称为**标识 X 射线**（charactreistic X - rays）或标识谱。下面介绍这两部分 X 射线谱产生的原因及其特性。

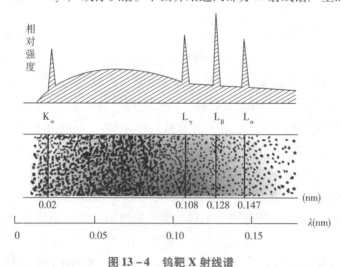

图 13 - 4 钨靶 X 射线谱

一、连续 X 射线谱

1. 连续 X 射线谱的产生机制 连续 X 射线谱是一些高速运动电子轰击靶时，韧致辐射形成的。一些高速电子进入到靶物质原子核附近时，由于各个电子离原子核的距离不同，速度变化情况也各不相

同，所以每个电子损失的动能也不相同，辐射出来的 X 光子能量
具有各种各样的数值，从而形成具有各种频率的连续 X 射线谱。

2. 连续 X 射线谱的特性　实验证明，当 X 射线管电压较低时
只出现连续 X 射线谱。图 13 - 5 是钨靶 X 射线管在较低管电压下
的 X 射线谱。由图 13 - 5 可知，在不同的管电压作用下连续谱的
位置并不一样，谱线的相对强度从长波开始逐渐上升，到达最大
值后很快下降为零。相对强度为零的相应波长是连续谱中的最短
波长，称为**短波极限**。在图 13 - 5 中还可以看到，当管电压增大
时，各波长的相对强度都增大，而且相对强度最大值对应的波长
和短波极限都向短波方向移动。

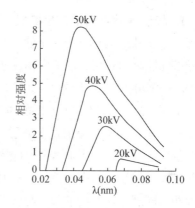

**图 13 - 5　钨靶在较低管电压
下的连续 X 射线谱**

设管电压为 U，电子电量为 e，则电子到达阳极靶时具有的动
能为 eU，这也是 X 光子可能具有的最大能量 $h\nu_{max}$，ν_{max} 是与短波极限 λ_{min} 对应的最高频率，由此可得到

$$h\nu_{max} = h\frac{c}{\lambda_{min}} = eU$$

即

$$\lambda_{min} = \frac{hc}{e} \cdot \frac{1}{U} \qquad (13 - 2)$$

式（13 - 2）表明，连续 X 射线谱的最短波长与管电压成反比。管电压愈高，则短波极限 λ_{min} 愈短。这
个结论与图 13 - 5 的实验结果完全一致。把 h、c、e 的值带入式（13 - 2），并取 kV 为电压单位，nm 为
波长单位，可得

$$\lambda_{min} = \frac{1.242}{U} \quad (nm) \qquad (13 - 3)$$

连续 X 射线谱的强度同时受到靶原子序数、管电流及管电压影响。在管电流、管电压一定的情况
下，靶原子序数愈高，连续谱强度愈大，这是因为每一种靶原子核的核电荷数等于它的原子系数，原子
序数大的原子核电场对电子作用强，电子损失能量多，辐射出来的光子能量大，因此，X 射线的强度也
就愈大。

二、标识 X 射线谱

以上讨论的是钨靶 X 射线管在 50kV 以下工作的情况，此时波长在 0.025nm 以上，只出现连续 X 射
线，当管电压升高到 70kV 以上时，连续谱在 0.02nm 附近叠加了 4 条谱线，在曲线上出现了 4 个高峰。
当电压继续升高时，连续谱发生很大改变，但这 4 条标识谱在图中的位置却始终不变，即它们的波长不
变。如图 13 - 6 所示，图中的 4 条谱线就是图 13 - 4 中未曾分开的 K 线系。

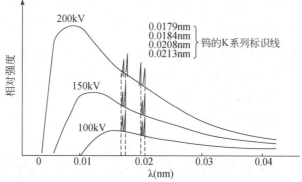

图 13 - 6　钨靶在较高管电压下的 X 射线谱

1. 标识 X 射线谱的产生机制　标识 X 射线的产生和原子光谱的产生相类似，两者的区别在于原子光谱是原子外层电子跃迁产生的，而标识 X 射线是由较高各能级的电子跃迁到内壳层的空位产生的。由于壳层间能量差较大，因而发出光子频率较高，波长较短。当高速电子进入阳极靶原子内时，如果被打出去的是 K 层电子，则这个 K 层的空位就会被 L、M、N 或更外层的电子跃迁填充，并在跃迁过程中发出一个 X 光子，放出的 X 光子能量等于两能级的能量差。这样发出的几条谱线，通常用符号 K_α、K_β、K_γ、…表示。如果空位出现在 L 层（这个空位可能是由高速电子直接把 L 层电子打出去，也有可能由于 L 层电子跃迁到了 K 层留下的空位），那么这个 L 层的空位就可能有 M、N、O 层电子跃迁填充，并在跃迁过程中发出一个 X 光子，形成 L 系。由于离核愈远，能级差愈小，所以 L 系各谱线波长比 K 系的大些。同理，M 系的波长又更大些。图 13 - 6 中画出了 K 系，没有出现 L 系，因为 L 系在图中的波长范围以外。图 13 - 7 画出了 K 系、L 系跃迁的能级图。

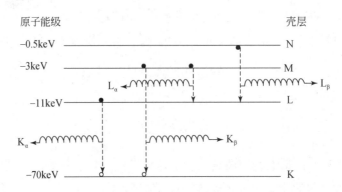

图 13 - 7　钨原子能级和 K 系、L 系标识 X 射线

2. 标识 X 射线谱的特性　标识 X 射线谱是原子较外层电子向内壳层跃迁所发出的，因此各元素的标识谱有相似的结构。在标识 X 射线谱中，电子由不同能级到达同一壳层的空位时发出的谱线组成一个线系，每个线系都有一个最短波长边界，这就是一个自由电子（或近似认为是最外层价电子）进入到这个壳层空位时发出的光子的波长。标识谱线的波长决定于阳极靶的材料，不同元素制成的靶具有不同的标识 X 射线谱，并可以作为这些元素的标识，这就是"标识 X 射线"名称的由来。

医用 X 射线管发出的主要是连续 X 射线，标识 X 射线在全部 X 射线中所占的分量很少。但是，标识 X 射线的研究结果，对于认识原子的壳层结构和化学元素分析都是非常有用的。例如从 1940 年发展起来的微区分析技术就是用细的电子束打在样品上，根据样品发出标识 X 射线来鉴定各个微区中的元素成分。在医学和生物学方面，也常用 X 射线微区分析技术作为微观察和超微分析。

PPT

第四节　X 射线的衰减规律

⇒ 案例引导

案例　一位先生有 20 年的吸烟历史，最近感觉胸闷胸痛，医生建议他做 X 射线胸部检查。某同学打球时撞伤了手臂，感觉很疼痛，到医院检查，医生检查后也建议他做个 X 射线检查。

讨论　1. X 射线成像的物理原理是什么？
　　　2. 什么疾病需要进行 X 射线检查？

当 X 射线通过物质时，X 光子与物质中的原子发生多种相互作用，在作用过程中，一部分光子被吸收并转化为其他形式的能量，一部分光子被物质散射而改变方向，因此 X 射线在原来方向上的强度减少，这种现象称为 X 射线的衰减。本节仅讨论它的宏观效果，即物质对 X 射线的衰减规律。

一、X 射线衰减的指数规律

实验表明，单色平行 X 射线束通过物质时，沿入射方向，X 射线强度的变化服从指数衰减规律，即

$$I = I_0 e^{-\mu x} \tag{13-4}$$

式中，I_0 是入射 X 射线的强度；I 是通过厚度为 x 的物质后射线的强度；μ 称为**线性衰减系数**（linear attenuation coefficient）。厚度 x 的单位为 cm，μ 的单位为 cm^{-1}。显然，μ 值越大，X 射线强度在物质中的衰减越快；μ 值越小，则衰减越慢。对于同一种物质来说，线性衰减系数 μ 与它的密度 ρ 成正比，因此物质的密度越大，则单位体积中可能与 X 光子发生作用的原子就越多，光子在单位路程中吸收或散射的概率也就越大。线性衰减系数 μ 与密度 ρ 的比值称为**质量衰减系数**（mass-attenuation coefficient），记作 μ_m，即

$$\mu_m = \frac{\mu}{\rho} \tag{13-5}$$

质量衰减系数与物质的密度无关，一种物质由液态或固态转变成气态时，密度变化很大，但 μ_m 的值都是相同的。质量衰减系数可用来比较各种物质对 X 射线的吸收本领。引入质量衰减系数后，式（13-4）改写成

$$I = I_0 e^{-\mu_m x_m} \tag{13-6}$$

式中，$x_m = x\rho$，称为**质量厚度**（mass thickness），它等于单位面积厚度为 x 的吸收层的质量。x_m 的单位为 $g \cdot cm^{-2}$，μ_m 的单位为 $cm^2 \cdot g^{-1}$。

X 射线在物质中强度衰减一半时穿过的物质厚度（或质量厚度），称为该种物质的**半价层**（half value layer）。由式（13-4）和式（13-6）可以得到半价层与衰减系数的关系式

$$x_{1/2} = \frac{\ln 2}{\mu} = \frac{0.693}{\mu} \tag{13-7}$$

$$x_{m1/2} = \frac{\ln 2}{\mu_m} = \frac{0.693}{\mu_m} \tag{13-8}$$

各种物质的衰减系数都与射线的波长有关，因此以上各式只适用于单色 X 射线。医用 X 射线机发出的 X 射线是连续谱，所以射线的总强度并不是严格按照指数规律衰减的。在实际问题中，经常近似运用指数衰减规律，这时式中的衰减系数应当用各种波长的衰减系数的一个适当平均值来代替。

二、衰减系数与波长、原子序数的关系

对于医学上常用的低能 X 射线，光子能量在几十千伏到几百千伏之间，各种元素的质量衰减系数近似地适合式（13-9）

$$\mu_m = CZ^\alpha \lambda^3 \tag{13-9}$$

式（13-9）中，C 近似是一个常数；Z 是吸收物质的原子序数；λ 是射线的波长。指数 α 通常为 3~4，与吸收物质和射线波长有关。吸收物质是水、空气和人体组织时，对于医学常用的 X 射线，α 可取 3.5。从式（13-9）可以得出两个有实际意义的结论。

1. 原子序数越大的物质，吸收本领越大　人体肌肉组织的主要成分是 H、O、C 等，而骨骼的主要成分是 $Ca_3(PO_4)_2$，其中 Ca 和 P 的原子序数比肌肉组织中任何主要成分的原子序数都高，因此骨骼的质量衰减系数比肌肉组织的大。在 X 射线照片或透视荧光屏上显示出明显的骨骼阴影。在胃肠透视时服用钡盐也是因为钡的原子序数高（$Z = 56$），吸收本领大，可以显示出胃肠的阴影。铅的原子序数高（$Z = 82$），因此铅板和铅制品是应用最广泛的 X 射线防护用品。

2. 波长越长的 X 射线，越容易被吸收　这就是说，X 射线的波长越短，贯穿本领越大，越容易穿过物质。因此，在浅部治疗时应使用较低的管电压，在深部治疗时则使用较高的管电压。

根据以上结论可知，当 X 射线管发出的含有各种波长的射线进入吸收体后，长波成分比短波成分衰减快，短波成分所占的比例越来越大。这也就是说，X 射线进入物体后越来越硬，这称为 **X 射线的硬化**。利用这一原理，通常先让 X 射线通过铜板或铝板，使软 X 射线长波成分被强烈吸收，这样得到的 X 射线不仅硬度高，而且射线谱的波长范围也较窄，这种装置称为**滤线板**。具体的滤线板往往由铜板和铝板合并组成。在使用时，铝板放在 X 射线最后出射的一侧，原因是各种物质在吸收 X 射线时都发出它自己的标识 X 射线，铝板可以吸收铜板发出的标识 X 射线，而铝板发出的标识 X 射线波长在 0.8nm 以上，很容易在空气中被吸收。

第五节　X 射线在医学中的应用

PPT

X 射线在医学中的应用十分广泛，概括起来，可分为诊断和治疗两个方面。

一、X 射线在医学诊断中的应用

X 射线常规透视、摄影、数字减影血管造影（digital subtraction angiography，DSA）、X – CT 是医学影像诊断中应用最普遍的检查手段。

1. 常规透视和摄影　常规透视和摄影的基本原理是，由于人体内不同组织或脏器对 X 射线的吸收本领不同，因此强度均匀的 X 射线透过人体不同部位后强度呈现不均匀分布，将透过人体后的 X 射线投射到荧光屏上，就可以显示出明暗不同的荧光像，这种方法称为 **X 射线透视**（X – ray fluoroscopy）。如果让透过人体的 X 射线投射到照相胶片上，显像后就可在照片上观察到组织或脏器的影像，该技术称为 **X 射线摄影**（roentgenography）。X 射线透视可以清楚地观察到骨折的程度、肺结核病灶、体内肿瘤的位置和大小、脏器形状以及断定体内异物的位置等。这种方法主要用于普查。在 X 射线摄影时，由于 X 射线的贯穿本领大，致使胶片上乳胶吸收的射线量不足，如果在前后各放置一个紧贴着的荧光屏，就可以使摄影胶片上的感光量增加，这个屏称为增感屏。使用增感屏摄影可以降低 X 射线的强度或缩短摄影时间，从而减少患者所接受的照射量。

人体某些脏器或病灶对 X 射线的吸收本领与周围组织相差很少，在荧光屏或照片上不能显示出来。一种解决的办法就是给这些脏器或组织注入衰减系数较大或较小的物质来增加它和周围组织的对比，这些物质称为**造影剂**（contrast medium）。例如在检查消化道时，让受检者吞服吸收系数很高的"钡盐"（即硫酸钡），使它陆续通过食管和胃肠，并同时进行 X 射线透视或摄影，就可以把这些脏器显示出来。在做关节检查时，可以在关节腔内注入密度很小的空气，然后用 X 射线透视或摄影，从而显示出关节周围的结构。

2. 数字减影血管造影　DSA 是 20 世纪 80 年代兴起的一项医学影像技术，现已广泛用于血管疾病的检查。其基本原理是，把 X 射线穿过未注入造影剂时获得的影像称为"原像"或"本底图像"。而 X 射线穿过注入造影剂后获得的影像称为"造影像"。这两种图像分别以数字的形式存放在两个图像存储器内，通过图像处理器将代表"原像"和造影像的数字相减，即从造影像中减去原像，使充盈造影剂的血管图像保留下来，而骨髓等无关组织的影像被减影除去。保留下来的血管图像信号经过放大处理，再经数模转换器恢复为视频信号，就可以得到血管图像。DSA 是一种理想的非损伤性血管造影检查技术。

3. X – CT　X 射线计算机辅助断层扫描成像装置（X – ray computer aid transverse tomography），简称为 X – CT。它通过 X 射线管环绕人体某一层面的扫描。利用探测器测得从各个方向投射该层面后的射线强度的值，采用一定的数学方法经计算机求出该层面的衰减系数分布，再应用电子技术获得该层面的图像。

二、X 射线在临床治疗中的应用

X 射线在临床上主要用于对癌症的放射治疗，其治疗的机制是，当 X 射线通过人体组织时，能产生电离作用、康普顿散射和生成正、负电子对等过程，由此可诱发出一系列生物效应。研究发现，X 射线对生物组织细胞的破坏作用，尤其是对于分裂活动旺盛或正在分裂的细胞，其破坏力更强。组织细胞分裂旺盛是癌细胞的特征，因此用 X 射线照射可以抑制它的生长或使其坏死。各种细胞对 X 射线的敏感性是不一样的，因此放射治疗方案的设计就显得尤其重要，不仅要根据肿瘤的位置及细胞的种类计算出给予患者的照射量，还要及时测量和调节治疗设备输出的射线量。

用于治疗的 X 射线设备有三种，即普通 X 射线治疗机、电子直线加速器和"X 射线刀"。普通 X 射线治疗机与常规摄影 X 射线机的结构基本相同，普通 X 射线治疗机产生的 X 光子能量较低，常用来治疗皮肤肿瘤。电子直线加速器是利用微波电场加速电子，电子获得较高能量后打在靶上，从而获得高能 X 射线，电子直线加速器可用于全身各个组织、器官的肿瘤治疗。"X 射线刀"是电子直线加速器与旋转、平移控制系统及靶点定位系统相结合的装置，可使电子直线加速器产生的高能 X 射线围绕肿瘤靶区的各靶点做 $270 \sim 360°$ 的旋转，再加上患者床的旋转和平移，可在靶区内形成多个非共面的聚焦射弧，使 X 射线从各个不同方向聚集于肿瘤区的靶点上，以获得最大的辐射量，"X 射线刀"可用于全身各器官、组织肿瘤的放射治疗。

由于 X 射线能引起生物效应，因此人体组织受过量 X 射线照射后会引起某些减少，如白细胞减少、皮肤病及毛发脱落等。所以，应尽量减少患者不必要的辐射。对经常从事 X 射线工作人员要注意防护，常用的防护物品有铅板、含铅玻璃、含铅胶皮裙和手套等。

目标检测

答案解析

一、选择题

1. 医用 X 射线诊断大多采用连续 X 射线。关于连续 X 射线产生的机制，正确的是（　　）

　　A. 受激辐射　　　　B. 韧致辐射　　　　C. 多普勒效应　　　D. 受激吸收　　　　E. 自发辐射

2. 已知某 X 光球管辐射的 X 射线短波极限 λ_{min} 为 0.01242nm，则 X 光球管的管电压为（　　）KV

　　A. 50　　　　　　B. 100　　　　　　C. 200　　　　　　D. 124　　　　　　E. 250

3. 某种波长的 X 射线通过 3cm 厚的物质后，其透射强度为入射强度的 12.5%，这种物质的半价层是（　　）cm

　　A. 3　　　　　　B. 2.5　　　　　　C. 2　　　　　　D. 1.5　　　　　　E. 1

4. 某种波长的 X 射线通过一定厚度的物质后，其透射强度为入射强度的 6.25%，表示 X 射线所通过厚度为（　　）个半价层

　　A. 1　　　　　　B. 2　　　　　　C. 3　　　　　　D. 4　　　　　　E. 5

5. 标识 X 射线的波长仅取决于（　　）

　　A. 阳极靶物质　　B. 管电流　　　　C. 管电压　　　　D. 阴极材料　　　　E. 短波极限

6. 使 X 射线强度增大的方法使（　　）

A. 只增大管电压　　　　　　　B. 只增大管电流

C. 只减小管电压　　　　　　　D. 只减小管电压

E. 增大管电压或增大管电流

二、问答题

7. X 射线是如何产生的?

8. X 射线有何性质?

9. 何谓 X 射线的强度?

10. 何谓 X 射线的硬度?

11. 连续 X 射线谱是如何产生的?

12. 标识 X 射线谱是如何产生的?

三、计算题

13. 某 X 射线机的管电压为 80kV,求电子到达阳极时的动能,发射 X 光子的最大能量及最短波长。

14. X 射线谱的最短波长分别为 0.01nm、0.1nm、1nm,求 X 射线管阳极与阴极间相应的电压。

15. 对波长为 0.154nm 的 X 射线,铝的衰减系数为 132cm^{-1},铅的衰减系数为 2610cm^{-1},要和 1mm 厚的铅层得到相同的防护效果,铝板的厚度应为多少?

16. X 射线被吸收时,要经过多少个半价层其强度才减少到原来的 1%?

(张盛华)

书网融合……

本章小结　　　　　　　　题库

第十四章　原子核与放射性

📖 **学习目标**

1. **掌握**　放射性核素衰变类型；放射性核素衰变规律、半衰期、平均寿命、放射性活度。
2. **熟悉**　原子核的基本性质；辐射剂量的定义及射线的防护方法。
3. **了解**　放射性核素在医学中的应用。
4. **学会放射性核素衰变规律和辐射防护知识；具备推算放射性核素残留量和科学防护射线的能力。

自 1911 年英国物理学家卢瑟福（Rutherford）提出由处于原子中心的原子核和绕核运动的电子组成的原子核式模型之后，人们建立起了以原子核为研究对象的核物理学。核物理学作为研究原子核特性、结构和变化规律的一门学科，是现代核医学的基础，在临床医学的诊断和治疗方面起着重要的作用。本章主要介绍的内容为：原子核的基本性质；放射性核素的衰变类型；放射性核素的衰变规律；放射性核素的医学应用；辐射剂量以及射线的防护。

第一节　原子核的基本性质

PPT

一、原子核的组成、质量和大小

1. 原子核的组成　原子核是由质子（proton）和中子（neutron）组成的。质子和中子统称为**核子**（nucleon）。质子带正电荷，中子不带电，一个质子所带的电量等于一个电子的电量 e。原子核中的质子数等于核外电子数，即元素的原子序数 Z，因而原子核所带电荷为 $Q = Ze$，整个原子呈电中性。

2. 原子核的质量　原子核中质子和中子的质量大约是电子质量的 1840 倍，国际上常使用统一的原子质量单位 u 来度量它们，规定自然界最丰富的碳同位素 ^{12}C 质量的 1/12 为原子质量单位，即 $1u = 1.6605389 \times 10^{-27}kg$。质子和中子的质量分别为 $m_p = 1.0072765u$；$m_n = 1.0086649u$。由此可见，质子和中子的质量数都为 1。原子核的质量数就等于构成核的中子和质子的总质量数，即核子数（nucleon number）。用 A 表示，则 $A = Z + N$，其中 Z 为质子数，N 为中子数。

3. 核素　具有确定的质子数 Z、核子数 A 和能量状态的原子核被称为一种**核素**（nuclide），用符号 $^A_Z X$ 表示，X 为某种元素化学符号。如 $^{235}_{92}U$ 表示铀原子核，它的核子数为 235，质子数即原子序数为 92，中子数为 143。根据核子数 A、质子数 Z 和中子数 N 的不同，可以把核素分成以下几类：Z 相同而 N 不同（A 不同）的各种核素称为**同位素**（isotope）。如氢的同位素为 ^1_1H、^2_1H 和 ^3_1H。同一种元素，在元素周期表中处于同一位置。同位素的化学性质基本相同，但物理性质可能有很大不同。N 相同而 Z 不同（A 不同）的各种核素称为**同中子异位素**（isotone），如 $^{36}_{16}S$、$^{38}_{18}Ar$ 和 $^{40}_{20}Ca$。A 相同而 Z 不同的各种核素称为**同量异位素**（isobar），如 $^{40}_{18}Ar$、$^{40}_{19}K$ 和 $^{40}_{20}Ca$。A 和 Z 都相同，处于不同能量状态的各种核素称为**同质异能素**，如 $^{99m}_{43}Tc$ 和 $^{99}_{43}Tc$，m 表示处于较高能量状态。

4. 原子核的大小　原子核可被近似看作球体，原子核的大小用核半径来表示。卢瑟福曾利用 α 粒子散射实验估算原子核的半径，核半径为 $10^{-15} \sim 10^{-14}$m 数量级，其平均半径 r 与核子数 A 的关系近

似为

$$r = r_0 A^{1/3} \tag{14-1}$$

式（14-1）中，r_0 是常量，其值约为 1.2×10^{-15} m。若把原子核近似为密度均匀的球体，其原子核的平均密度为

$$\rho = \frac{M}{V} = \frac{M}{4\pi r^3 / 3} = \frac{Au}{4\pi r_0^3 A / 3} = \frac{3u}{4\pi r_0^3} \tag{14-2}$$

式（14-2）中，M 为原子核质量，设每个核子的质量近似为 1u，则 $M = Au$。由式（14-2）可以看出，各种原子核的密度是相同的。

例 14-1 试计算原子核的密度值。

解 以氢原子 $^1_1$H 为例，其核半径约为 $r = 1.2 \times 10^{-15}$ m，核质量为 $M = 1.67 \times 10^{-27}$ kg，所以核密度约为

$$\rho = \frac{M}{V} = \frac{M}{4\pi r^3 / 3} = 2.3 \times 10^{17} \, \text{kg} \cdot \text{m}^{-3}$$

从计算结果可知，原子核的密度极其巨大，1cm³ 的核质量可达 2.3 亿吨，大约是水密度的 10^{14} 倍，铁密度的 10^{13} 倍。

二、原子核的结合能

原子核是由核子紧密结合在一起构成的，对于质量数为 A、核外电子数为 Z 的任意原子核来说，含有 Z 个质子和 $A-Z$ 个中子，该原子核的总质量 M 应为全部核子质量的总和 M_X。但通过实验测量发现，M 恒小于 M_X，两者的差值 Δm 称为**质量亏损**（mass defect），即

$$\Delta m = M_X - M = Zm_p + (A-Z)m_n - M \tag{14-3}$$

式（14-3）中，m_p 和 m_n 为质子和中子的质量。根据爱因斯坦提出的质和能关系，质量亏损所对应的能量变化为

$$\Delta E = \Delta mc^2 = \left[Zm_p + (A-Z)m_n - M \right] c^2 \tag{14-4}$$

ΔE 称为**结合能**（binding energy），它是中子和质子结合成原子核时，以释放出光子的形式带走的能量。

例如，$^2_1$H 核由一个质子和一个中子组成，它们的质量和为

$$m_p + m_n = 1.007\,276\text{u} + 1.008\,665\text{u} = 2.015\,941\text{u}$$

实际测量表明，一个 $^2_1$H 核的质量为 2.013 553u，两种的差值为 $\Delta m = 0.002\,388$u。

又通过实验得知，当一个中子和一个质子结合成氘核时，将释放能量为 $\Delta E = 2.225$MeV 的光子，则根据质能关系，该光子的质量为

$$\Delta m = \Delta E / c^2 = 3.966\,55 \times 10^{-30}\text{kg} = 0.002\,388\text{u}$$

式中，c 代表光速 299 792 458m·s^{-1}，由此可见，结合能所对应的光子质量刚好等于质量亏损。这里可以得出质能单位换算关系

$$1\text{u} = 931.5\text{MeV}/c^2 \tag{14-5}$$

三、原子核的稳定性

从原子核的结合能大小判定原子核的稳定性并不充分。核素的稳定程度，常用平均结合能来描述，平均结合能由原子核的结合能 ΔE 与核子数 A 的比值来表示，即

$$\varepsilon = \frac{\Delta E}{A} \tag{14-6}$$

又称为**比结合能**（specific binding energy）。式（14-6）表明，比结合能越大，原子核结合越紧密，原

子核就越稳定，核子分解时，需要的能量也就越大。图 14-1 是原子核的比结合能曲线，从图中可以看出，中等质量的原子核，其比结合能比轻核和重核都大，因此中等质量的核比较稳定。当核子数 A 小于 30 时，比结合能出现周期性的变化，这表明核内质子数和中子数的奇偶性有关，凡 A 等于 4 的倍数的核，ε 有极大值，说明 4 个核子组成的原子核构成一个稳定的结构；A 大于 30 的核，比结合能变化不大；A 在 50~120 时，比结合能最大，约为 8.6MeV，表明原子核内部核子间的作用力达到饱和状态。

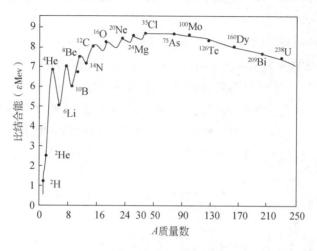

图 14-1　比结合能曲线

在 $A > 209$ 的重核区，比结合能明显开始减小，原子核也就显示出不稳定性。一些天然的放射性核素都是原子序数较大的重核，它们能够自发地衰变而放出射线。

例 14-2　试计算 ^4_2He 氦原子核的结合能和比结合能（氦原子核质量为 4.001 506u）。

解　已知氦核 $A = 4$，$Z = 2$，$M_{\text{He}} = 4.001\ 506\text{u}$，$m_{\text{p}} = 1.007\ 276\text{u}$，$m_{\text{n}} = 1.008\ 665\text{u}$。根据式（14-4）和式（14-5），可得结合能为

$$\begin{aligned}
\Delta E &= \Delta m c^2 = \left[Z m_{\text{p}} + (A - Z) m_{\text{n}} - M \right] c^2 \\
&= \left[2 \times 1.007\ 276\text{u} + 2 \times 1.008\ 665\text{u} - 4.001\ 506\text{u} \right] \times 931.5\ (\text{MeV}) \\
&= 0.030\ 376 \times 931.5\text{MeV} = 28.30\text{MeV}
\end{aligned}$$

比结合能为

$$\varepsilon = \frac{\Delta E}{A} = \frac{28.30}{4}\text{MeV} = 7.075\ (\text{MeV})$$

四、核力

原子核内核子间除了有万有引力作用之外，还有电磁力，电磁力对核内质子起排斥作用，核子间的万有引力远远小于电磁力，但是核是非常稳定的，这说明核子之间还有另一种强度更大的引力将核子紧紧束缚在一起，这种的力称为**核力**（nuclear force）。实验表明核力具有一些主要性质：核力是一种短程力，核力的作用距离（力程）很短，只有当核子间的距离 r 等于或小于 10^{-15}m（即 1fm）数量级时，核力才会表现出来。图 14-2 所示的是两个质子间的相互作用势能图，在距离超过 $(4 \sim 5) \times 10^{-15}$m，核力就消失，而在 $(0.8 \sim 2) \times 10^{-15}$m 范围内，核力是很强的，远大于库仑力；核力是强相互作用力，核

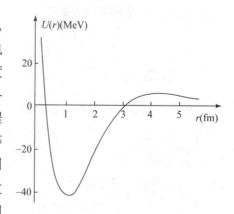

图 14-2　质子间的相互作用势能

内核子间的万有引力、磁力、静电力与核力相比是微不足道的；核力是具有饱和性的交换力，一个核子只与附近几个核子有作用力，而不是和原子核中所有核子起作用；核力与电荷无关，质子与质子、中子与中子、中子与质子之间表现的核力性质是相同的。

第二节 放射性核素的衰变种类

1896 年法国科学家贝可勒尔（Becquerel）从含铀矿物质发出荧光的研究中得出，铀具有自发地发出奇异辐射的特性，这种性质称为核素的放射性。在人们已经发现的 340 多种天然核素中，280 多种是稳定核素，60 多种是不稳定的放射性核素，能自发地放出射线变成另一种核素，这种现象称为原子核的**放射性衰变**（radioactive decay），简称**核衰变**（nuclear decay）。除天然存在的核素外，人们通过人工方法又制造了 1600 多种放射性核素。根据放射性核素放出射线的种类，原子核衰变可分为 α 衰变、β 衰变和 γ 衰变。在所有的衰变过程中都严格遵守质量、能量、动量、核子数和电荷等基本物理量守恒规律。

一、α 衰变

放射性核素自发地放射出 α 粒子而衰变为另一种核素的现象称为 α **衰变**（α decay）。α 粒子就是高速运动的氦原子核 $_2^4\text{He}$。α 衰变过程可表示为

$$_Z^A\text{X} \longrightarrow _{Z-2}^{A-4}\text{Y} + _2^4\text{He} + Q \tag{14-7}$$

式（14-7）中，X 表示衰变前的核，称为母核；Y 表示衰变后的核，称为子核；Q 表示衰变能（decay energy），是母核衰变成子核时放出的能量，它在数值上等于 α 粒子的动能与子核反冲动能之和。在 α 衰变过程中，母核质量数减少 4，原子序数减少 2，子核在元素周期表中的位置比母核前移两个位置。例如 $_{88}^{226}\text{Ra}$ 的衰变式为

$$_{88}^{226}\text{Ra} \longrightarrow _{86}^{222}\text{Rn} + _2^4\text{He} + 4.78\text{MeV}$$

实验表明，大部分核素放出的 α 粒子的能量并不是单一的，而是有几组不同的分立值，这也相应地反映出原子核内部也有能级的存在。当核素放出几种不同能量的 α 粒子，使得子核处于不同的激发态或基态。因此，α 粒子的能级谱是不连续的线状谱，而且常伴有 γ 射线。如图 14-3 所示，$_{88}^{226}\text{Ra}$ 核有三种形式的 α 衰变：α_1、α_2、α_3 分别对应三种不同的能量。

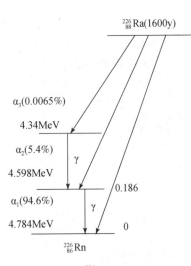

图 14-3 $_{88}^{226}\text{Ra}$ 的 α 衰变图

二、β 衰变

放射性核素自发地放射出 β 射线（高速电子）或俘获轨道电子而衰变成另一种核素的现象称为 β **衰变**（β decay）。它主要包括 β⁻ 衰变、β⁺ 衰变和电子俘获三种类型。

1. β⁻ 衰变 放射性核素自发地放射出 β⁻ 粒子（普通电子 $_{-1}^0\text{e}$）和一个反中微子 $\bar{\nu}$ 的衰变过程，称为 β⁻ 衰变，可用下式表示为

$$_Z^A\text{X} \longrightarrow _{Z+1}^A\text{Y} + _{-1}^0\text{e} + \bar{\nu} + Q \tag{14-8}$$

β⁻ 衰变实际上是母核中的一个中子 $_0^1\text{n}$ 转变为一个质子 $_1^1\text{H}$，并发射出一个电子 $_{-1}^0\text{e}$ 和反中微子 $\bar{\nu}$ 的

过程，即 $_0^1n \rightarrow {}_1^1H + {}_{-1}^0e + \bar{\nu}$，反中微子是不带电的中性微粒，它的静止质量接近于零，是中微子 ν 的反粒子。在 β^- 衰变过程中，子核与母核质量数相同，子核的原子序数增加 1，在周期表中后移 1 位。例如 $_{15}^{32}P$ 的衰变式为

$$_{15}^{32}P \longrightarrow {}_{16}^{32}S + {}_{-1}^0e + \bar{\nu} + 1.71MeV$$

图 14 – 4（a）、图 14 – 4（b）分别为 $_{15}^{32}P$ 和 $_{27}^{60}Co$ 两种放射性核素的 β^- 衰变，其中 $_{27}^{60}Co$ 是放射治疗中常用的核素。比较常见发生 β^- 衰变的核素，有的也会放射 2 种或多种能量 β^- 粒子，有的只放射 β^- 粒子，有的在放射 β^- 粒子同时，也伴随有 γ 粒子。

2. β^+ 衰变　放射性核素自发地放射出 β^+ 粒子（正电子 $_1^0e$）和一个中微子 ν 的衰变过程称为 β^+ 衰变，可表示为

$$_Z^AX \longrightarrow {}_{Z-1}^AY + {}_1^0e + \nu + Q \tag{14 – 9}$$

β^+ 衰变可以看成是母核中的一个质子 $_1^1H$ 转变为一个中子 $_0^1n$，同时放射出一个正电子 $_1^0e$ 和中微子 ν 的过程，即 $_1^1H \rightarrow {}_0^1n + {}_1^0e + \nu$。在 β^+ 衰变过程中，子核与母核质量数相同，子核的原子序数减少 1，在周期表中前移 1 位。例如 $_7^{13}N$ 的衰变式为

$$_7^{13}N \longrightarrow {}_6^{13}C + {}_1^0e + \nu + 1.24MeV$$

图 14 – 5（a）、图 14 – 5（b）分别为 $_7^{13}N$ 和 $_{11}^{22}Na$ 两种放射性核素的 β^+ 衰变图。

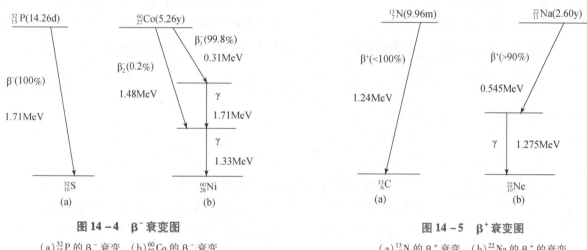

图 14 – 4　β^- 衰变图

（a）$_{15}^{32}P$ 的 β^- 衰变　（b）$_{27}^{60}Co$ 的 β^- 衰变

图 14 – 5　β^+ 衰变图

（a）$_7^{13}N$ 的 β^+ 衰变　（b）$_{11}^{22}Na$ 的 β^+ 的衰变

β^+ 粒子是不稳定的，只能存在短暂时间，当它被物质阻碍失去动能后，可与物质中的电子相结合而转化成一对沿相反方向飞行的 γ 光子，这一过程称为湮没辐射。每个 γ 光子的能量为 0.511MeV，正好与电子的静止质量相对应，核医学诊断所用的正电子发射计算机断层扫描（简称 PET）影像设备就是利用湮没辐射成像的。

在 β 衰变中，所释放的能量包括了子核、β 粒子和中微子三者的动能，它们能量的分配是不固定的。因此，同一种核素放出 β 粒子的能量不是单值的，是连续分布的，且有一个最大值 E_m。各种核素放出 β 射线谱的 E_m 各不相同，但能谱的形状大致相同，如图 14 – 6 所示，其中能量接近 $E_m/3$ 的 β 粒子最多，或者说粒子的平均能量约为 $E_m/3$。

3. 电子俘获　放射性核素内质子俘获一个核外电子 $_{-1}^0e$，放出一个中微子 ν 而转变为中子 $_0^1n$ 的过程称为电子俘获（electron capture，EC），可用下式表示

$$_Z^AX + {}_{-1}^0e \longrightarrow {}_{Z-1}^AY + \nu + Q \tag{14 – 10}$$

例如

$$^{55}_{26}\text{Fe} + ^{0}_{-1}\text{e} \longrightarrow ^{55}_{25}\text{Mn} + \nu + 0.231\text{MeV}$$

图 14 – 7 为 $^{55}_{26}\text{Fe}$ 的电子俘获衰变图。

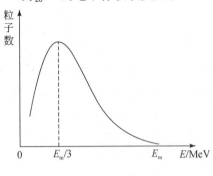

图 14 – 6　β 射线的能谱

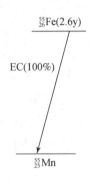

图 14 – 7　$^{55}_{26}\text{Fe}$ 的电子俘获衰变图

在电子俘获过程中，靠近原子核内层电子被俘获的概率最大，一个内层电子被原子核俘获后，外层电子会立即填补这一空位，同时放出能量。这个能量可以以发射标识 X 射线（光子）的形式放出，也可以使另一外层电子电离成为自由电子，这种被电离出的电子称为俄歇电子。

三、γ 衰变和内转换

1. γ 衰变　原子核的能量是量子化的，处于能量最低的状态称为基态，处于能量较高的状态称为激发态。激发态的核是不稳定的，当它向基态跃迁时，就把多余的能量以 γ 光子的形式辐射出去，这个过程称为 **γ 衰变**（gamma decay），又叫作 γ 跃迁。原子核经 γ 衰变后，子核的质量和原子序数不变，只是能级发生了改变，γ 衰变可以表示为

$$^{Am}_{Z}\text{X} \longrightarrow ^{A}_{Z}\text{X} + \gamma \tag{14-11}$$

如处于激发态的 $^{99m}_{43}\text{Tc}$ 衰变式为

$$^{99m}_{43}\text{Tc} \longrightarrow ^{99}_{43}\text{Tc} + \gamma$$

$^{99m}_{43}\text{Tc}$ 衰变图如图 14 – 8 所示。

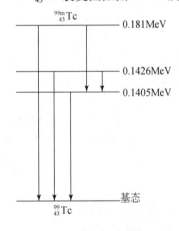

图 14 – 8　$^{99m}_{43}\text{Tc}$ 衰变图

γ 衰变通常是伴随着 α 衰变和 β 衰变的发生，由于 α 衰变和 β 衰变的结果往往产生处于激发态的子核，它们的寿命一般极短（小于 10^{-11}s），因而立即有 γ 衰变发生。例如，医学上使用 ^{60}Co 产生的 γ 射线治疗肿瘤，其衰变过程为：^{60}Co 以 $β^-$ 衰变到 ^{60}Ni 的 2.50MeV 激发态，它放出能量为 1.17MeV 的 γ 射线跃迁到 ^{60}Ni 1.33MeV 的较低激发态，再放出能量为 1.33MeV 的 γ 射线跃迁到基态。即每当有一个 ^{60}Co 原子核发生 $β^-$ 衰变并放出一个 $β^-$ 粒子时，立刻有两个 γ 光子伴随而生，如图 14 – 4（b）所示。

2. 内转换　有些原子核从激发态向较低能态跃迁时，并不辐射 γ 射线，而是将这部分能量直接传递给核外的内层电子，使其脱离原子核束缚成为自由电子，这种现象称为 **内转换**（internal conversion），所放出的自由电子称为内转换电子。在内转换的过程中，由于原子内层的电子释放而出现了空位，外层电子将会填充这个空位，因此还会出现标识 X 射线（光子）或俄歇电子，这与电子俘获的情况相类似。

第三节　放射性核素的衰变规律

PPT

一、衰变规律

放射现象是原子核自发的由不稳定状态向稳定状态变化的过程。在任一种放射性核素中，每一个原子核都可能发生衰变，但它们并不是同时发生的，对于某一个原子核，我们无法预测它的衰变发生在什么时候，但对由大量放射性原子核组成的物质来说，其衰变服从一定的统计规律。

实验表明，单位时间内的核衰变数目 $-\mathrm{d}N$ 与当时存在的原子核数目 N 成正比，即

$$-\frac{\mathrm{d}N}{\mathrm{d}t} = \lambda N \tag{14-12}$$

式（14-12）中，负号表示 $\mathrm{d}N$ 是减少量；λ 称为衰变常量（decay constant），表示一个原子核在单位时间内发生衰变的概率。

在衰变过程中，衰变的原子核的数目会越来越少，对上式积分，可得

$$N = N_0 \mathrm{e}^{-\lambda t} \tag{14-13}$$

式（14-13）中，N_0 为 $t=0$ 时的原子数目；N 为 t 时刻的原子核数目，这就是**放射性原子核衰变服从的指数衰减规律**，如图 14-9 所示。衰变常量 λ 可以表征衰变的快慢，λ 越大，衰减越快；反之，衰减越慢。实验表明，放射性核素衰变的快慢由原子核本身性质决定，而与其化学状态无关，不受温度、压力等物理因素的影响。不同的放射性核素，具有不同的 λ 值。

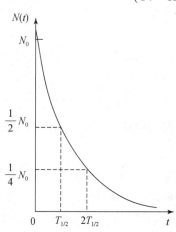

图 14-9　放射性核素的衰变规律

二、半衰期和平均寿命

⇒ 案例引导

案例　2011 年 3 月 11 日，日本东海岸发生 9.0 级地震，数万人在灾难中丧生，福岛第一核电站发生核泄漏。核电站泄露的放射性物质多种多样，但其中 $^{131}\mathrm{I}$、$^{134}\mathrm{Cs}$ 和 $^{137}\mathrm{Cs}$ 释放量最大，危害最为显著。$^{131}\mathrm{I}$ 的半衰期只有 8.3 天，随着时间的推移，危害会逐渐降低，大部分将会 1 个月内消失，而 $^{134}\mathrm{Cs}$ 和 $^{137}\mathrm{Cs}$ 的半衰期达到 30 年，沉降在土壤中后，难以去除，在很长一段时间里会对农作物的生产造成影响。

问题　1. 这些放射性物质会带来什么危害？服用碘片可以安全防范危害的原理是什么？

2. 一个月后 $^{131}\mathrm{I}$ 的残留量是多少？

1. 半衰期　原子核数目因衰变减少到原来的一半所需要的时间，称为**半衰期**（half life），也可称为**物理半衰期**（physical half life），用符号 $T_{1/2}$ 表示。根据式（14-13），可得

$$N = \frac{N_0}{2} = N_0 \mathrm{e}^{-\lambda T_{1/2}} \tag{14-14}$$

即

$$T_{1/2} = \frac{\ln 2}{\lambda} \approx \frac{0.693}{\lambda} \tag{14-15}$$

式（14-15）表明，半衰期 $T_{1/2}$ 和衰变常量 λ 成反比，λ 越大，$T_{1/2}$ 越小，而且 $T_{1/2}$ 和 λ 都可以作为表征放射性核素特征的物理量，若用半衰期 $T_{1/2}$ 代替衰变常量 λ，即将式（14-15）代入式（14-13），可得

$$N = N_0 e^{-\frac{\ln 2}{T_{1/2}} t} = N_0 \left(\frac{1}{2}\right)^{\frac{t}{T_{1/2}}} \tag{14-16}$$

式（14-16）用半衰期来表示衰变定律，当 t 是 $T_{1/2}$ 的整倍数时，应用比较方便。例如 ^{60}Co 的半衰期约为 5.3 年，经过一个半衰期就剩下原来的 1/2，经过两个半衰期（约 10.6 年）就剩下原来的 1/4，依此类推。

2. 生物半衰期 当放射性核素引入人体内时，除了按自身衰变规律减少之外，还要通过人体的代谢排泄而减少，这两个过程互不影响且同时进行。生物机体排出放射性核素的规律，也近似服从衰变规律式（14-13），与之相对应的生物衰变常量为 λ_b（biological decay constant）。我们将由于各种排泄作用而使生物体内的放射性原子核数目减少一半所需的时间称为**生物半衰期**（biological half life），用符号 T_b 表示。

在生物机体内，放射性原子核数目由于自身衰变及人体的代谢排出体外而减少，它们的衰变常量分别为物理衰变常量 λ 与生物衰变常量 λ_b 之和，衰变定律可改写为

$$N = N_0 e^{-(\lambda + \lambda_b)t} = N_0 e^{-\lambda_e t} \tag{14-17}$$

式中，$\lambda_e = \lambda + \lambda_b$，称为有效衰变常量（effective decay constant）。与 λ_e 对应的半衰期称为**有效半衰期 T_e**（effective half life），它表示在生物机体内放射性原子核数目减少一半所需的时间。有效半衰期 T_e、物理半衰期 $T_{1/2}$ 和生物半衰期 T_b 之间的关系为

$$\frac{1}{T_e} = \frac{1}{T_{1/2}} + \frac{1}{T_b} \tag{14-18}$$

3. 平均寿命 在一个放射性核素的样品中，有的原子核衰变得早，有的衰变得晚，每个核在衰变前都要存在一定的时间，有长有短，这就是它们的寿命。一个单独的放射性核的实际寿命可能是 $0 \sim \infty$ 的任意数值。对于单一核素的放射性样品来说，所有核的寿命加起来再除以总核数，就是每个原子核在衰变前平均存在的时间，称为**平均寿命**（mean life），用 τ 表示。设 $t = 0$ 时，放射性样品的原子核个数为 N_0，经过时间 t 后，原子核个数变为 N，则由式（14-12）知，在 t 到 $t + \mathrm{d}t$ 时间内发生衰变的核素为 $-\mathrm{d}N = \lambda N \mathrm{d}t$，它们的寿命都为 t，显然 $-\mathrm{d}N$ 个核素的总寿命为 $-t\mathrm{d}N = \lambda N t \mathrm{d}t$，所以整个样品中全部 N_0 个核的总寿命为

$$\int_{N_0}^{0} -t\mathrm{d}N = \int_0^\infty \lambda N t \mathrm{d}t \tag{14-19}$$

因此，利用式（14-13）可得，原子核平均寿命 τ 为

$$\tau = \frac{1}{N_0} \int_{N_0}^{0} -t\mathrm{d}N = \frac{1}{N_0} \int_0^\infty \lambda N t \mathrm{d}t = \int_0^\infty \lambda e^{-\lambda t} t \mathrm{d}t = \frac{1}{\lambda} \tag{14-20}$$

利用式（14-15），可得平均寿命、衰变常量和半衰期三者的关系为

$$\tau = \frac{1}{\lambda} = \frac{T_{1/2}}{\ln 2} \approx \frac{T_{1/2}}{0.693} \approx 1.44 T_{1/2} \tag{14-21}$$

即平均寿命是衰变常量的倒数，衰变常量越大，衰变越快，平均寿命也越短。

例 14-3 已知某放射性核素在 5 分钟内减少了 43.2%，求它的衰变常量、半衰期和平均寿命。

解 根据衰变定律 $N = N_0 e^{-\lambda t}$，在 $t = 5\mathrm{min} = 300\mathrm{s}$ 时，有

$$（1 - 43.2\%）N_0 = N_0 e^{-300\lambda}$$

可得

$$\lambda = 0.00188 s^{-1}$$

再由平均寿命、衰变常量和半衰期三者的关系式（14 - 21），得

$$T_{1/2} = \frac{0.693}{\lambda} = 369 s, \quad \tau = \frac{1}{\lambda} = 532 s$$

⇨ 案例引导

案例　2011 年 3 月 11 日，日本东海岸发生 9.0 级地震，福岛第一核电站发生了核泄漏。核电站泄露的放射性物质多种多样，其中 ^{131}I、^{134}Cs 和 ^{137}Cs 释放量最大、危害最为显著。

问题　这些放射物对环境和人体的危害是什么？防护措施有哪些？

三、放射性活度

核素放射性的强弱用单位时间内衰变的原子核数来描述，称为放射源的**放射性活度**（radioactive activity），用 A 表示，由式（14 - 12）可得

$$A = -\frac{dN}{dt} = \lambda N \tag{14 - 22}$$

将式（14 - 13）代入式（14 - 22），又可得到

$$A = \lambda N_0 e^{-\lambda t} = A_0 e^{-\lambda t} \tag{14 - 23}$$

式（14 - 23）中，$A_0 = \lambda N_0$ 是当 $t = 0$ 时放射源的放射性活度，由式（14 - 23）可以看出，放射源的放射性活度也是随时间按指数规律衰减的。如果将式（14 - 15）代入式（14 - 23），可得到半衰期 $T_{1/2}$ 表示的放射性活度，即

$$A = A_0 \left(\frac{1}{2}\right)^{\frac{t}{T_{1/2}}} \tag{14 - 24}$$

当 t 是半衰期的整数倍时，应用上式计算放射性半衰期比较方便。由式（14 - 21）和式（14 - 22）可得

$$A = \frac{\ln 2}{T_{1/2}} N \approx \frac{0.693}{T_{1/2}} N \tag{14 - 25}$$

式（14 - 25）表明放射性活度 A 与半衰期 $T_{1/2}$ 成反比，半衰期 $T_{1/2}$ 越小，放射性活度 A 越大。

放射性活度在国际单位制中的单位为贝克勒尔（Bq），1Bq = 1 次核衰变/秒。常用的单位还有居里（Ci），$1Ci = 3.7 \times 10^{10} Bq$。

例 14 - 4　已知 U_3O_8 中的 ^{238}U 为放射性核素，其半衰期为 4.5×10^9 年，现有 5g 的 U_3O_8，求 ^{238}U 放射性活度（阿伏伽德罗常数为 $N_A = 6.022 \times 10^{23}$）。

解　U_3O_8 的相对分子质量为 $238 \times 3 + 16 \times 8 = 842$，所以 5g 的 U_3O_8 中铀的质量为

$$m = 5 \times \frac{238 \times 3}{842} = 4.24（g）$$

在 5g 的 U_3O_8 中铀的原子数为

$$N = \frac{4.24}{238} \times 6.022 \times 10^{23} \approx 1.073 \times 10^{22}$$

已知 ^{238}U 的半衰期为

$$T_{1/2} = 4.5 \times 10^9 \times 365 \times 24 \times 60 \times 60（s） \approx 1.4191 \times 10^{17}（s）$$

所以由式（14 - 25）可得，其放射性活度为

$$A = \frac{0.693 \times N}{T_{1/2}} = \frac{0.693 \times 1.073 \times 10^{22}}{1.4191 \times 10^{17}} \approx 52399(\text{Bq}) \approx 1.42 \times 10^{-6}(\text{Ci}) = 1.42(\mu\text{Ci})$$

四、放射性平衡

自然界里的许多放射性核素并不是发生一次衰变就稳定下来，而是由于其子核仍具有放射性，则会发生一系列连续的衰变才能衰变为稳定的核素，这种衰变现象称为**级联衰变**（cascade decay）。例如镭 $^{226}_{88}\text{Ra} \rightarrow$ 氡 $^{222}_{88}\text{Rn} \rightarrow$ 钋 $^{218}_{84}\text{Po} \rightarrow \cdots$ 某一放射性核素由于发生级联衰减而产生一系列放射性核素，称为一个放射系。目前已发现的天然存在的放射系有铀系、钍系和锕系。最初开始衰变的核素称为母核，母核的半衰期一般都很长，有些可与地质年代相比，在衰变过程中的任一过程都遵从指数衰减规律。

母核核素的数量决定于自己衰变的快慢，而子核除了按指数规律不断衰变外，同时又不断地从母核的衰变中获得补充，这样，子核在数量上的变化不仅和它自己的衰变常数 λ_2 有关，也与母核的衰变常数 λ_1 有关。如果母核的半衰期 T_1 长，子核的半衰期 T_2 短，即 $T_1 > T_2$（或 $\lambda_1 < \lambda_2$）。在这种情况下，由于母核的衰变而产生的子核数目将逐渐增加，新生成的子核按照自己的规律进行衰变，随着子核数量的不断增加，子核的每秒衰减数也将不断增大，经过足够长时间后，子核每秒衰变的核数等于从母核衰变而得到补充的核数，子核的核数就不再增加，达到了动态平衡，此时子核的放射性活度与母核的放射性活度相等，这种现象称为**放射性平衡**（radioactive equilibrium）。

放射性平衡在放射性核素的应用方面有十分重要的意义，很多半衰期短的核素是通过半衰期长的核素衰变而产生的，当母核与子核达到放射性平衡时，子核的原子核数目就会达到最多，此时设法把子核取出来，再经过一段时间后，子核和母核又会到达新的放射性平衡，这种由半衰期长的核素获得半衰期短的核素的核素发生器（isotope generator），被称为"母牛（cow）"。由于母核的半衰期很长，这样，一条"母牛"可以在较长时间供应半衰期短的核素，适合远离同位素生产中心或交通不便的地方开展短寿命核素的应用工作。

第四节　放射性核素在医学中的应用

一、放射性核素在示踪诊断中的应用

任何一种元素的各种同位素都有相同的化学性质，它们在机体内的分布、转移和代谢也是相同的。要研究某种元素在机体内的分布情况，可在机体中掺入少量该元素的放射性同位素，这些放射性核素在体内参与各种过程的变化，借助放射性核素放出的射线，即可在体外探查该元素的行踪，这种方法称为**示踪原子法**（tracer method）。所引入的放射性核素称为**示踪原子**（tracer atom）。将带有放射性核素的药物引入体内，然后探测其分布和流通量，可以作为诊断疾病的重要依据，探测和跟踪示踪原子的方法如下。

1. 直接探测　用探测仪在体外直接探测示踪原子由体内发出的射线。例如把胶体 ^{198}Au 注射到体内后，将通过血运而聚集在肝脏内，但不能进入肝肿瘤区，从体外探测 ^{198}Au 所发出的 γ 射线，可了解其在肝脏内的分布情况，并进而判断病灶的位置和大小。

2. 外标本测量　将放射性药物引入体内，然后取其血、尿、便或活体组织等样品，测量其放射性活度。例如口服维生素 B_{12} 示踪剂后，通过测量排出尿液的放射性活度，可间接了解胃肠道吸收维生素 B_{12} 的情况。

3. 放射自显影　放射性核素发出的射线能使胶片感光，因此可利用胶片来探测和记录放射性。这是追踪标记药物或代谢物在体内去向的一种有效方法。例如把细胞培养在含有放射性脱氧核糖核酸（DNA）的水中，就可以把细胞内的染色体标记上放射性核素，通过放射自显影，可观察到染色体分裂过程中 DNA 的变化细节。

二、放射性核素在放射治疗中的应用

肿瘤放射治疗（radiation oncology）简称放疗，是治疗肿瘤的一种有效物理疗法，利用放射性核素或其标记的化合物发生衰变而发射的 X 射线、β 射线和 γ 射线通过机体组织，对机体组织产生破坏作用，以达到治疗肿瘤的目的。放射治疗主要有 ^{131}I 治疗、^{60}Co 治疗和 γ 光刀治疗。

1. ^{131}I 治疗　碘是合成甲状腺激素的原料，食入的碘被血液吸收后，很快被甲状腺吸取。将放射源 ^{131}I 引入体内，由于甲状腺有收集碘的功能，通过血液循环，^{131}I 很快地集中在甲状腺中。^{131}I 能够发射 β 射线和 γ 射线，它发出的 β 射线将杀伤部分甲状腺组织的癌细胞组织，而发射的 γ 射线则基本上逸出体外，因此，通过将放射性核素^{131}I 引入体内可以治疗甲状腺功能亢进和部分甲状腺癌等。

2. ^{60}Co 治疗　癌细胞较正常细胞生长迅速，对射线的敏感性高，因此，经射线照射，癌细胞受到的损害比正常细胞大，利用这种敏感性的差别，可以杀死癌细胞或抑制其发展。^{60}Co 治疗机使用的放射性核素^{60}Co 发出能量分别为 1.17MeV 和 1.33MeV 两种 γ 射线，从人体外照射患病部位，主要用于治疗深部肿瘤，如颅脑内的肿瘤，与高压 X 射线治疗机相比，^{60}Co 治疗机发射的 γ 光子能量大，射线单纯，设备也比较简单。

3. γ 光刀治疗　γ 光刀是一种立体放射神经外科治疗设备，它借助 CT、磁共振成像或数字减影血管造影技术来辨别颅内病灶（治疗靶点）的大小和位置，利用高精度的立体定向装置对病灶进行精确的三维定位，然后将大剂量（高能量）的 γ 射线一次多方向地限制性地聚焦于颅内病灶，使之发生放射性坏死，同时保证病灶外的组织因射线剂量骤减而免受损伤，从而在病灶边缘形成刀割样的损伤边界，达到类似于外科手术的治疗效果。γ 光刀可以无创伤治疗胶质瘤、脑膜瘤和听神经瘤等。

三、放射性核素在放射诊断中的应用

放射诊断主要是指放射性核素成像，简称核素成像（radionuclide imaging，RI），这是一种利用示踪原子显示人体内部结构的医学影像技术。由于人体内不同组织和脏器对某些化合物具有选择性吸收的特点，因此选用不同的放射性核素制成标记化合物注入人体后，可根据体内不同的部位这些核素的密度不同，在体外对放射性核素发射的射线进行跟踪，从而探测到放射性核素在体内的浓度分布及其随时间变化的图像，借助这种影像技术，可以根据图像发现脏器的异常，做出正确的诊断。

目前在临床上常用的核素成像仪器有 γ 照相机和发射型计算机断层成像（emission computed tomography，ECT）。

1. γ 照相机　它是一种快速显像装置，可将人体内放射性核素分布一次性成像。它不仅能提供人体组织和器官形态的静态图像，还可以提供动态图像，有助于进行形态和功能两方面的分析。主要用于肿瘤和循环系统疾病的诊断。

γ 照相机一般由探头、能量通道、位置通道以及显示系统组成，其中探头包括多孔准直器、闪烁晶体、光电倍增管等。患者口服或注射放射性核素标记的化合物后，将探头对准被检查部位，使各点的 γ 射线经多孔准直器打在闪烁晶体上，闪烁晶体的分子、原子吸收入射 γ 光子的能量而产生电离和激发，退激时产生荧光。荧光射在光电倍增管上转换成电脉冲信号，该信号被分为两路，一路经过能量通道，在显示器上产生一个光点；另一路经位置通道使光点在显示器上的位置与体内发射 γ 光子的位置相对应，显示器上所显示的图像，就是由体内各位置发射 γ 光子所产生的光点像组成的。该图像各部位的灰度差异，反映了被检查部位脏器中放射性核素的密度分布。

2. 单光子发射型计算机断层（single photon emission computed tomography，SPECT） SPECT 的成像原理是用探测器环绕人体旋转一周，分别记录体内各方向放射性核素发射出的 γ 射线强度，将每一个角度的直线投影数据输入计算机处理，从而获得人体内某一断层面上放射性核素分布的断层图像。SPECT 常用的放射性核素主要有^{131}I、^{201}Ti 和^{67}Ga 等可以产生 γ 射线的核素。SPECT 图像是人体内组织和脏器断层中放射性核素的浓度分布，这种分布无法显示解剖学形态，而能反映人体有关组织、脏器与放射性核素放射性活度相关的生理、生化过程。SPECT 可以测量病变的大小、范围和脏器的体积，定量分析放射性核素在脏器内的分布。

3. 电子发射型计算机断层（positron emission computed tomography，PET） PET 的成像原理是将具有选择吸收的 β$^+$ 放射性核素或其标记的化合物注入体内，在体外探测其发射出的正电子在体内湮没时发射的 γ 光子，获得成像的投影数据，经计算机实现图像重建断层成像，从而确定放射性核素在体内的位置及其分布情况，以反映机体内生理、生化等功能的变化。PET 使用的示踪核素有^{11}C、^{13}N、^{15}O、^{18}F 等，其中 C、N、O、F 是构成人体组织的基本元素，将这些标记化合物注入体内后，用 PET 即可记录到有关组织脏器的摄取、吸收和代谢等一系列生理和生化反应过程。因此 PET 所提供的图像反映的是人体的生理、病理及功能的状况。又由于 PET 所使用的核素半衰期很短，可以注入较大的剂量，而人体接受的辐射剂量却相对较小，这就可以有效地提高图像的对比度和空间分辨能力。PET 除了能对肿瘤进行早期诊断外，因为其能够探测 C、N、O 等标记的化合物，所以也是研究生命现象的重要手段，可以用图像的形式把人体在生理条件下的血流量、耗氧量、血容量、糖代谢、蛋白质合成及受体的分布和功能反映出来。PET 有可能将人的思维、行为和脑化学联系起来探讨、解释和定位人脑的功能活动。对于许多精神、感情、功能及运动障碍等功能性疾病，PET 具有理论意义和实用价值。近年来，将反映解剖学结构的 X - CT 图像与反映代谢和生理等功能变化的 PET 图像进行结合，可以使得 PET 影像更加直观，解剖定位更准确，更加全面、客观地反映疾病的本质。

第五节　辐射剂量和辐射防护

PPT

一、辐射剂量

α 粒子、β 粒子、γ 射线、X 射线、中子射线等各种射线通过物质时，都会产生直接或间接电离作用，因此把这些射线统称为**电离辐射**（ionizing radiation）。各种电离辐射施加在生物体上，会产生物理、化学和生物学的变化，可致生物组织损伤，称为生物效应。肿瘤的放射治疗就是利用这种生物效应杀伤肿瘤组织，但杀伤肿瘤组织的同时，正常组织受到射线照射时也会产生辐射损伤，其轻重程度与接受辐射的能量有关。我们用**辐射剂量**（radiation dose）来表示人体接受电离辐射的物理量。下面介绍辐射剂量中的三个概念。

1. 照射量　用来表示 X 射线或 γ 射线在空气中产生电离作用大小的一种物理量，称为**照射量**（exposure），用 X 表示。设射线在质量为 dm 的干燥空气中产生的正离子（或负离子）的总电荷为 dQ，则 dQ 与 dm 之比定义为射线的照射量，即

$$X = \frac{\mathrm{d}Q}{\mathrm{d}m} \tag{14-26}$$

其单位为 $\mathrm{C \cdot kg^{-1}}$，常用单位为伦琴（R），$1R = 2.58 \times 10^{-4} \mathrm{C \cdot kg^{-1}}$。单位时间内的照射量称为照射量率，其国际单位制单位为 $\mathrm{C \cdot (kg \cdot s)^{-1}}$，常用的单位是 $\mathrm{R \cdot s^{-1}}$ 表示。

2. 吸收剂量 照射量只是用来表示 X 或 γ 射线的对空气电离程度，对于任何一种电离辐射剂量的测定，引入**吸收剂量**（absorbed dose），用 D 表示。它定义为单位质量受照射物质从电离辐射吸收的能量，即

$$D = \frac{dE}{dm} \qquad (14-27)$$

其单位为戈瑞（Gy），$1Gy = 1J \cdot kg^{-1}$。常用单位为拉德（rad），$1Gy = 100rad$。吸收剂量适用于任何类型和任何能量的电离辐射，并适用于受照射的任何物质。单位时间内的吸收剂量称为吸收剂量率，其国际单位制单位为 $1Gy \cdot s^{-1}$，常用的单位是 $rad \cdot s^{-1}$。

3. 当量剂量 由于不同种类，不同能量的射线辐射出的能量对生物组织的杀伤程度有明显的差异，即在相同吸收剂量的射线照射下，不同类型、不同能量辐射引起的生物效应有明显的差别。因此引入辐射权重因子，用 W_R 表示，它描述不同类型辐射 R 引起同类放射生物效应的强弱。表 14-1 给出了几种射线的辐射权重因子。

表 14-1 不同射线的辐射权重因子

射线的种类	能量范围	辐射权重因子 W_R
X 射线和 γ 射线	所有能量	1
β⁻ 射线和 β⁺ 射线	所有能量	1
中子	<10eV	5
	100eV ~ 2MeV	20
	2MeV ~ 20MeV	10
	>20MeV	5
质子	>2MeV	5
α 粒子，重核	所有能量	20

由不同类型辐射产生的生物效应的差异，进一步对吸收剂量进行加权修正，便引入**当量剂量**（equivalent dose）概念，用 H_R 表示，它定义为

$$H_R = DW_R \qquad (14-28)$$

其单位为希沃特（Sv），$1Sv = 1J \cdot kg^{-1}$。常用单位为雷姆（rem），$1Sv = 100rem$。当量剂量与吸收剂量的量纲相同，但物理意义不同。吸收剂量反映的是单位质量的物质对辐射所吸收的平均能量，它对任何物质都相同；而当量剂量只适用于人和生物体，是反应辐射对人体损伤程度的物理量。

二、辐射防护

射线对人体可以产生一系列的不良效应，其中包括皮肤红斑、毛发脱落、溃疡、肺纤维硬化、白细胞减少、白内障以及致癌等，所以在使用、保存和清除放射性废料时，都应采取相应的防护措施，以达到安全使用的目的。

1. 最大容许剂量 在自然环境中，人类受到一定剂量来自宇宙和地球的各种射线的天然照射不会影响人体的健康。国际上规定经过长期积累或一次性照射后，对机体既无损害又不发生遗传危害的最大照射剂量，称为**最大容许剂量**（maximum permissible dose，MPD）。而我国现行规定的最大容许剂量为每周 0.001Sv，每年不超过 0.05Sv。

2. 外照射防护 放射源在体外对人体进行的照射，称为**外照射**。与放射源接触的工作人员应尽可能远距离、短时间的操作放射源。此外，在工作人员与放射源之间应设置屏蔽装置。对于 α 射线，因其

贯穿本领弱，射程短，工作时只需戴上手套防护；对于 β 射线，除了远距离操作和短时间停留外，屏蔽物不宜用原子序数高的物质，因为原子序数高的物质容易产生轫致辐射，所以一般采用有机玻璃、铝等原子序数中等的物质作屏蔽材料；对于 X 射线和 γ 射线，因其穿透能力强，应采用原子序数高的物质，如铅、混凝土等作为屏蔽材料；对于中子，原则上是减慢中子的速度，可使用含硼或锂的材料来对其进行吸收。

3. 内照射防护　放射性核素进入体内对人体进行的照射，称为**内照射**。大多数放射性核素都具有较长的半衰期，一旦进入人体会对人体形成长期的辐射。因此，除了在介入治疗和诊断时必须向人体内引入放射性核素外，其他任何情况下都应尽量避免内照射。一旦进入人体，及时服用适当药物，缩短核素在人体的生物半衰期，加速排出体外。

⊕ 知识链接

全数字 PET

PET 是正电子发射断层成像的简称，是继超声、CT 和磁共振之后的先进医学影像技术，在恶性肿瘤、神经系统疾病、心血管疾病等重大疾病早期诊断、疗效评估、病理研究等方面，具有极大应用价值。

武汉光电国家实验室生物医学光子学研究部研究员、华中科技大学生命学院谢庆国教授带领的科研创新团队，针对此前 PET 因超高速闪烁脉冲信号难以数字化的技术难题，创新性地提出"多电压阈值采样方法"，准确地实现高速闪烁脉冲的精确数字化，研制出全数字 PET 探测器及世界首台小型数字 PET 机器。

2019 年 6 月 4 日下午，国家药品监督管理局公布《准产批件发布通知》："正电子发射及 X 射线计算机断层成像扫描系统"通过审批，国产全数字 PET 医疗器械正式进入市场，人类医学影像的"航母"问世了。

我国具有完全自主知识产权的全数字 PET 可以集成 CT、MRI 等技术，能够同时、全局观察生物体的动态生化过程。该设备以"全数字"和"精确采样"为特点，比传统 PET/CT 设备能更早更精准地发现包括肿瘤在内的各种病灶，是名副其实的"癌症预警机"，而且设备定量精准，灵敏度极高，甚至可以追踪到单个细胞的活动。

全数字 PET 的诞生，意味着我国高端医疗仪器开发取得了重大突破，打破了国际技术垄断。这一成果将为癌症、脑疾病、代谢疾病和罕见病的生物医学基础研究、早期诊断和治疗以及新药的研发，提供新数据、新技术和新方法，同时可以促进医院 PET 运维成本的大幅降低，更能大幅降低检查费用、减轻社会医疗负担，让更多民众享受到高端医疗设备带来的健康福利。

目标检测

答案解析

一、选择题

1. β$^+$ 衰变的移位法则是（　　）

A. 子核在周期表的位置比母核前移一位

B. 子核在周期表的位置比母核前移两位

C. 子核在周期表的位置比母核后移一位

D. 子核在周期表的位置比母核后移两位

E. 子核在周期表的位置与母核同位

2. 由于放射性衰变，使得 $^{232}_{90}$Th 转化为 $^{208}_{82}$Pb，中间分别需要经过 α 衰变和 β 衰变的次数为（　）

A. 2 次，4 次　　　　　　　　B. 4 次，6 次

C. 6 次，4 次　　　　　　　　D. 8 次，6 次

E. 2 次，3 次

3. 某放射性核素，经过 24 小时后核数是它开始时的 1/8，它的半衰期是（　）

A. 3 小时　　　B. 6 小时　　　C. 8 小时　　　D. 12 小时　　　E. 24 小时

二、计算题

4. 已知 $^{232}_{90}$Th（钍 232）的原子核质量为 232.038 21u，计算其原子核的结合能和比结合能。

5. 某放射性元素的半衰期为 20 天，衰变掉原有原子数的 3/4 所需的时间有多长？剩下原有原子数的 1/8，所需的时间多长？

6. 试计算经过多少个半衰期，可以使某种放射性核素减少到原来的 1%，0.1%？

7. 一种放射性核素，其物理半衰期为 10 天，患者服用含该放射性核素的药物后，测得其有效半衰期为 8 天，求该放射性核素的生物半衰期。

8. 已知某种放射性核素的平均寿命为 100 天，求 10 天后，发生核衰变的核数为总核数的百分之几？第 10 天发生衰变的核数为总核数的百分之几？

9. 已知 ^{226}Ra 的半衰期为 1.6×10^3 年，原子质量为 226.025u，求 1g ^{226}Ra 发生 α 衰变时的放射性活度。

10. 一个放射源在 $t = 0$ 时的放射性活度为 $8000 s^{-1}$，10 分钟后放射性活度为 $1000 s^{-1}$，求（1）该放射源的衰变常数和半衰期；（2）1 分钟后的放射性活度。

11. ^{24}Na 的放射性活度为 200Bq，半衰期为 15 小时，将其溶液注入患者的血管，30 小时后抽出 1ml 血液，测得其计数为每分钟 0.5 个核衰变，在不考虑代谢的情况下，估算患者的全身血量。

12. ^{131}I 的半衰期是 8.04 天，在 15 日上午 10 时测量 ^{131}I 的放射性活度为 15mCi，问到同月 30 日下午 3 时，放射性活度还有多少？

13. 某患者口服 ^{131}I 治疗甲状腺功能亢进症，设每克甲状腺实际吸收 100μ Ci 的 ^{131}I，其有效半衰期约为 5 天，衰变时发出的 β 射线的平均能量为 200keV，全部在甲状腺内吸收，γ 射线的吸收可忽略，试计算甲状腺接受的剂量。

（杨光晔）

书网融合……

本章小结

题库

参考文献

[1] 洪洋. 医用物理学 [M]. 4 版. 北京：高等教育出版社，2018.

[2] 王磊，冀敏. 医学物理学 [M]. 9 版. 北京：人民卫生出版社，2021.

[3] 王晨光，计晶晶. 医用物理学 [M]. 北京：科学出版社，2021.

[4] 吉尔·沃克，大卫·哈里德，罗伯特·瑞斯尼克. 潘笃武，马世红，译. 物理学原理（上下卷）[M]. 北京：机械工业出版社，2021.

[5] 马文蔚. 物理学 [M]. 7 版. 北京：高等教育出版社，2020.

[6] 洪洋. 医学物理学（英文改编版）[M]. 北京：科学出版社，2020.

[7] 章新友. 物理学 [M]. 3 版. 北京：中国中医药出版社，2012.

[8] 赵凯华，钟锡华. 光学 [M]. 北京：北京大学出版社，2012.